JN046508

The Well Gardened Mind
Rediscovering Nature in the Modern World

庭仕事の真髄

老い・病・トラウマ・孤独を癒す庭

スー・スチュアート・スミス［著］
Sue Stuart-Smith
和田佐規子［訳］

築地書館

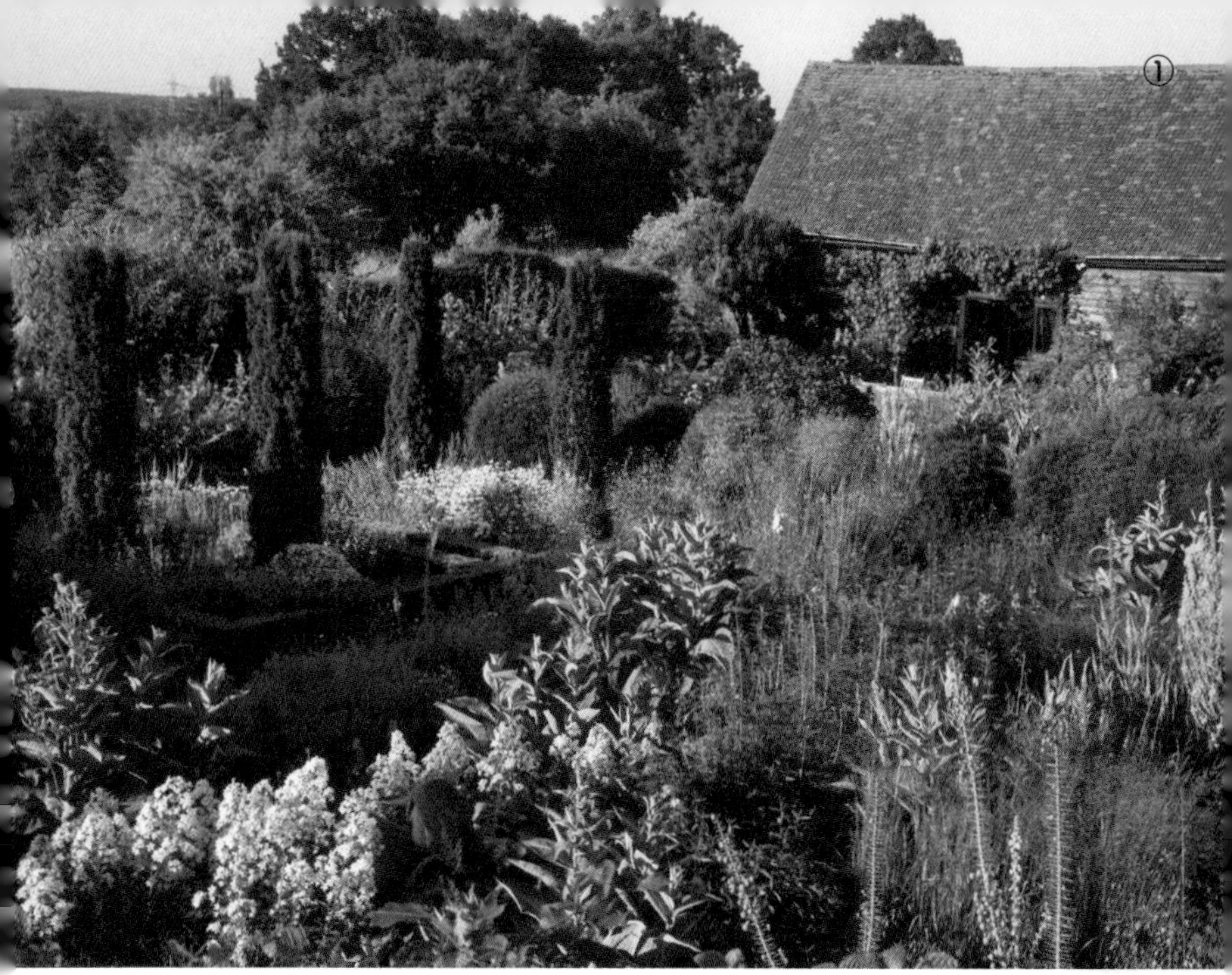

①

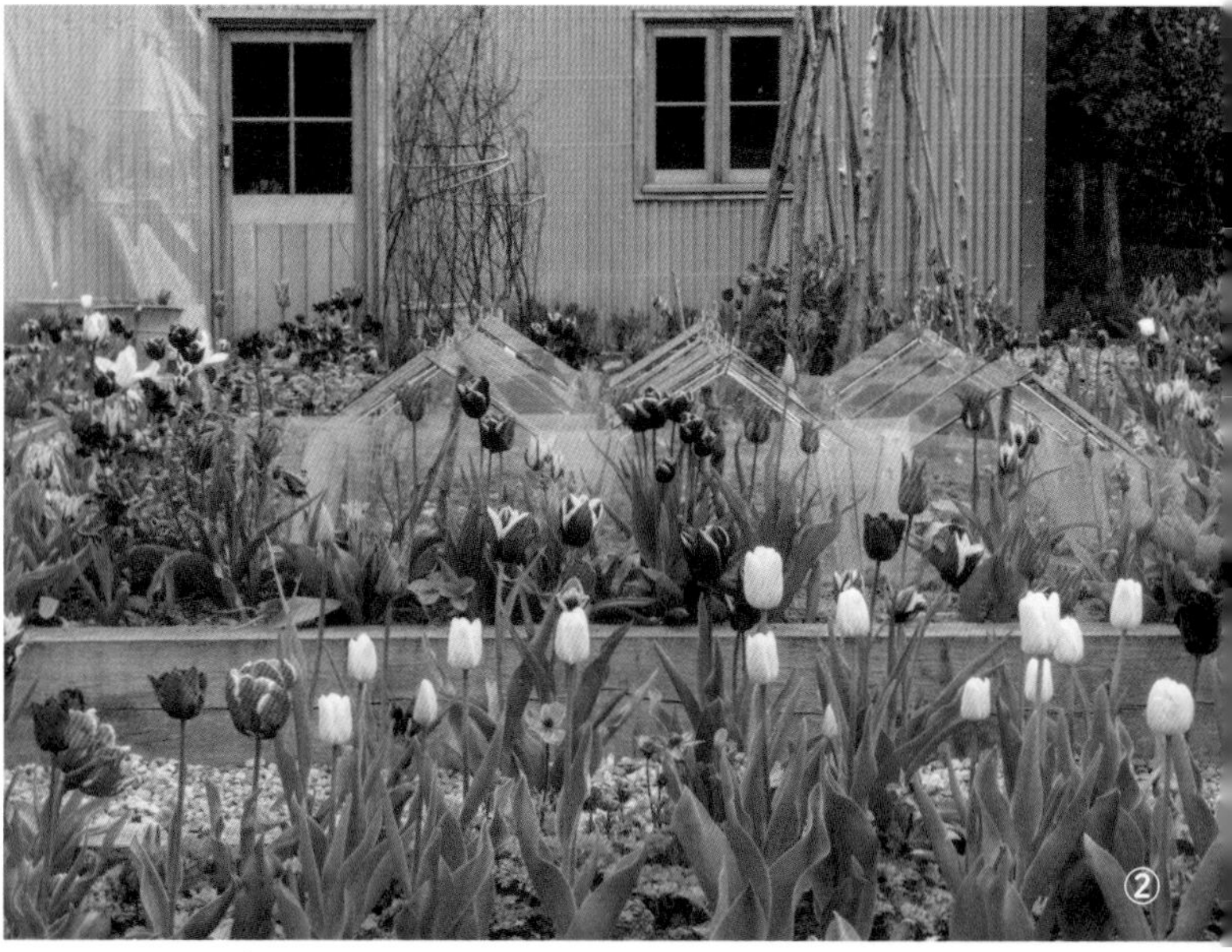

②

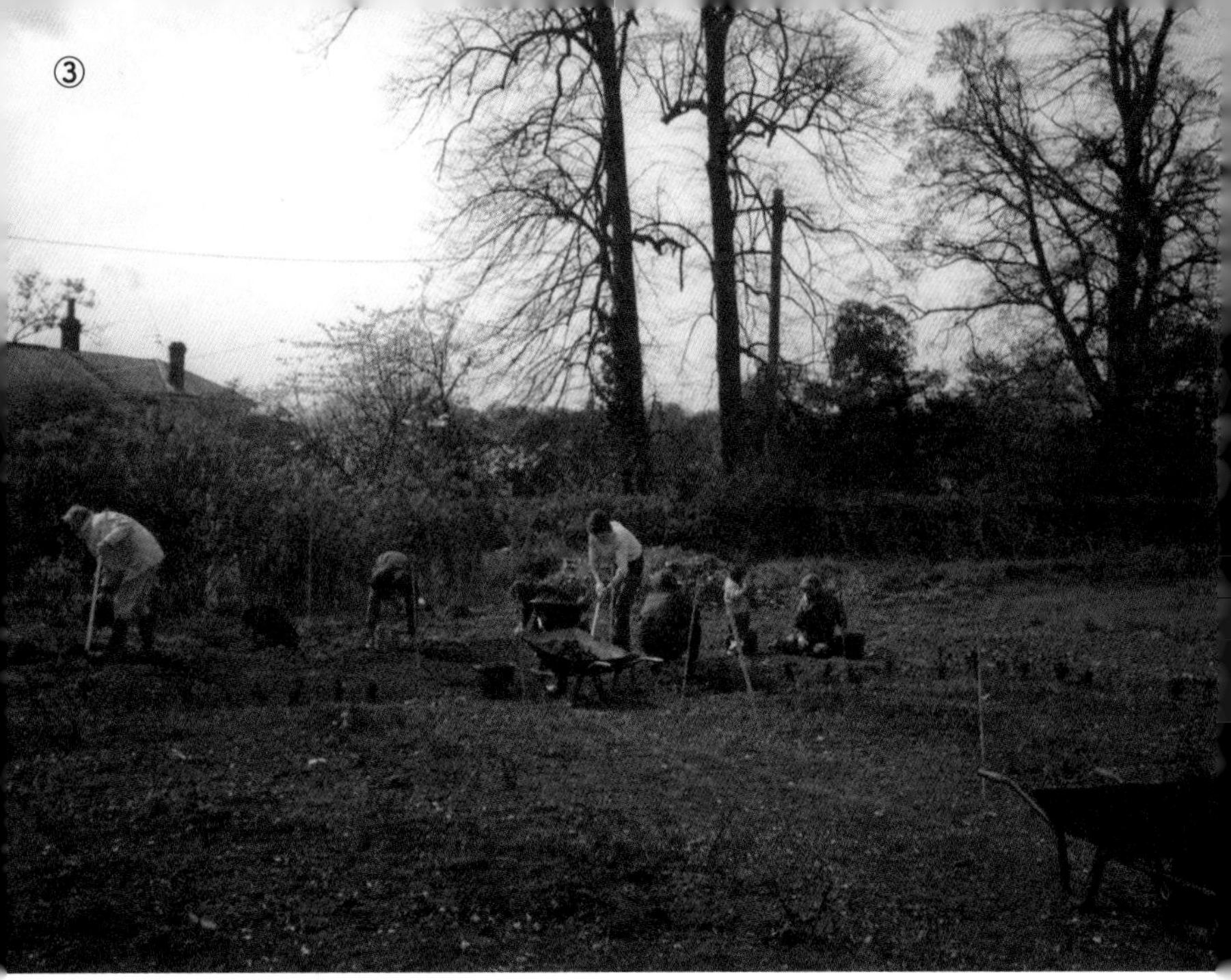

③

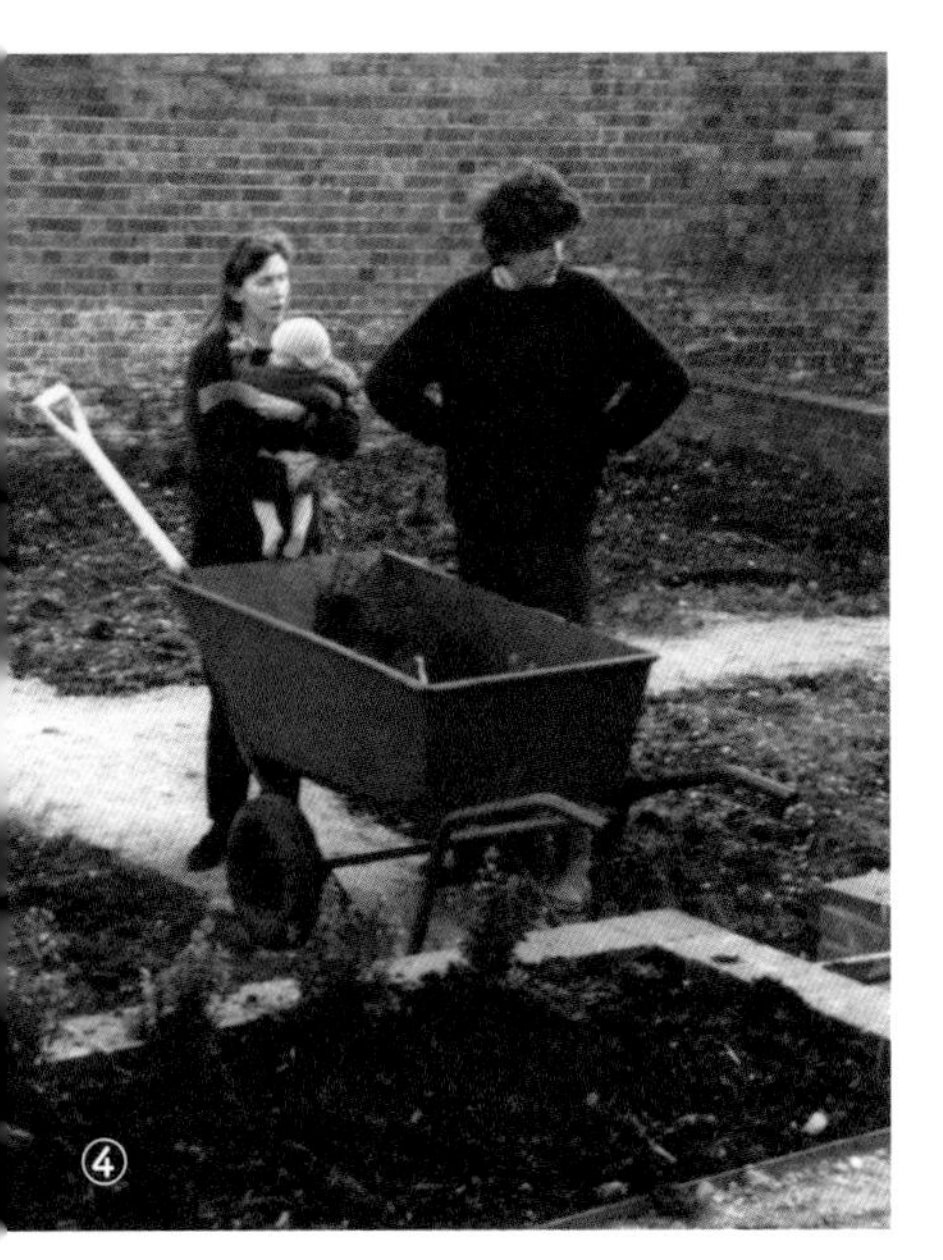

①――バーンの西側の庭の眺め。ハートフォードシャー、サージ・ヒルにあるバーン・ガーデンは、著者と夫のトム、彼の家族が三十年かけてつくり上げた。納屋の西側の庭は以前は何もない麦畑だったが、生垣が成長し、木々や野草が生い茂る草地に囲まれたいくつもの連動した空間が生まれた（本文8ページ）

②――バーン・ガーデンの野菜畑に植えられたチューリップ。ミッキー・マウス、タンジェリン・バレリーナ、アブ・ハッサンもある（本文316ページ）

③――スチュアート・スミス家の人々が庭づくりの準備で小石を拾い出している。一九九〇年（本文8ページ）

④――著者と夫のトム。乳児のローズを連れて、バーンの庭に最初の生垣を植えている。一九八八年（本文8ページ）

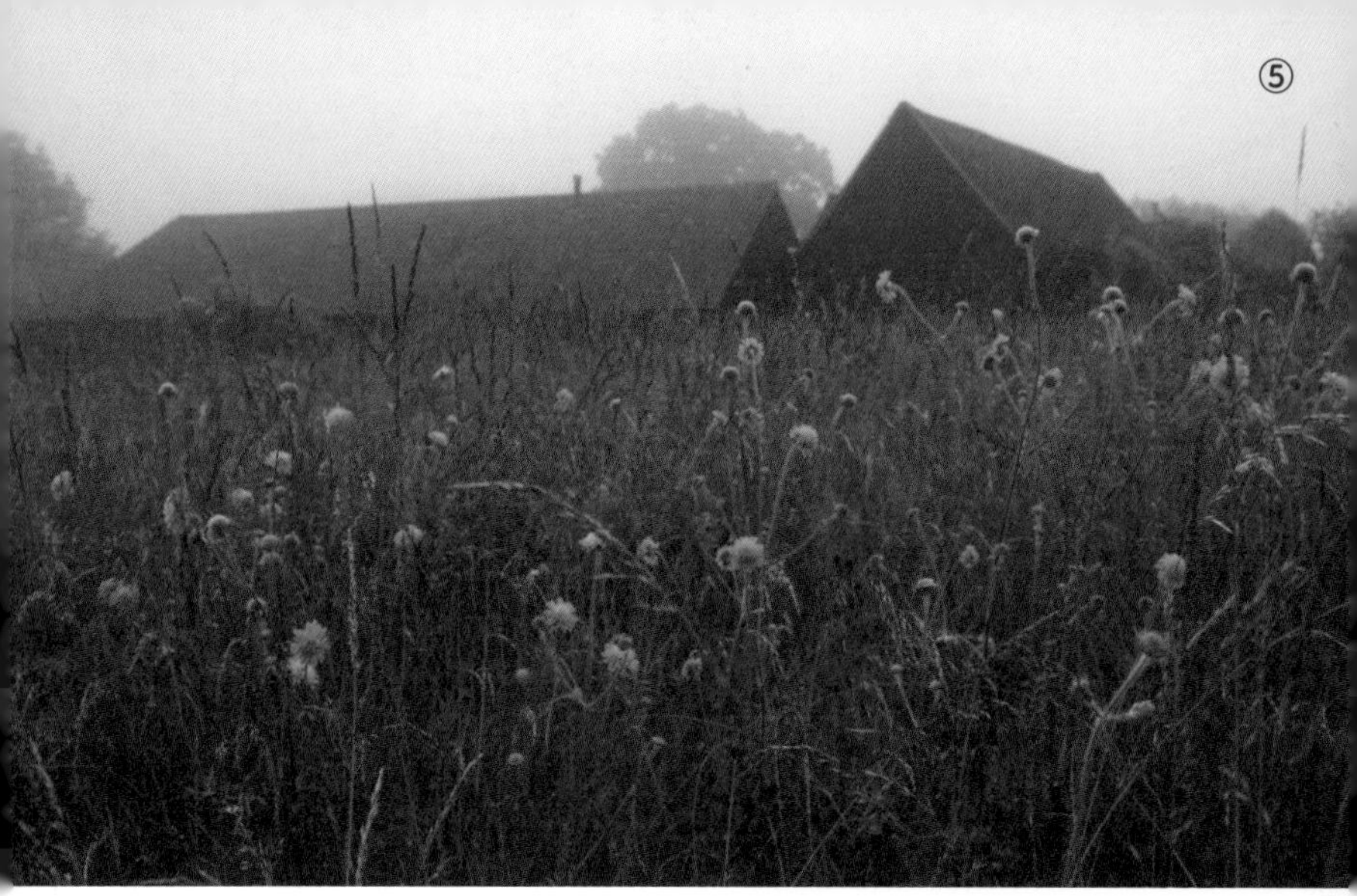

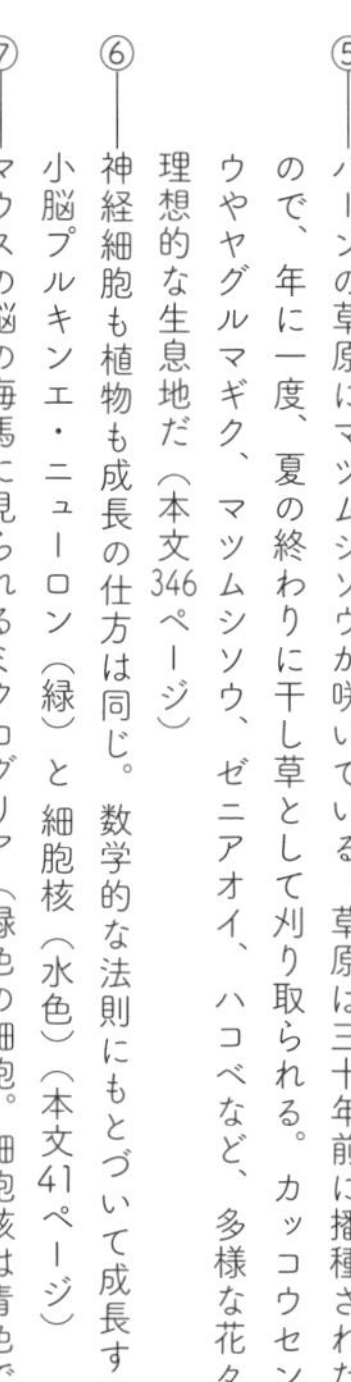

⑤——バーンの草原にマツムシソウが咲いている。草原は三十年前に播種されたもので、年に一度、夏の終わりに干し草として刈り取られる。カッコウセンノウやヤグルマギク、マツムシソウ、ゼニアオイ、ハコベなど、多様な花々の理想的な生息地だ（本文346ページ）

⑥——神経細胞も植物も成長の仕方は同じ。数学的な法則にもとづいて成長する。小脳プルキンエ・ニューロン（緑）と細胞核（水色）（本文41ページ）

⑦——マウスの脳の海馬に見られるミクログリア（緑色の細胞。細胞核は青色で表示されている）（本文41ページ）

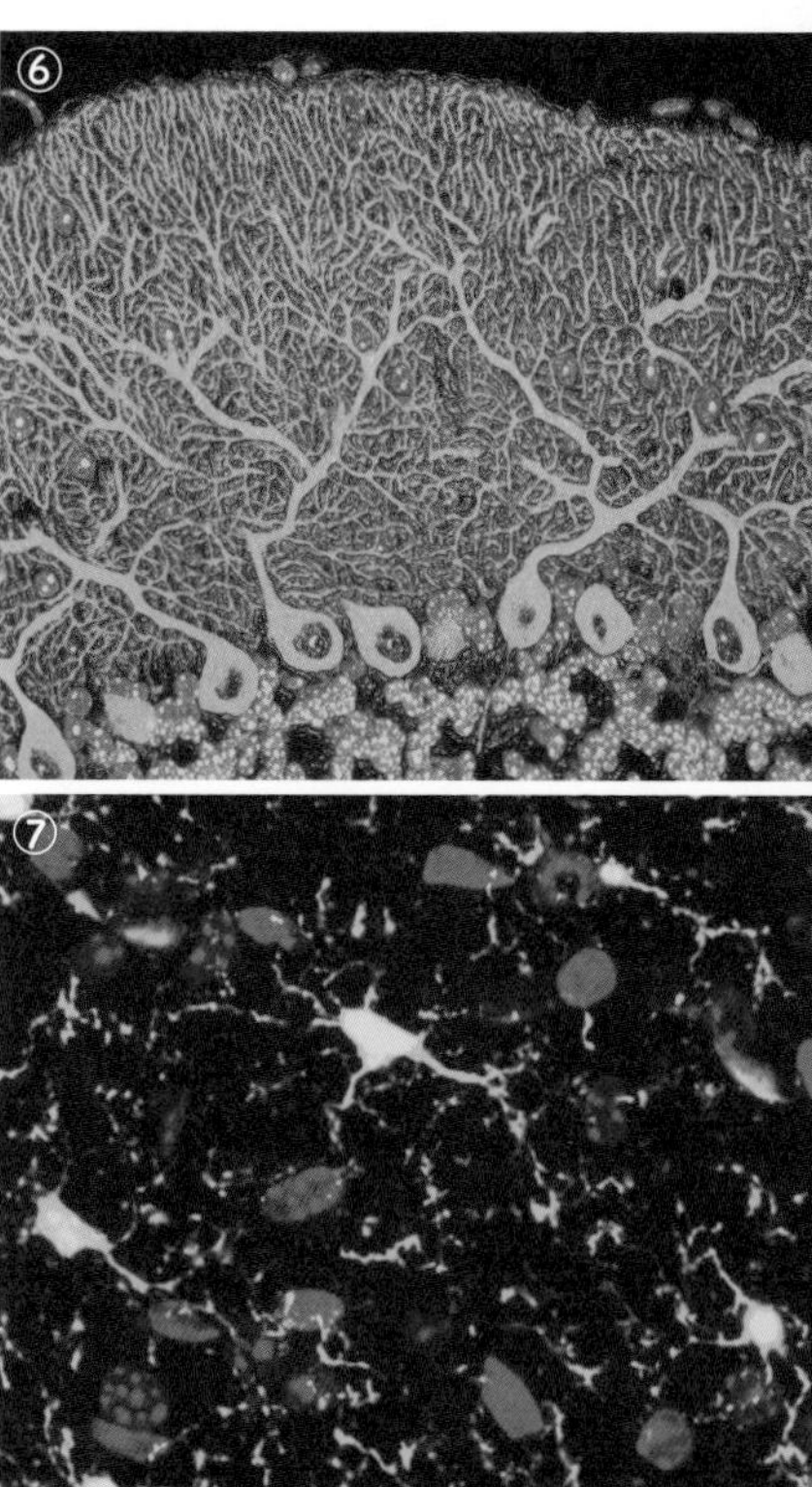

庭仕事の真髄——老い・病・トラウマ・孤独を癒す庭

トムへ

The Well Gardened Mind
Rediscovering Nature in the Modern World
by
Sue Stuart-Smith

Japanese translation rights arranged
with Sue Stuart-Smith c/o Felicity Bryan Associates, Oxford ,
through Tuttle-Mori Agency, Inc., Tokyo
Japanese translation by Sakiko Wada
Published in Japan by Tsukiji-Shokan Publishing Co., Ltd., Tokyo

真に賢明な思考はすべて、すでに何千回も熟考されてきた。
しかし、それを真に自分のものとするためには、
それを再び真摯に考え直さなければならない。
それが私たちの個人的な経験の中に根を下ろすまで。

――ヨハン・ヴォルフガング・フォン・ゲーテ

目次

第1章　始まり　1

第2章　緑の自然と人間の中にある自然　28

第3章　種と自分を信頼すること　53

第4章　安全な緑の場所　81

第5章　街中に自然を運びこむ　106

本文中の〔　〕は訳者による注、＊は巻末の原著注・引用文献の番号に対応しています。

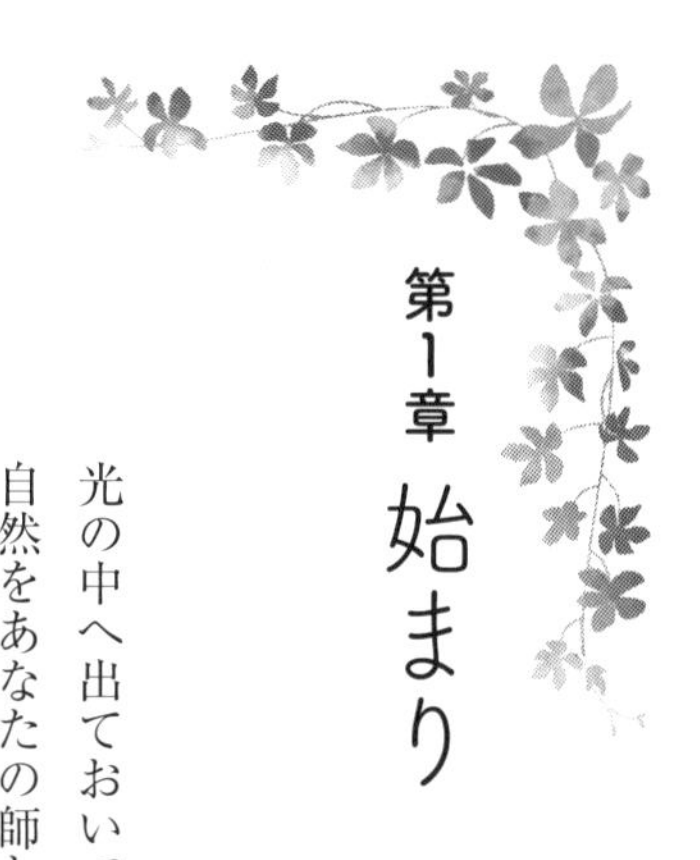

第1章　始まり

光の中へ出ておいで
自然をあなたの師としなさい。
――ウィリアム・ワーズワース（一七七〇－一八五〇年）

精神科医になろうと思うよりはるか以前、私の人生の中でガーデニングが重要な役割を持つかもしれないと薄々感じるより以前、祖父がどのようにして第一次世界大戦のあと健康を取り戻したかという話を聞いたことがあった。

生まれた時の名前はアルフレッド・エドワード・メイ。だがいつもテッドと呼ばれていた。成長して英国海軍に入ると、無線電信のオペレーターとして訓練を受け、潜水艦の乗組員となった。一九一五年の春、ガリポリ作戦〔第一次世界大戦中、連合軍がイスタンブールに向かう途中のダーダネルス海峡の西側のガリポリ半島に対して行った上陸作戦〕の時、彼が乗り組んでいた潜水艦はダーダネルス海峡で座礁した。多くの乗組員は助かったが、捕虜となった。テッドは小さな日記帳をつけていて、その中にトルコでの捕虜生活の初めの数か月については記録していたが、その後転々としながら続いた収容所での過酷な強制労働については何も書き残していない。最後の記録はマルマラ海の海沿いにあったセメント工場でのもので、一九一八年、ついにここから海路で脱出を果たしたのだった。

テッドは英国の病院船に救助され、治療を受け、陸路での長旅になんとか耐えられるだけの体力を回復した。故郷に残していた婚約者のファニーに再び会いたくて、古びたレインコートに身を包みトルコ帽をかぶった姿で、彼女の家の玄関先に現れた、かつて健康だった若者。ファニーはすぐにはテッドだとわからなかった。六ストーン〔一ストーン約六・三五キログラム。三八キログラム〕を少々超えるほどの体重で、髪の毛をすべて失っていたからだ。四〇〇〇マイル〔約六四〇〇キロメートル〕の移動は「恐ろしく遠かった」と彼はファニーに語った。海軍の健康診断では栄養失調がひどく、余命は数か月ということだった。

しかし、ファニーは献身的に看病し、一時間おきに少量のスープと滋養のある物を食べさせたところ、ゆっくりと食物を消化できるようになった。テッドはしだいに健康を回復し、二人はその後まもなく結婚した。その最初の年、またもとのように頭髪が戻ってくるようにと、何時間もかけて禿げ上がった頭を二本の柔らかいブラシで撫で続けた。頭髪は増えてきた。しかも豊かに。だが真っ白な髪だった。

愛と粘り強い意志の力で、それまで続いていたうつ状態の予後をテッドは乗りきることができたが、捕虜収容所での体験はいつまでも残り、夜になると恐怖は絶頂となった。とりわけクモとカニの類いを恐れた。捕虜たちが眠ろうとすると身体の上をところかまわず這いまわったからだった。その後何年も、テッドは暗い中では一人でいることに耐えられなかった。

一九二〇年になるとテッドは次の回復段階に入った。園芸の一年コースに参加したのである。これは戦争でダメージを受けた元兵士のリハビリテーションの目的で、戦後に行われた数々の施策の一つだった。その後、ファニーを家に残してテッドはカナダへと旅立った。農作業が自分の体力と精神を増強するのではないかという希望から、新しい可能性を求めたのだ。当時カナダ政府は復員兵士たちの入植を奨励する計画を推し進めており、戦争から帰還した何千人という男たちが大西洋を渡った。

テッドはウィニペグ〔マニトバ州〕でコムギを収穫する仕事をし、その後、アルバータ州の牧場でより安定した庭師の仕事についた。カナダに滞在した二年間のうちに、ファニーも短期間合流したが、カナダで新しい生活を始めるという二人の夢は何らかの理由で実現しなかった。だが、英国に戻ったテッドは以前よりも強靭で健康な身体になっていた。

数年後、二人はハンプシャーに小さな農地を購入し、そこで豚やミツバチ、鶏を飼育し、花や果物、野菜を栽培した。第二次世界大戦中の五年間はロンドンの海軍本部の無線局で働いた。母がこのころのことを覚えていた。自宅で処理した肉と自家製の野菜をいっぱい詰めこんだ豚皮のスーツケースを持って、テッドは列車に乗っていったという。そして、今度はスーツケースに砂糖やバター、お茶などの供給品を詰めて戻ってきた。戦時中でもマーガリンを食べずにすんだことや、テッドが自分で煙草まで栽培していたことなどを母は自慢げに物語る。

私は祖父のユーモアや心の温かさを今も思い出す。子どものころの私の目には、祖父は力が強くて穏やかで寛いでいるように見えた。そんな人間が発する温かさだった。臆病そうではなかったし、自分の

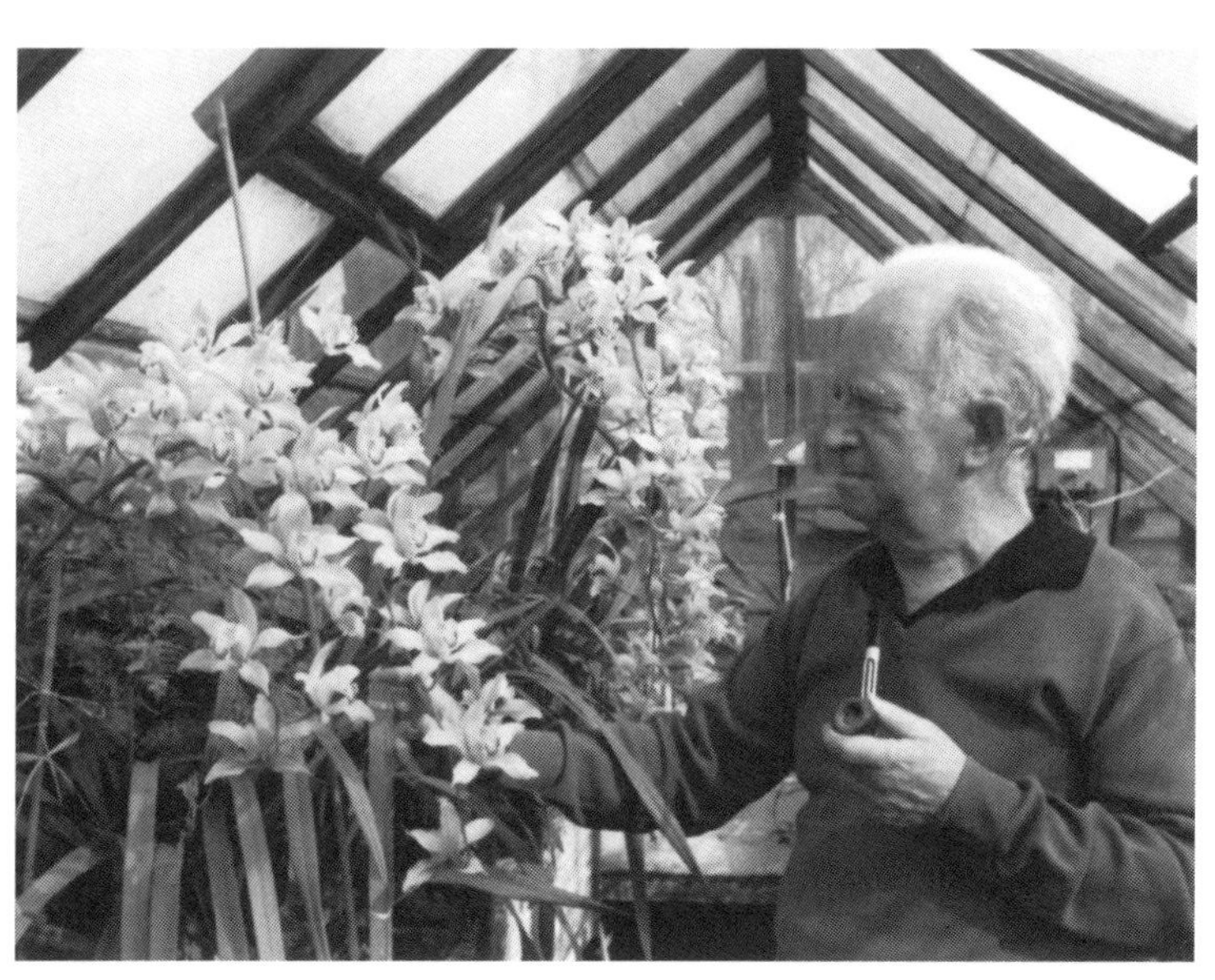

祖父のテッド・メイ。ランの花とともに。1960年代の終わりごろ

トラウマを露わにすることもなかった。何時間も庭や温室の手入れをし、パイプと煙草入れを決して手放さなかった。健康で長寿だった——七十代の終わりに差しかかるまで存命だった——ことと、彼が潜り抜けてきた過酷な捕虜生活といくらか折り合いをつけることができたのは、庭仕事と農作業の持つ健康回復効果だったのだと、私たちの家族の物語の中では考えられている。

私が十二歳の時、テッドはとても可愛がっていたシェトランド・シープドッグとの散歩中、動脈瘤が破裂して急死した。地元の新聞は死亡記事欄に「かつての若き潜水艦乗組員死す」というタイトルで訃報を掲載した。それにはテッドが第一次世界大戦中に二度も戦死と報告されたこと、捕虜となった仲間たちと一緒にセメント工場から脱走し、二十三日にわたって水上を漂ったことが報じられていた。記事の終わりには、彼のガーデニングに対する愛情が次の言葉で記された。「余暇時間の多くを広大な庭園の手入れのために費やし、当地では数種類の希少ランの栽培家として知られる」

父が四十代の終わりに亡くなって、若くして未亡人となった時、母の中のどこかで、このことが生かされたに違いない。その後二度目の春がめぐってきた時、母は新しい家を見つけて、荒れ放題だったコテージガーデンのリフォームに取りかかった。当時、私はまだ若く、自分のことしか見えていない時代だったが、鍬(くわ)を振るったり草取りをしたりするのと並行して、母自身の失ったものへの修復プロセスが進んでいたことに、気がついた。

私の当時の年齢では、ガーデニングは多くの時間をかけたいと思うような特別なものではなかった。私は文学の世界に興味があり、精神生活に熱心に取り組んでいた。私自身についていえば、ガーデニングは屋外でする家事の一つで、スコーンを焼いたりカーテンを洗ったりするのと同様、雑草を抜くことも進んでやりたい仕事ではなかった。

私の大学生時代、父は入退院を繰り返していて、ちょうど最終学年が始まった時に亡くなった。ある朝早く、電話で知らせが入って、夜が明けるや、私はケンブリッジの静かな通りに出て歩き出した。公園を通り、川に沿って。明るいよく晴れた十月の朝、世界は緑、そして静寂。木々や、草、そして水がどこか慰めに満ち、その穏やかな自然の中にいると、その日の美しさと同じように、父はもうこの世におらず、この美しい自然を見ることができないのだという恐ろしい現実を認めることができるように思えた。

たぶんこの緑と水に溢れた場所を見て、以前もっと幸せだった時代と、子どもの時に心に刻まれた風景とを思い出したのだ。兄と私が小さかった時、父はテムズ川にボートを運んでいって、休日や週末をよく水の上で一緒に過ごした。一度は川上りをして、川の源流まで行ったのだったか、そこへできるだけ近づこうとしたのだったか、そんなことがあった。朝霧の静けさ、夏の草原で遊んだり、兄と一緒に当時お気に入りだった魚釣りをしたりした、その時ののびのびと自由な気持ちを私は覚えている。

ケンブリッジでの最後の数学期の間、詩というものが私の情緒に新しい重要性を帯びてきた。私の世界はもはや取り消し不能なほどに変化した。私は自然の持つ慰めと生命の循環を語る詩句に心酔した。ディラン・トマスやT・S・エリオットにはどちらにも支えられたが、それ以上にワーズワースに傾倒した。この詩人は自ら自然を見つめることを学んでいる[*1]。

自然を見つめる
無分別な若さの時間の中ではなく
繰り返し耳を傾ける
人間という静かで、悲しい音楽に

ガーデニングとの出会い

悲嘆とは人を孤立させるものだ。経験をともに分かち合える場合でも、それは変わらない。家族を挫折させる喪失、誰かの死の場合、お互いに支え合うことが必要になる。しかし同時に全員が喪失感に苦しんでおり、誰もが崩壊の危機的状態にある。生々しい感情が溢れ出すことからお互いを守るという衝動が起こり、人から離れて感情を表出するほうが楽な場合もあるかもしれない。樹木や水、石、空などは人間の感情を受けつけないが、拒絶もしていない。自然は人間の感情によってかき乱されることがないし、感情が伝染するということもない。私たちは自然の中で、喪失からくる孤独感を和らげてくれるある種の慰めを経験できる。

父が亡くなってからの数年間、私は自然に引き寄せられた。庭ではなく、海だった。父の遺灰は南部の海岸にあった自宅から近い、小舟や船舶が行き交うソレント水道の流れに託された。だが私は、ノーフォーク北部の淋しい長い海岸線上のほとんど小舟も見えないところで、非常に大きな慰めを感じたのだった。水平線はそれまで見たものの中で最も長かった。この世の果てのように感じ、そこが父に最も近い場所のように見えた。

試験の論文のためにフロイトについて勉強してから、心の働きに関心を持つようになった。文学で博士号を取るという計画をやめて、医師になるための勉強をしようと決心した。それから、医学の勉強を始めて三年目に、私はトムと結婚した。彼にとってガーデニングは一つの生き方だった。もしも彼がそれを愛しているのなら、私もそうしようと心に決めた。だが本音を言うなら、当時私はまだガーデニング懐疑論者だった。（太陽が輝いている限り）屋外にいるほうが室内より気持ちがよかったとはいえ、当時、ガーデニングはやらなければならない雑用のように思えた。

数年が経ち、小さな赤ちゃんのローズを連れて、私たちはハートフォードシャーのサージ・ヒルにあるトムの実家の近くの改造された農場の家に引っ越した。続く数年の間に、ローズに続いてベンとハリーが加わって、トムと私はゼロから庭をつくり上げることに奔走した（口絵④）。私たちがバーン（農場の納屋）と呼ぶことにした新しい住まいは、開けた野原に囲まれており、風をまともに受ける北向きの丘にあったため、どうしても風を遮るものが必要だった。土地改良の力仕事のかたわら、家のまわりの石の多い原野をいくつかの区画に分けて、樹木や生垣を植え、編み垣〔天然素材を編んでつくった垣根〕で囲いをつくった（口絵①）。どの作業もトムの両親や進んで手伝ってくれる友人たちの膨大な援助がなければ成しえなかったと思う。「石拾いパーティー」をすると、ローズは祖父母や叔母たち、叔父たちと一緒に岩や小石を拾っては、何杯も何杯もバケツをいっぱいにしてくれた（口絵③）。

私は肉体的にも精神的にも根っこから引き抜かれたような状態で、自分のホームという意識を再建する必要があったのだが、ガーデニングが有効であるとは、その時はまだそれほど意識していたわけではなかった。それよりもずっと強く思ったのは、子どもたちの生活において庭の持つ意味がどんどん大きくなってきているということだった。子どもたちは茂みの中に隠れ家をつくり始め、何時間も自分たちでこしらえた空想の世界で過ごすようになった。庭は空想の世界でもあり、同時に現実の世界でもあったのだ。

トムのものをつくり出すエネルギーと先見性で我が家の庭はどんどん良くなり、末っ子のハリーがよちよち歩き出すよりも前に、私はもう植物を育て始めていた。ハーブに興味が湧いてきて、関連の本を読みあさった。学びの新分野ができたことで、台所やそのころまでには「自分の」ものとなっていた小さなハーブガーデンでさまざまな実験をするようになった。完全な失敗というのもあった。特に、クリーピングボリジやしつこいサボンソウが広がってしまったりしたが、自分の畑で育てたハーブで風味づけした料理を食べることは生活を豊かにし、そこからすぐに野菜を育てるまでになった。このころ感じていたわくわく感はすべて生産の喜びだった。

この時点で私は三十代の半ばで、国民保健サービス（ＮＨＳ）で若手精神科医として働いていた。ガーデニングは、自分の努力の成果を提供してくれるという点で、実体のない心の性質をおもに相手にしていた私の職業生活とは対照的なものだった。病棟やクリニックでの仕事は屋内で行われることがほとんどだったが、ガーデニングは私を屋外へと引っ張り出した。

あちらこちらと自由に眺めている間にも、植物は姿を変え、成長し、弱っていったり、実を結んだりする。そんな様子に心をとめつつ畑の間を歩きまわる喜びを私は発見した。草を取ったり、鍬で土を起こしたり、水をやったりするありふれた仕事に対する考え方も、しだいに変わっていった。そういった仕事は終わらせることが重要なのではなく、それに没頭することが大切なのだと理解できるようになった。先を急いでいない時なら、水やりは心を落ち着かせてくれる。不思議なことに、終わった時には植物と同じように新鮮な気持ちになっている。

ガーデニングで当時最もわくわくしたのは、今でもそうだが、種から植物を育てることだった。種は何が出てくるのか何のヒントもくれないし、種の大きさは中で眠っている生命と関係がない。マメ科の植物は爆発でもするかのように発芽し成長する。あまり美しくはないが、発芽するとすぐにも強力な活力が感じられる。ニコチアナの種は埃の微粒子のように非常に細かくて、どこに蒔いたかもわからない。

何かをしでかしそうな感じはまったくないのに、すごいものが出てくる。よい香りのタバコの花の大群は言うまでもない。新しい生命が、自分が蒔いた種や実生がどうしているかじっとしていられない気持ちで見に行ってしまう。温室に入って、息を殺し、沈黙していた生命が存在を始めるところを決して邪魔しないように、確かめたい気持ちだ。

本来、ガーデニングでは季節を相手に理屈を言っても仕方がない——もちろん少々の延期はどうということはないけれど——そうした種や苗木は次の週末には植えつける。人間が遅れることで植物の機会が、可能性が失われたことにはっきり気がつく時点がある。だが、流れる川に飛びこむように、苗を土の中に押しこんでしまいさえすれば、地球の持っている季節を循環させるエネルギーによって、どんどん運ばれていくのである。

私が特に好きなガーデニングの季節は初夏だ。成長の力が最も強く、土の中にはそれが詰まっている。一度仕事を始めたらやめたくなくなる。明け方の薄暗い時間から、暗くなって何をやっているのか見えなくなるまで続ける。作業を終えるころには、家には明かりが灯り、温もりが私を我が家へと誘う。翌朝、そっと外に出てみると、私が仕事をしていた畑は一晩の間にすっかり落ち着いているのだ。

もちろん、自分の計画がすっかりだめになってしまうという経験もする。どうなったかとわくわくしながら出てみると、素晴らしいレタスの若い葉がじつに哀れな姿になっていたり、ケールが見事に丸裸になっていたり。ナメクジやウサギに容赦なく食い荒らされて、どうしようもなく腹を立てるということもあるし、雑草のしつこさとスタミナには本当に消耗させられる。

植物を育てることの満足感は、何かを生み出すというだけではない。庭で破壊的になることが素晴らしいのは、それが許される、というばかりではなく、必要だということだ。なぜなら、それをやらなければ、こっちがやられるからだ。したがって、ガーデニングでの活動の多くは攻撃性に満ちている。剪定ばさみを使ったり、野菜畑の土を深くまで起こしたり、大量のナメクジやブヨを殺したり、オヒシバやイラクサを根こそぎにしたりする。こうした作業に全身全霊ごく素朴なやり方で没頭できる。そのわけは、これらがすべて、成長の過程にあるさまざまな破壊行為だからだ。このような作業をして庭で長い時間を過ごすと、脚は死にそうにつらく感じるけれど、おかしなことに、自分自身に働きかけたかのように、心の中はリフレッシュしているのを感じるはずだ。異物が取り除かれて、同時に新たなエネルギーが加えられて、ガーデニングによるカタルシス効果のようなものだ。

自然との対話

毎年、冬が終わりかかるころになると、温室は私をつかまえて離さない。三月、外の世界では冷たい風の吹いている時期に、その暖かさは魅力的だ。温室に入ることの何がそんなに特別なのか。空気中の酸素レベルなのか。あるいは明るさや暖かさだろうか。単純に、植物の緑や香りの近くにいられることだろうか。この静かな守られた場所では五感のすべてが活性化する。

どんよりと曇った去年の春のある日のことだった。私は温室での仕事にすっかり没頭して、水やりや種まき、コンポストの移動など、あれこれと仕事を片付けていた。その時空が晴れわたり、太陽の光が溢れるように注ぎ、私は別世界へと運ばれた。半透明の木の葉でいっぱいの玉虫色の世界、光が葉を通して輝いているのだ。水をあげたばかりの植物の上には水のしずくがまき散らされていて、それが光を受けてキラキラ輝き、美しい。しばらくの間、私は強烈に地上の恵みを感じていた。絶妙のタイミングでもらった贈り物。そんな感じを今も記憶している。

私はその日、温室内でヒマワリの種まきをした。ひと月後に少し育った苗を移植しようと苗床から掘り上げた時、何株かは育たないだろうと思った。一番大きい株はよさそうに見えた。その他はしっかりしておらず、温室の外で無防備に見えた。まだ世話が必要だと感じたが、上へ上へと伸びていき、だんだんしっかりとしていくのを眺めるのはうれしかった。それから、順調に成長するようになってくると、私は今度はまた他のもっと弱々しい苗に注意を向けた。

私はガーデニングとはやりとりなのだと思う。私が少し仕事をすると、自然が少し仕事をし、それに私が応えて、そうした繰り返しなのだ。対話と似ていなくもない。ささやき声でもないし、大きな声でもない。話すというのとも違う。だが、このやりとりは遅れることがあっても、続いている対話なのだ。自分でもわかっているが、私は反応が遅いことが往々にしてあるし、少々控えめだから、植物はいくらか放っておかれても大丈夫なのがいい。もしもしばらく時間が取れなかったとしても、戻って見た時の植物の策略にはいっそう驚かされる。留守の間にやってきた誰かさんの仕業に気づいた時みたいに。

ある日、ヒマワリの列は逞しくなっていて、自立して、立派に花が上がってきていることに気づいた。いつの間にどうやってこんなに背が高くなったのだろう。最初によく育っていた苗がやはり一番強靭で、高いところから私を見下ろしていた。とても大きな、輝くような黄色の花をつけて。その花の前で自分をとても小さく感じた。でも、私がその生命をスタートさせたと思うと、不思議なくらい肯定的な感動があった。

ひと月かそこらで、なんと大きく変化したことだろう。ミツバチがすっかり蜜を吸い、花びらは色が失せてきて、一番背の高いのはなんとか下を向いた花を支えて立っていた。最近まで自信満々な姿で立っていたヒマワリが、今や哀愁を帯びている。私はヒマワリの列を切り倒してしまおうかという衝動に駆られたが、みすぼらしい悲しそうな姿になった植物とともにしばらくこのまま暮らしたら、秋へと向かう中で太陽の光で色が抜け、乾燥し、また違った姿となるだろうと思った。

庭で心を見つける

庭の世話をするというのは、いつも何か変化の途中にあるのだと知り、うまくいくことといかないことを見きわめ、発展させることを意味する。気候、土壌、そしてそこに育つ植物などをその場所の不可分の全体とみて、関係を築かなければならない。こうしたことが取り組むべき現実であり、そうする中である種の夢はほとんどいつも諦めざるをえない。

石ころだらけの土地から苦労して開拓してつくり始めた私たちのバラ園は、そのようなだめになった夢だった。ベル・ド・クレシー、カーディナル・ド・リシュリュー、マダム・アルディーといった、非常に美しいオールドローズで、私たちは花壇をいっぱいにしていた。そして、繊細で気高く、よい香りの平べったい花びらの薄ピンクのティッシュペーパーがくしゅくしゅになったようなファンタン・ラトゥール。これが私の一番のお気に入りだった。柔らかくてビロードのような、花の中に顔をうずめてその香りの中に消えてしまえるような花。私たちと一緒にいられる時間がそれほど短いなんて、当時私たちはほとんど知らなかった。しかし、まもなく、その場所の環境では育たなくなった。私たちの土地はバラにはそれほど適しておらず、編み垣に囲まれて風通しがよくなかったことがさらに事態を悪くしていた。季節ごとに黒星病や、しだいに攻撃を強めてくるうどんこ病を抑える闘いになった。薬剤をスプレーしないことにはバラは元気を失い、病気になった。株を抜き取ってしまうのは気が進まなかったが、自然に逆らって庭づくりをすることにどんな意味があるだろう。もちろん、そんな意味はないし、取り払うほかなかった。本当に残念でならなかったし、今も淋しい気持ちだ。その時の花壇に多年生植物を植えてから、今やバラは一本もないけれど、今もそこをローズガーデンと呼んでいる。だから思い出はまだそこにある。

トムも私も化学的な薬剤を散布するという考えには賛成ではなかった。父の病気の影響で、私はそうしたものに対して特別な恐れを抱いていた。私が子どもの時、父はある種の骨髄機能不全を発症した。環境有害物質にさらされたことによるものだ。何が引き金となったのか完全には明らかにならなかったが、最も有力な犯人は、庭の物置小屋に潜んでいたずっと前に使用禁止になった農薬と、前年の夏の休暇中にイタリアで病気になった時、処方された抗生剤だった。その時はほとんど死にかけたが、治療によって部分的に病状は回復した。そして、全快とはいかなかったが、その後の十四年間を生き続けることができた。父は背が高く、肉体的にも強健で、家族の全員がつい忘れてしまうことが多かったのだが、彼の骨髄は半分しか機能していなかったのだ。病魔は目立たない場所に常にあって、生命を脅かす危機的な状況が断続的に起きた場合、私たちにできることといえば祈ることだけだった。

子どものころ、自宅の庭よりもずっと生き生きと空想をかき立てられる庭があった。母は兄と私、その他に友達も連れてよくこのイザベラ・プランテーションへ行った。リッチモンド公園の中の森林庭園だ。到着するや私たちは、大きなシャクナゲの茂みに駆けこんで、探索したりかくれんぼしたりして大興奮を楽しんだものだ。茂みはとても深くて、束の間、迷子になったり、離れ離れになる恐怖を感じたりすることもあった。

その庭園には他にも不安をかき立てるようなものがあった。深い林の中に小さな空き地があって、赤と黄色でペイントされた木製のトレーラーハウスがあった。そのドアの上には「ここに踏み入る者、すべての希望を捨てよ」と彫られた札がかかっていた。私たちは誰がこの命令に逆らえるかと挑発し合ったが、希望を捨てるということは軽々しく考えられるものではなかった。あの扉を開けると、その名前を呼ぶことも憚(はばか)られるような大きな恐怖の種を外に解放してしまう気がした。だが、おしまいには、得体のしれないすべてのものと同様に、空想とは真実よりもはるかに強力だということがわかる。ある日、とうとう私たちはドアを開けてみることにした。すると、黄色に塗られた内装の部屋には木製のベンチがあるだけで、もちろん恐ろしいことは何も起こらなかった。

人間は経験によって形づくられるものだが、何が起きていようと、始まっていることにも気がつかない。それはその人の人生そのものだからだ。それ以外の人生はなく、その人の人となりのどこをとっても経験からできている。ずっとあとになって、私の子ども時代の世界構造が父の病気の影響でどれほど揺らいでいたのかを理解するようになった。精神分析的心理療法士としての訓練を積むようになって、自分自身の分析を始めた時のことだ。トレーラーハウスのドアの上にあった言葉がどれくらい子どもの時の想像力に箍（たが）をはめることになり、イタリアのセベソの化学工場からの化学物質の流出[*2]のニュースに、なぜ十六歳の私が注意を引かれたのか、理解できるようになった。爆発事故で毒性のガスが煙となって飛散し、ゆっくりと被害が広がり大惨事となった。土壌は汚染され、地域住民は長期にわたって深刻な健康被害を受けるという結果になった。この災害によって私の中の何かが動き出した。そして、初めて環境問題とその政治に目覚めた。父の健康をひどく損なった正体不明の化学物質との関連性を見つけられないという、そういった潜在意識の作用だ。私が環境への強力な目覚めを経験したということだけはわかった。

このような分析の過程で、過去に思いをめぐらし、記憶を再びたどり直すことで、別の種類の気づきが生じた。心は生きているということだ。悲しみの感情は地下に潜り、感情が別の感情を覆い隠すということが理解できるようになった。新たな見方が深まる時、精神へと波紋が広がり、振動を与え、かき乱す。そして、歓迎すべき場合や新鮮な感じを与える場合もあるが、それを理解したり、適応したりすることが困難な場合もある。そうしたすべてのことと並行して、私は庭仕事をやっていたのだった。

庭はしっかり守られた物理的な空間であり、精神的な空間のありかを教えてくれる。そして静寂の中で自分自身の考えに耳を澄ませることができる。手を使う作業に没頭すればするほど、自分の内面で自由に感情をより分け、それを処理することができるのだ。最近私は、心を静め、心にのしかかる圧力から自由になるために、庭仕事に向かう。どういうわけか、バケツが雑草でいっぱいになるにつれて、私の頭の中でジャングルのようにからみ合いせめぎ合っていた考えはすっきりと片付いていくのだ。眠っていた考えが浮かび上がってきたり、ほとんど形を取ることのなかった思いが、結合し合って、予想に反して具体化することもある。このような時、ありとあらゆる身体的な活動と並んで、私は自分自身の心のガーデニングをしているように感じる。

喪失からの回復——ワーズワースと妹にとっての庭

存在そのものに関わる心の深いところで起こるプロセスが、庭をつくりその世話をすることの中に含まれているのではないかと、私は考えるようになった。では、庭づくりは私たちにどう影響するのだろうか。この世界で一度失ってしまった自分の居場所を見つける、あるいは再び見出そうとする時に、庭づくりがどう役に立つのだろうか。憂鬱や不安、その他の精神的不調の度合いがどんどん大きくなっている中で、生活様式はますます都市化し、テクノロジーに依存するようになってきた二十一世紀の今、心と庭とがさまざまなやり方で関係し合っていると知ることは、今まで以上に重要になっているのではないだろうか。[*3]

庭には古代から回復力が認められてきた。今日、ガーデニングは人気のある趣味として世界中の国々で、常に上位一〇位に入っている。本質的に庭の世話をすることは何かを大切にケアする養育活動であり、多くの人にとって、子どもを持ったり家族を育てたりするのと同様、小さな土地の手入れをする過程は人生において有意義な活動の一つだ。もちろん、ガーデニングを面倒に感じる人や、それ以外の活動を好む人もいるだろう。しかし、屋外での運動と没頭できる活動の組み合わせは、心を落ち着かせたり活発にさせたりすると認める人も多い。緑の中で行う運動やその他の創造的な活動でも、こうした利点は共通だが、植物と地球との間に形成される親密な関係という点では、ガーデニングは特別な存在だ。自然と接することはさまざまなレベルで私たちに影響する。時には自然に満たされていて、文字通り心身ともにそこにいて、その影響にも気がついていることもある。しかし、その影響がごくゆっくりと潜在意識下で働いて、トラウマや病気、喪失によって苦しんでいる人々の助けになる場合もあるのだ。

詩人ウィリアム・ワーズワースほど、人間の心の働きに及ぼす自然の影響を深く探求した者はいない。心理学上でも先見の明があり、潜在意識の中に入りこんでいく能力は精神分析的思考の先駆者とされることもある。[*4] 現代の神経科学でも確認ずみの飛躍する直観の中で、私たちの感覚的体験は受動的に記録されるのではなく、むしろ、それを経験中に構築していくのだとワーズワースは考えた。[*5] 彼の言葉を借りると、私たちは自分たちをとりまく世界を理解するのと同様に「半分は創造する」のだという。自然が心に生命を吹きこみ、次は反対に心が自然を生気あるものにするのだ。このような自然との生き生きとした関係は心の健康的な成長を助けるための強さの源なのだと、ワーズワースは信じた。また、庭の手入れをする人（ガーデナー）となることの意味も、彼はわかっていたのである。

ワーズワースと妹のドロシーにとって、一緒にガーデニングをする過程は回復のための非常に重要な行動だった。喪失に対する反応だった。[*6] 二人がまだ幼いころに両親が亡くなり、その後、二人は長くて苦しい離別に耐えるという経験をしたからだ。湖水地方のダブ・コテージに落ち着いた時、二人がつくり上げた庭は彼らの人生の中心的な存在となり、心の中に自分の家という感覚を取り戻すのに大いに役立った。野菜をつくり、薬草などの有益な植物を育てたが、彼らの土地は自然のままで、丘の急な斜面を利用していた。「人里離れた山がちな土地」[*7]とワーズワースが呼んだこの小さな場所は、野草の花々やシダ、コケなどの宝庫で、ドロシーと二人で散歩しながら集めては、地球の恵みでもあるかのように家に持ち帰った。

ワーズワースは、この庭でよく詩作に励んだ。詩の真髄は「静謐の中で想起される感情」[*8]と彼は表現している。静かな心の状態になって、強い影響力を持った混乱した感情を消化するためには、私たちは適切な環境に身をおく必要がある。これは誰にとってもそうだ。ダブ・コテージの庭には安心感のある隔離された感覚と美しい景観があって、まさにこの静けさを与えてくれる環境だったのだ。彼はこの地に暮らしている間に数々の秀作を書き、リズムを刻んで庭の小道を逍遥しつつ詩句を朗唱するという生涯の習慣をつくり上げた。[*10]したがって、庭は家屋の物理的な環境であると同時に、心のための環境でもあったのだ。この庭がワーズワースと妹ドロシー自身の手によってつくられたものだけに、いっそう意味深いものがあった。

ワーズワースの園芸好きは彼の一生のうちでもあまり知られていないが、老年に至るまで彼は熱心に庭づくりに打ちこんでいた。[*9]彼はさまざまなタイプの庭をつくっていたが、その中には彼の支援者であったレディー・ボーモンのためにつくった温室もあった。治療のための隠れ家として着想されたもので、憂鬱状態を緩和させるために考えられた。このような庭の目的は、「自然が感情を動かすのを手助けすること」だと、ワーズワースは書いている。[*11]自然の持つ治癒力を集中的に提供することで、庭はおもに感情を通じて人間に影響を与える。しかし、隠れ家としてどんなに離れた場所におかれようと、人は「物事の現実のただ中に」いるのだと、彼は述べている。こうした現実は、生命のサイクルや季節の移り変わりと同様に自然の美しさのすべてを内包しているのだ。言葉を換えれば、庭がどれほど多くの休息を与えてくれようと、庭は生命の基本的な側面に人を接触させるのである。

自然と家の中間地帯

時間が止まっているかのように、庭の守られた空間は私たちの内なる世界と外の世界を、日常生活のプレッシャーのないところで共存させてくれる。この意味で庭は、最も奥にある夢と融合している自身と現実の世界とが出会うような中間地帯をつくり出す。こうした境界線がぼやけてくることを精神分析学者ドナルド・ウィニコットは経験の「移行」領域と呼んだ。[*12] ウィニコットの移行過程の概念化は、認識と想像との組み合わせを通して、人間がいかにしてこの世界に住み着くかを考えたワーズワースからある程度影響を受けている。

ウィニコットは小児科医でもあり、彼の心のモデルは、家族との関係の中での子どもや、母親との関係の中での赤ちゃんだ。[*13] 赤ちゃんはケアしてくれる人との関係のおかげでのみ生存できる。母親と赤ちゃんを外から見る場合、二つの別々の存在として区別することは容易だ。ところが、それぞれの主観的な経験はそれほどはっきり区別できない。赤ちゃんが表現する感情を母親が感じ、反対に赤ちゃんのほうは、自分がどこから始まってどこで母親が終わるのかまだわからないといった感じの、重なり合っているか、入れ子になっているかの重要な領域がその関係には含まれている。

ケアしてくれる人のいない赤ちゃんが存在しえないのと同様に、庭師のいない庭は存在しない。庭は常に誰かの心の表現であり、誰かの手入れによる結果だ。ガーデニングの過程でも、「私」という存在と、「私ではない」存在をきれいに分類することは不可能だ。後ろに下がって人間の仕事を眺めてみると、自然がしたことと人がしたことを分けられるだろうか。活動の最中にあっても、それらは必ずしも明らかではない。庭仕事に没頭している時には、私が庭の一部分であり、庭も私の一部分であるという感情が湧き上がってくることがある。自然が私の内部に流れこんできて、私の中を駆けめぐるのだ。

庭は家とその後ろに広がる自然の中間地帯であることで、移行空間を生み出している。そこでは、野生の自然と人の手の入った自然は重なり合い、土地を相手にした庭師の奮闘は、楽園の夢とも洗練と美という文明化された理想とも食い違ってはいない。このような両極端が出会う場所であり、おそらくそこは両極が何の障害もなしに一致する唯一の場所なのだ。

ウィニコットは、遊びは心理的な栄養を与えるものだと考えたが、空想的世界に入るためには、安全で監視されていないと感じることが必要だと強調している。[*14] この経験を言葉で表現するために自分の有名なパラドックスの一つを使って、「母親のいる場所で一人になること」ができる能力を発達させることが子どもにとっていかに重要かを述べた。[*15] 庭仕事をしていると、遊びに没頭している感覚を思い出すことが多い。安全な中庭の中にいるかのような、一人きりになっていいよ、自分の世界に入っていっていいよと言ってくれるタイプの仲間と一緒にいるかのようだ。空想と遊びの両方が、心理的な健康に貢献することがしだいに認識されるようになった。また、こうした効果は子ども時代の終わりとともに消えたりはしない。

愛着と喪失——安全な避難場所としての庭

ある場所で働くということは、心理的かつ身体的な投資をすることになり、繰り返しアイデンティティの意識の中に織りこまれていく。したがって、それはアイデンティティを保護する働きをする部分にもなり、厳しい状況の時でも私たちを守ってくれる。伝統的な、土地に根づいた関係はもう存在せず、土地への愛着を形成することで可能になったかもしれない心を落ち着かせる効果を、私たちは見失うことになった。

愛着理論は、一九六〇年代、精神科医であり精神分析学者であるジョン・ボウルビィによって開拓された分野で、それに関連する研究の基盤は今や大きく広がっている。[*16] ボウルビィは愛着を人間の心理の「基岩」と呼んだ。また熱心なナチュラリストでもあり、それが彼の考えをつくり上げた。どのようにして毎年鳥たちが同じ場所に、多くの場合生まれた場所の近くに戻ってきて巣づくりをするのか、ボウルビィは記述している。しばしば考えられているようにでたらめに移動するのではなく、ねぐらや巣のまわりの「ホーム」領域を占有しているのだという。[*17] 同様に、「人間もその環境は一人ひとりに特別だ」というのである。

場所への愛着と人への愛着との間には進化論的に通じ合うものがあり、一人ひとりにそれぞれ特別であるというのが重要な点だ。[*18] 幼児に食事を与えることは、それだけでは情緒的な絆の形成を誘発するには十分ではない。なぜなら、人間は生物学的に、匂いや手触り、音、喜ばしい感覚などの特異性を通じて愛着を得るように設計されているからだ。場所もまた感情を呼び起こすものであり、自然環境は感覚的な喜びが特別豊かにある。最近私たちのまわりにはスーパーマーケットやショッピングモールといった、特徴も個性も乏しい機能的な場所が増えている。こうした場所は食べ物やその他の便利な物を提供してくれる一方で、このような場所に対して愛情に満ちた絆は築きにくい。事実、多くの場合、人間を回復させる力は少ない。その結果、現代生活の中で場所の概念はますます薄く、背景へと下がってきており、相互作用はあるとしても持続する生きた関係というよりは一時的な性質にとどまることが多い。

ボウルビィの思考の中心にあるのは、母親が何よりも最初の場所だという考えだ。子どもは恐怖を感じたり、疲れたり、興奮したりすると、常に母親の保護してくれる腕を求める。この「安全な天国」は、小さな分離と喪失の経験の繰り返しと、そのあとにくる合一と回復を通じてボウルビィの用語では「安全地帯」と呼ばれるものになっていく。安全だという感覚が確立されると、子どもは勇気を持って自分のまわりの世界を探検するようになる。しかし、戻るべき安全な場所として常に母親を半分視野に入れている。

現代の子どもたちにとって、屋外での遊びが少なくなったことは悲しい事実だ。伝統的に大きな公園や庭は空想遊びや探検をして遊ぶ場所を提供していた。茂みの中に「大人立ち入り禁止」の隠れ家をつくることは将来の独立の練習の方法であり、情緒的な役割もある。研究によると、子どもが興奮した時、波立った感情が鎮まるまでの間、本能的に安全な避難場所としてそうした「特別な」場所を利用し、そこで守られていることを実感するのだという。[*19]

愛着と喪失は表裏一体だとボウルビィは明らかにした。人間はもともと分離するようにではなく、再び結びつくようにできているのだ。愛着システムの強みは、痛みの多い困難な喪失から回復させる力である。人間には絆を形成する強力な生来の能力が備わっているが、壊れてしまった絆をもとに戻す方法はない。そこで、悼むという行為を、経験を通じて学ぶ必要がある。

喪失に対処するために、私たちは安全な避難場所を発見、あるいは再発見しなければならない。そして、まわりの他人に対して居心地のよさと共感を感じることが必要だ。ワーズワースは子どものころ肉親との死別の痛みに苦しんだが、自然界の穏やかさが慰めと同情に満ちた存在となった。精神分析学者メラニー・クラインは悼むという行為を主題とした論文の中で次のように述べている。「詩人は私たちに教えている。自然は悲しんでいる人とともに悲しむのだと」[*20]。悲嘆という段階から抜け出すために、世界の中に、また自分自身の中に良きものの訪れを感じる心をどのように回復させる必要があるのかについて、さらに述べている。

身近な人が亡くなると、自分の一部分が死んでしまうような感覚に陥る。その親しさにしがみついていたくて、感情的な痛みを封じこめてしまう。しかし、同時に疑問が湧き上がってくる。また生き生きとした状態に戻れるだろうか。小さな畑の面倒をみたり、植物の世話をしたりする中で、私たちは常に消失と再生に直面する。誕生と衰退の自然のサイクルを通して、悲しみは命のサイクルの一部であり、悲しむことができない時、冬が私たちを永久につかまえているようなものだと理解し、その悲しみを受け入れられるようになるのだ。

儀式やその他の象徴的な行動によって、我が身に何が起きたのか理解できるようになる場合もある。しかし、私たちの多くが暮らしている世俗的な消費社会では、人生を方向づけてくれる伝統的な儀式や通過儀礼と一生無縁のまま生活できるようになっている。庭はそれ自体で儀式の一つの形である。表面的な現実を変形させて、私たちのまわりに美をもたらし、しかし、また象徴的な意味で私たち自身の内面に働きかける。庭は、何千年にもわたって深いところで人間の精神を形づくってきた比喩との接点を私たちにもたらす。[*21] 比喩は、私たちの思考の中の奥深くにほとんど隠されていると言ってもよい。

ガーデニングは、人間の創造力と自然の創造力という二つのエネルギーが出会う時に生じるものだ。「私なるもの」と「私ならざるもの」とが重なり合う場所、人間が理解できるものと、まわりの世界が協働するために人間に与えるものとの間の中間地帯だ。そこで、人間は頭の中で描いた夢と足もとの地面との間隙をつなぐことができる。足もとの自然の世界では、死や破壊の力を人間は止めることができず、できるのはそれに抗うことだけなのだ。

生命を再生する場

記憶のどこかに奥深くしまわれていた物語がある。それは子ども時代に聞いたに違いなく、本書を書くにあたって思い出したものだ。伝統的なおとぎ話の類いで、王とその娘の美しい姫がいて、姫を手に入れたいと望む求婚者が列をなしている。王は求婚者たちを追い払おうと考えて、不可能な問題を出す。この世にまたとない変わったものであまりに特別で、まだこの世で誰も目にしたことのない物を持ってきた者にわが娘を嫁がせると、王は命令を出す。その者の視線が、その者の視線だけが、その物の上に初めて注がれなければならないと。求婚者たちははるばると異国までも宝物、成功間違いなしの品を求めて旅をし、そして、めずらしい、奇抜な贈り物を持って戻ってくる。注意深く包まれた、彼らの発見した宝物は驚くべきものだったが、同じく驚くべきことに、どれも別の人間が先に目にしていたものだった――別の人間がつくった美しい品も、ダイヤモンド鉱山の最も深いところから掘り出された世にもめずらしい、そして最も貴重な宝石も。

王宮の庭師には息子があり、ひそかに姫に恋をしている。息子は、王の出した問題に違った解釈を加える。自然の世界との密接な関係からヒントを得たものだ。敷地のまわりの木々は木の実をたわわにつけており、庭師の息子は木の実割りの道具を添えて、木の実の一つを王様に献上する。王はどこにでもある木の実を贈られて驚くが、庭師の息子はこう説明する。王様が木の実をお割りになれば、命のあるものは誰もまだ目にしたことのない物をご覧になるでしょうと。言うまでもなく王は自分の立てた誓いを守らなければならず、おとぎ話らしく、貧乏からお金持ちになる話、恋人たちが結ばれる話となるわけだ。しかし、これは、自然の不思議は見落とさなければ人間の目の前に現れるという話だ。さらに、自然は誰の手にも届くところにあって、そこから人間は力を得るという話なのだ。

もしもこの世界に喪失というものがなかったとしたら、人間は何かをつくり出そうという動機を持つことはないだろう。精神分析医ハンナ・シーガルは次のように書いている。「私たちの内側の世界が壊れた時、すっかり死に絶えたようになって、愛もない状態になった時、愛するものが、あるいは私たち自身が粉々に壊れてしまって、どうしようもない時、そんな時に私たちは自分の世界を新しくつくり直さなければならない。バラバラになった破片をつなぎ合わせて、死んでしまった部品の中に生命を吹きこみ、生命を再生しなければならないのだ」[*22]。ガーデニングとは生命を動かすものであり、死んでしまった破片のような種子は世界を新しくつくり出すのを助けてくれる。

生命が絶えることなく修正され、変化を続けている庭の中で有無を言わせない魅力を持っているのはまさにこの新しさだ。庭は人間がその始まりに立ち会い、生成に手を貸すことができる場所だ。地味なジャガイモの畑でさえ、この機会を提供してくれる。盛り上げた土をひっくり返すと、まだ誰の目にも触れていない芋がかたまって日の光の下に掘り出されるのだ。

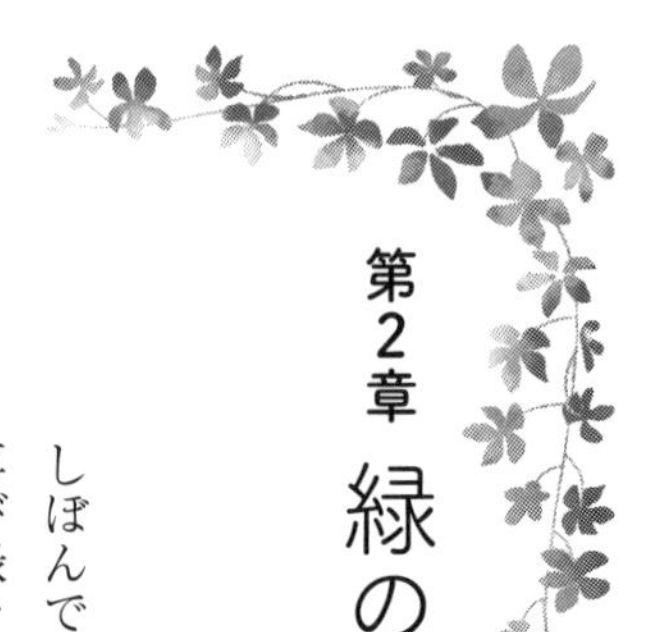

第2章 緑の自然と人間の中にある自然

しぼんでしまった私の心
再び緑を取り戻すことができるなんて
誰が思っただろうか。
すっかり地面の下に埋もれてしまったのだから。
――ジョージ・ハーバート（一五九三－一六三三年）

冬が終わるころ、スノードロップは私たちの庭での新しい生命の最初の兆候だ。緑色の新芽は暗い地面から上へ向かう道を知っているようで、その簡素な白い花は新たな始まりの純粋な意図を表現している。

毎年二月、スノードロップが枯れてしまう前に、いくつかの株を分けて植え直す。一年の間のほとんどの時間、スノードロップは目に見えないところにあり、土の中で成長し、数を増やしている。すんでいるネズミは庭の他の球根を食べるが、スノードロップだけは放っておくのでどんどん増えるのだ。説得力を持つのはその数だけではない。それは遺産としての意味もある。現在我が家の土地を覆っているスノードロップの群生は、三十年以上前にトムの母親の庭から移植してきたバケツ数杯分の球根から始まっている。

更新と再生は植物の世界ではごく普通に起こるが、心理的な修復はそれほど自然にはいかない。心には成長と発展への原動力が本来備わっているが、その働きには落とし穴がある。トラウマや喪失に直面した場合の私たちの自動的な反応の多くは——たとえば回避、無感覚、孤立、ネガティブな思考にふけることなど——実際には回復の可能性に反する方向に働く。

抑うつ状態で起きる不安で強迫的な思考パターンが繰り返されると、悪循環を生む。このような先入観は物事を意味があるようにつなぐ心の動きだが、底知れない問題を解決しようとすると心理的な溝にはまって、先へ進めなくなる。うつ病にはまた別の循環性が組みこまれている。なぜなら、抑うつ状態に陥っている時には、まわりの世界や自分自身をいっそうネガティブに捉え、解釈するからだ。そしてこれが今度は低調な気分をいっそう深くし、孤立へとさらに駆り立てる力となる。本当に自分で自分の首を絞めて、心はやすやすと人間をウサギの穴へと落ちこませていく。

何年も前に出会った一人の患者を思い出す。その人は、ガーデニングの治療的な効果について私が考え始めるよりずっと以前に、私の心の中に一つの種を蒔いた。ケイは二人の息子と小さな庭つきのマンションに住んでいた。頻発する抑うつの発作に苦しんでいて、そのうちの何度かは重い症状だった。子ども時代の暴力とネグレクトが傷痕を残していた。成長してからは、人との関係を築くことが難しく、息子たちはほとんど一人で育てた。子どもたちがティーンエージャーになると争いが多くなり、二人が続けて家を離れると、ケイは再び抑うつ状態に陥った。二十年間で初めて一人きりの生活になった。

それまで自身に関するたくさんの負の感情を自分に向けてきたことが、治療の過程ではっきりしてきた。子ども時代に由来する感情が原因で、自分にとって良いものを人生に受け入れることが難しくなっていた。なぜなら、深いところで、自分にそれを受ける値打ちがあるとは思えなかったからだ。何か良いことがあると、しばらくするうちにそれを失ってしまうのではないかと心配になるのだった。その結果、人間関係や生活を変える機会を自分から壊してしまうことが多く、それによって、彼女の考える失望、またはある程度はこれまでの人生が教えてくれた必然的に訪れる失望を先どりしていた。こうして、抑うつ症は自己強化の状態になる。そうなると、失望によってもっと深いところまで引っ張っていかれるかもしれないという恐怖から、何も成長させないように、希望を持たないようにすることが、安全に思えるようになる。

ケイの住宅の裏には小さな庭があって、息子たちが何年間もめちゃくちゃに荒らしていた。もう一緒に住んでいないので、ケイはこのスペースを再生させることにした。その後何か月か経つうちに、ガーデニングはケイの習慣になっていった。ある日、ケイは私にこう言った。「庭仕事をしている時だけは自分を良いと感じる」。この発言は驚きだった。ケイがそう言った時の確信に満ちた様子もその理由だったが、ケイがなかなか自己肯定感が持てなかったからだ。

ではこの肯定感をケイはどのような意味で言ったのか。庭で身体を動かすことは注意を彼女自身の外へと向けることになり、またケイに避難場所を与えることになった。そしてそのどちらも有益なものだった。とりわけ良かったのは、世界はそれほど悪くない、そしてケイ自身もそんなに悪くないのだと、ガーデニングが現実を肯定してよいと教えたことだ。ケイは自分も何かを育てられるのだということを発見する。ガーデニングは長い年月続いた抑うつ症状の治療には結局はならなかったが、ケイの心を安定させて、必要な自己肯定の源を与えるのに役立ったのである。

宗教とガーデニング

ガーデニングは創造的な行為だが、常に高い評価を受けるというものでもない。「素敵なご趣味で」と言われたり、不必要な贅沢だとして軽視されたりする。また、手を汚して働く卑しい労働の一形態として蔑まれる場合もある。このような両極端の評価は聖書の世界にまでさかのぼることができる。エデンの園は美しいばかりか豊かな場所で、アダムとイヴが厳しい土地へ追放されて苦役につかされるまでは、二人は完全な状態で暮らしていた。もしも庭が楽園と罰を与える厳しい労働の場所の狭間にあるとしたら、どこにその中間地帯はあるのだろうか。ガーデニングを意味のある労働として考えることができる場所はどこだろうか。

五世紀の前半にアンジェ〔フランス西部、メーヌ川河畔。現在のメーヌ・エ・ロワール県の県庁所在地〕の司教を務めた聖マウリリウスの物語[*1]から、この疑問への答えにいくらか近づくことができる。ある日のこと、マウリリウスがミサを執り行っている時に、一人の女性が教会に入ってきて、自分と一緒に来て、危篤の息子のために聖なる秘跡を行ってほしいと懇願した。状況が切迫していたことを理解していなかったマウリリウスはミサを続け、終了前に少年は亡くなった。罪の意識と恥ずかしさに駆られて司教はひそかにアンジェを離れてイングランドへ向かう船に乗った。旅の途中、町の教会の鍵を紛失し、これはもうアンジェに戻るなというお告げだとマウリリウスは理解した。イングランドではある要人貴族の庭師として働いた。一方、アンジェの住民たちは捜索隊を送り出して、皆に愛されていた司教を探した。そしてついに七年後、例の貴族の館を見つけ、主人のための作物を持って庭から現れたマウリリウスに遭遇する。町の人々は温かく挨拶の言葉をかけた。失った鍵を手渡されてマウリリウスは驚いた。町の人が旅の途中見つけたのだった。

許されたことを知って、マウリリウスは司教として再び働き始め、最後には聖人となった。アンジェの壁画やタペストリーの一部分に描かれているのは、イングランドの貴族の庭を耕し、果物の木や花々に囲まれて、彼の労働の成果の収穫を主人に捧げているマウリリウスの姿だった。

私のマウリリウスの物語の解釈はこうだ。少年の死のあと、後悔と自責の念は彼を苦しめ、アイデンティティ意識を打ち砕き、抑うつ的な神経衰弱に陥る引き金となった。かなりの長期にわたって、自分が信徒の世話をする義務を怠ったのだと考えて、それを甘んじて受け入れようとしてきた。彼はガーデニングを通じて、悩まされていた罪の意識と自己肯定感のなさに対するある種の修復の道を見つけたのだった。そして最後には自尊心を取り戻し（物語の中では鍵が戻ってくるというのがその象徴）、それによって、以前の仕事に戻ることができ、自分のコミュニティと再びつながることができるようになったのである。

しかしながら、マウリリウスの死後、「魂を悔い改める際に仕事を行うことによって」いかにして罪を償いうるかの例示として、彼の七年にわたったガーデニングは宗教的な教えの中に利用された。[*2]しかし、マウリリウスの物語は私の目には懺悔とか自己処罰を表しているようには見えない。初期キリスト教の教父たちのように、俗世を抜け出して砂漠に入っていき、農耕に適さない土地を耕したのでもないし、二人のガーデニングの守護聖人、聖フォカスや聖フィアクルのように淋しい放浪生活に入ったのでもなかった。マウリリウスは花や果物の木を世俗世界に植えた。おそらく貴族の庭で働くことを通じて、自分の神との関係を見出したのだろう。神は過剰な自己処罰を求めることなく、慈悲深いやり方で、マウリリウスにもう一度チャンスを与えたのである。「償いをする」チャンスであり、後に現世での役割を回復するチャンスだった。私は、これを治療的園芸の実践記録であると考えたい。そして、私はガーデニングの持つ治癒力の可能性を示す寓話として考えるようになった。

次の世紀には、聖ベネディクトが修道院生活のための「戒律」を著して、手を使う労働は神聖であるとして正式にガーデニングを悔い改めのための苦役という範疇から格上げした。[*3]土を耕すことは小作農階級を連想させるといった時代背景の中で、ベネディクトの考え方が初めて提案された時には、教会内ばかりか、より広い世界から見ても革命的だった。ベネディクト会修道士にとって、ガーデニングは平等に誰もが行うもので、修道院内で一日の一部を使って庭で働くのに、重要な人物だとか、学者であるなどは関係なかった。ガーデニングは配慮と敬意を必要とする行為であり、そこでは庭師の道具は神殿の器と同等の尊敬の念を持って取り扱われることになっていた。それは身体と心と魂のバランスが保たれ、高潔な生活が自然界とつながり合っていることを表現していた。

ローマ帝国の崩壊のあと、ヨーロッパ全土に暗黒の時代が訪れた。土地は再生の必要があった。ローマ帝国の時代には奴隷労働の制度の上に運営された大農園、ラティフンディアが広がり、土地を極度に疲弊させた。ベネディクト会が規模も影響力も増大させるにつれて、このような放棄され、荒廃した土地を手に入れて修道院として発展させ、地味豊かな土地に変える仕事を始めた。ベネディクト会が行っていた修復活動はすべての部分で物質的であると同時に精神的でもあった。事実、精神生活は大地との関係の上にしっかりと根を張っていなければならないという聖ベネディクトの信念によって、両者は密接に関係していた。

典型的な修道院にはブドウ園、果樹園、野菜や花、薬草などを栽培する区画が併設されていた。また、瞑想や病気の回復期のための静かな空間を提供する、外界と隔離された庭もあった。[*4] フランスのクレルヴォー修道院の施療院の庭に関する聖ベルナルドの記述は十一世紀にさかのぼるもので、治療用の庭としては最も初期のものの一つだ。その説明によると、「病人は緑の芝生に座って、痛みの緩和のためにさまざまな草がよい香りを出している……薬草や木々の美しい緑色は目の栄養となり……色鮮やかな小鳥たちのコーラスは耳に心地よい……大地は豊穣で、傷病者自身が目で耳で鼻孔で、色彩や歌や芳香を吸収する」という。[*5] 自然の美しさから力を引き出す記述は驚くほど感覚に訴えてくるものだ。

ビンゲンの十二世紀の著名な女子修道院長、聖ヒルデガルトはベネディクト会の教えをさらに進めた。作曲家、神学者としてばかりでなく、薬草の栽培者としても尊崇を集め、人間の精神と大地の成長力との関係に根差した独自の哲学を構築した。彼女はこの大地の力をヴィリディタスと呼んだ。[*6] 川の源泉のように、ヴィリディタスはエネルギーの源であり、あらゆる形態の生命体がこれに究極的に依存している。この語はラテン語の緑と真実を合成したものである。ヴィリディタスは善と健康の源で、対極にあるのはアリディタス、干ばつで、ヒルデガルトはこれを生命を危険にする敵と考えた。

ヴィリディタスの再生の力は文字通りでもあり、象徴的な意味でもある。自然の旺盛さとともに人間の精神の活気を表現する。緑の力を思考の中心に据えてヒルデガルトは自然の世界が繁栄している時にのみ、人間も繁栄し、地球の健康と人間の肉体的、精神的健康とは切っても切れない関係にあるのだと考えた。彼女が近年ますます環境保護運動の先駆者のように考えられるのもこのためだ。

光で溢れる庭には、新たな成長のエネルギーが満ち溢れ、緑の命の鼓動が非常に強く感じられる。神とか母なる大地とか生物学とか、それらの混合であれ、どのような表現で自然の成長力を感じようが、そこには生き生きとした生命力溢れた関係が活動している。ガーデニングは、私たちの修復の望みに自然が生命を与える場なのだ。ごみを養分豊かな堆肥に変えるとか、受粉媒介者の仕事を助けるとか、地球を美しくするといったことがそれだ。ガーデニングはさまざまな形の栄養分――緑と日陰、色彩と美しさ、大地の実りのすべて――を提供するが、害虫や雑草を寄せつけない努力も含んでいる。

植物を通して生命の循環につながる――破壊・修復・愛

修復という行為が感情に訴える意味は、今日私たちが生きている世界では見落とされがちだが、精神の健康においては重要な働きをしている。[*7] 宗教的な罪の許しとは異なり、修復についての心理分析的な見方は黒か白かといったものではない。休みなく働く庭師のように、心理的な回復と修繕をさまざまな形で一生涯やり直し続ける必要がある。メラニー・クラインは遊んでいる子どもたちを観察することを通じてこの重要性を初めて認識した。子どもたちの絵や空想遊びの中に破壊的な衝動を発したり試してみたりする行動が繰り返し含まれていることに驚いた。そして破壊のあとには修復の行為が現れ、そこで子どもたちは愛や気遣いを表現していた。そしてこのサイクル全体が深く意味を帯びていた。

ラヴェルのオペラ『子どもと魔法』をめぐる議論を通じて、クラインは自分の考えを説明した。[*8] コレットの物語にもとづくこの作品は、一人の幼い少年が宿題をどうしてもやろうとしないので母親に自分の部屋へ入っていなさいと言われるところから始まる。部屋に閉じこめられた少年は腹立ちまぎれに大暴れを始めた。自分の部屋に八つ当たりして物を壊したり、おもちゃやペットの動物たちに攻撃を仕掛けたりする。突然、部屋が自分の意志で動き出し、少年は驚き、不安になる。

猫が二匹現れて、少年を庭へ連れていく。するとそこには、前の日に少年によって樹皮につけられた傷の痛みから、一本の木がうなり声を上げていた。可愛そうな気持ちになって、木の幹に頰をつけると、トンボが目の前に現れる。少年は最近そのトンボの友達を捕まえて殺したのだった。昆虫も動物たちも庭では愛し合っていたということが、少年にもわかってきた。それから、戦いが始まる。何匹かの動物を以前に少年が傷つけたことがあって、仕返しに少年に嚙みついてくる。リスが怪我をしたので、少年はとっさに自分のスカーフを外すと怪我をした前足を縛ってやる。この手当てをしたことで、少年のまわりの世界が一変する。庭は敵対する場所でなくなり、動物たちは少年の善い行いを讃えて歌いながら、家に帰らせて、母親と仲直りをさせる。クラインは次のように述べている。「少年は助け合う人間の世界に戻ったのだ」と。

子どもたちは自分のまわりの世界で自分に対する肯定的な承認を必要とし、愛する能力があるのだと信じることが必要だ。大人も同じだ。しかし、ちょうど少年が母親に対したのと同様に、怒りと敵意の循環に陥ってしまうと、特に、プライドがかかっている場合、憤りの気持ちを解放することは難しい。このような感情を変化させて愛に満ちた衝動へと戻っていけるようになるきっかけは、何か説明のつかない不思議なもので、間接的に起きることがよくある。庭という設定は、この少年に命のもろさや相互のつながりに気づかせながら、思いやりの気持ちを抱かせるのに役立った。それから、少年は母と再びつながることができた。寛容で優しい感情を取り戻すことは、怒りと絶望の代わりに希望に満ちた世界へと通じる好循環を立ち上げる。心理学的な側面から見ると、心は破壊と衰退のあとに再生と新生が続く自然の中の生命の循環に対応するのだ。

植物は人間よりもはるかに折り合いがよく、威圧的ではない。植物と働くことを通じて、私たちは生命を育みたいという衝動を再び持てるようになる。私の患者のケイにとって、ガーデニングは予測不可能で複雑な人間関係に左右されることなく育てるという感情を表現する方法の一つだ。庭にいる時、外部の騒音レベルは下がり、自分に関する他人の考えや判断から逃れることが可能となり、したがって、自分自身についてもっと気楽に良い感情を持てるようになるのだ。この対人関係抜きの気楽さは、逆説的に見えるかもしれないが、人間性と再び結ばれる道になる。

子育てとまったく同じで、庭も完全に自分のコントロール下におくことは不可能だ。成長のための条件をそろえる以外に、庭師にできることは限られている。あとは植物の持つ生命力にかかっており、それぞれ成長の時を選び、それぞれのやり方に従って成長していく。だからといって、庭師は放任主義でいいというわけではない。世話をするには特別な形の注意が必要で、その調整にはより細かい点に気づかなければならない。植物は環境に非常に繊細で、気温、風、雨、太陽、害虫など複雑な変数が関係している。それにもかかわらず、多くの植物は細心の注意がなくとも成長するものだ。しかし土地を耕して上手に庭をつくるというなら、さまざまな変数に注意を払って、生育の悪さにすぐさま気づき、しっかりと成長させるためにやるべき作業をしなければならない。

私たちが土地を耕す（cultivate）時、世界に対して何かを大切にする養育という態度を育む（cultivate）のだが、養い育てるという立場は一般的に現代の生活の中では奨励されていない。「修復」ではなくて、バラバラになった社会のネットワークと都会生活の速さが結びついた「交換」の文化が、養育の価値を低く評価する価値体系を生み出した。実際、養育を生活の中心に据えることから、私たちはすっかり離れてしまい、環境保護運動家であり、社会運動家でもあるナオミ・クラインの言葉を借りれば、この動きは「ラディカルな考え」になったという。[*9]

これは価値観の話だけではない。私たちの多くはこの衝動に反する仕事をして生きているというのが現実だ。機械類は複雑になりすぎて、多くの人がもう修理しようという気にもならないし、スマートフォンや他のデバイスでフィードバックや「いいね」がすぐに得られることに慣れきっている。植物だけでなく私たちの身体や心についても同様に、自然の時間のゆっくりとしたリズムの価値を低く評価している。このような自然のリズムは、現代社会で主流になってきた「その場しのぎ」の精神とは適合しない。

同様の圧力は、心の健康にすぐさまつながる短縮ダイヤルがあるかのように、すぐに結果の出る治療のためのセットやプログラムへの要求として表れる。誤った考えや処理の仕方を間違えた感情を突き止めることで問題を理解しやすくなり、すぐに問題が軽くなる。しかし他方では、持続的な変化をもたらす神経系の伝達経路をつくるには何か月もかかる。より複雑な状況では、成長するのを待たなければならないばかりか、私たちは本気で成長してほしいと思う場所、その地点にまず到達しなければならない。変化の見通しは、どれほどそれを待ち望んでいようと、ほとんどいつも私たちを不安にする。

今日、脳の比喩として最もよく使われるのはコンピューターだ。それによって、その場しのぎの解決策があるという考えが助長されるだけだ。脳の物理的な構造はハードウェアに、心はソフトウェアに例えられ、「プログラム」だとか「モジュール」「アプリ」などの用語は脳の作動だ。未発達の幼児の脳はデータが入力されるのを待っているデータベースに例えられることさえある。嘆かわしい話だが、脳をコンピューターに例えるのは誤解を招く。特に、ハードウェアとソフトウェアを切り離せるという考えだ。事実、両者は非常に密接に関係しているので、効果的に分離させることはできない。私たちの経験や思考、感情などは常に神経のネットワークを形づくっており、それが次には人間がどう考え、どう感じるのかに影響を与えているのだ。脳をコンピューターに例える比喩の真の問題は、それが私たちを自然ではない姿に変えてしまうことだ。

脳を耕す

庭に対するように、魂や自分自身を耕すことができるという考え方は、古代にまでさかのぼる。この考えは現代の科学で脳にも適用され始めている。言うまでもなく、一つの比喩をやめて別の比喩に移るだけなのだが、非常に高度な方法でものを考える場合に比喩を抜きにすることはできない。しかも、こちらの比喩はより正確だ。神経のネットワークを形成する細胞は樹木のように枝を広げる構造で成長する。元来、樹状突起と呼ばれるものだ。その構造の外観が似ていることから、ギリシャ語の樹木を意味する語からつけられた。最近発見されたのだが、この類似性は神経と植物が三つの数学的法則に従って成長するという事実を反映している。[*10] さらに深い類似性は、私たちの神経ネットワークの健康を維持する剪定と雑草取りの活発な過程に見られる。そしてこのような作業は脳内の住みこみ庭師のような働きをする細胞のグループによって行われているのだ。

生命のごく初期には、脳は五〇〇〇億個以上のからみ合った神経細胞の雑然とした集まりだ。成熟した脳に成長するためには、こうした細胞の八〇パーセントが取り除かれて、空間が生まれ、残りの細胞が連結し複雑なネットワークをつくり出すことが可能となる。この過程が独特な連結のパターンを発生させ、人間を人間たらしめているのだ。人生の初期、どう養育されるかに従って脳は成長する。赤ちゃんが受け取る愛情や世話、注目などだ。脳細胞が経験するものに反応して活動すると、隣接する神経細胞の間の連結は強まるか弱まるかする。このような連結点は、シナプスとして知られているが、わずかな隙間があり、そこを神経伝達物質として知られている脳内の化学物質が移動して反対側の受容体と連結する。時間が経つと、使用されていないシナプスは取り除かれて、通常使用されているものがより良い状態に発展し、成長するための空間を得るのである。

脳内の神経ネットワークは生きている間中、形成と再加工を繰り返す。こうした神経細胞の連結が変化する能力は可塑性として知られている。この語は形成するとか形づくるといった意味のギリシャ語のplassein に由来するものだが、最近では残念なことに、自然ではないものと関連づけられている。この現象が初めて確認されたのは一九五〇年代で、当時は誰も脳のネットワークの形成がどのように起きているのかわかっておらず、ミクログリア（小膠細胞（しょうこう））の役割がはっきりするまで謎のままだった。この細胞は免疫システムの一部で、脳の細胞の一〇分の一を占めている。かつては感染や負傷によって活性化されない限り、この細胞は不活性だと考えられていたが、今日では受精後数日のうちに胚の中に発生し、脳がどのように成長し、自己修復するのかに、ごく初期から関わっていることが知られている。

この特別な細胞は可動性が高く、神経ネットワークの中を這いまわり、雑草を取り除き、脆弱な連結や傷ついた細胞を根こそぎにする。このような活動の多くは私たちの睡眠中に行われる。脳が収縮してミクログリアに活動の空間を与えると、指のような突起を使って毒素を除去し、炎症を抑え、余分なシナプスや細胞を取り除くのだ[*11,12]（口絵⑥⑦）。

最近の映像技術の進歩のおかげでこの活動を観察することが可能になって、神経領域のそれぞれの持ち場の手入れをしているらしいことがわかってきた[*13]。本物の庭師のように、ミクログリアは余計なものを雑草のように取り除いたり、持ち場をきれいに整えたりするだけでなく、脳の神経細胞やシナプスの成長を助けたりしている。このプロセスは神経発生として知られているもので、ミクログリアや脳細胞が出す、脳由来神経栄養因子（ＢＤＮＦ）と呼ばれるたんぱく質によって促進される。脳神経細胞への効果は肥料と同じで、脳の「ミラクル・グロー」という評判を得るようになっている。[*14] ＢＤＮＦのレベルが下がると神経のネットワークの枯渇につながり、うつ症状になると考えられるようになってきた。[*15] ＢＤＮＦレベルはさまざまな形の活動によって高めることができる。運動や遊び、社会的交流活動などだ。

定期的な除草や剪定、施肥によって、脳は細胞レベルで健康に保たれる。ミクログリアの活動は、生命を取り仕切っている基本的な法則の一つを例証している。健康は受動的なプロセスではないのだ。ミクロの世界で起きていることは、より大きなキャンバスの上でも起きる必要がある。心もまた庭のように手入れをされなければならないのだ。私たちの感情生活は複雑で、常時手入れして、修理しなければならない。その形式は一人ひとり違うだろうが、基本的には否定的で自己攻撃的な力に対抗するために、思いやりのある創造的な態度を育む（cultivate）必要がある。とりわけ何が私たち人間を養い育てているのかを知る必要がある。

変化と再生のメッセージ

人間は草原の種族で、アフリカのサバンナ地帯に現れた。[*16] 進化の過程で、神経と免疫システムは自然界のさまざまな側面に対応して最もよく機能するようにできている。それには浴びる日光の量、さらされている病原菌の種類、まわりの植物の量、運動の種類などが含まれている。このような項目の重要性は本書を読み進めていただければ明らかになっていくだろうが、植物が自然の中で成長するその方法と人間の成長との間にはつながりがあるというヒルデガルトの直感は正しかったことがわかる。私たちが自分の外側にある自然に働きかける時、私たちは自分の内側にある自然にも働きかけているのだ。自然の世界で生きていることを実感したり、エネルギーをもらったと感じたりするのはなぜだろう。気持ちが静まったとか励まされたとか、庭師が言うのはどうしてか。また、なぜ自然の中で過ごすと人間の本性としてつながりを求める側面が目覚めるのだろう。理由はすべてここにある。

研究の一環として、治療のためのガーデニングのグループを訪問し始めた時、私はこうした効用をはっきりと感じた。そんなある訪問の時、グレイスという女性に出会った。彼女は不安に悩まされていて、小さな園芸のグループに一年近く参加していた。十年ほど前、二十代のころ、不運で悲惨なことが連続し、さらには親しい友人の死という最悪な出来事を経験していた。その後、抑うつ状態に陥り、パニックに襲われるようになった。処方された薬によっていくつかの症状は落ち着いたのだが、彼女の生活はどんどん制限されていった。不安のせいですぐ近所の店にさえ一人では行けなくなり、ほとんどの時間を室内で過ごすようになった。自己肯定感が低いままの状態が続き、何も変わらないと感じていた。

グレイスはそれまでガーデニングをまったくしたことがなかった。彼女のかかりつけの精神科医が最初にこのプロジェクトを勧めた時、それが効果があるのかどうか想像するのが難しかったという。参加するかどうかなかなか決められなかったのだが、一度出席してみると、すぐさま庭の安らかさに夢中になった。「せわしなさも騒音もない。庭は私を落ち着かせてくれる」と彼女は言った。

たくさんの仕事をする義務はないというところが気に入っているのだという。そうしたいと感じるのなら、ただ座ってくつろいでいるだけでもいいのだ。しかし、参加すると、グループの持つ力が自分を一緒に運んでいくということに、グレイスはじきに気がついた。一緒に仕事をするとグループは親密になる。この時、自然環境が重要な役割を果たす。自然の中に一緒にいることで参加者同士つながりやすい。ガーデニングの利点は、心理的、社会的、そして身体的なものが密接に関連しているということなのだ。

自分よりも長くグループに参加している他の人がいつでも手を貸してくれると思えるのは、グレイスにとって重要だった。ガーデニングの中で自分が何をしなければならないのかを園芸療法のセラピストが正確に見せるように注意してくれていることも、グレイスは気に入っていた。それによって自信を持てるからだ。一見すると、このような実演は実践上の技術に関するものだが、それと同時に、グレイスのように人生において行き詰まっている人にとっては、きわめて重要なメッセージが無意識のうちに伝えられているのだ。変化と再生は可能であり、自分も何かを育てることができるというメッセージだ。

植物がいずれ成長する時——もちろん実際に成長するのだ——それを見ることで信じることができる。同じく食べることで信じることができる。収穫した物を料理して分け合う時、それを真に味わい、そしてわかる。真実、わかるのだ。何か良いことが起きたということが。グレイスが言ったように、「最初から終わりまでを見届けるのはびっくりするほど大きなことなんです。成長させるためには自分が努力することだとわかるんです」。取れたての野菜の味と同様に、みんなで食べ物を準備して分け合うことはグレイスにとって新しい経験となった。初めて畑から取ってきたばかりのスイートコーンを茹でて試食した時、その風味の良さとジューシーさに感動した。ある時、みんなと一緒にスープを飲んだあと、片付けをしている時に突然喜びが爆発してグループ全員が歌ったり踊ったりし始めたという。

自分が世話をしている植物にすっかり夢中になり、その植物が花や実をつけるのを見て、どれほどの喜びと満足感を得られたかにグレイスは驚いた。自分の外にある何かのケアをすることは、自分のエネルギーを枯渇させることになるのではないかと思うかもしれない。ある程度はグレイスもそう想像していた。自己啓発や自己投資は今日強調されているが、それからすると何かの世話をするという行為は自分を枯らす活動のように見えるかもしれない。自分以外のものへ労力を向けなければならないからだ。非常に要求の高いものは心身を消耗することは否定できないが、一方で、世話をするという行為には重要な神経化学的な利益もついてくるのである。世話をし、育てることに伴う静かで心満たされる感覚は、与える側にも受け取る側にも同様にメリットがある。なぜそうなるのかについての進化論的な理由は明らかに存在する。この喜びの感情がもたらす抗ストレス、抗抑うつ効果は、感情の絆を形成するホルモン、オキシトシンの活動と、脳の内因性オピオイドのβエンドルフィンの放出を通じて生じる。「とてもよく効きました。まったく新しい感情です。そこにいるとまるで別世界です」とグレイスは私に語った。

この「別世界」は何かを育て、世話をする経験と関連があるだけではなく、自然の中に身をおくことの鎮静効果と、植物を植えたり、収穫したり、食べ物を分け合ったりする社交的な活動とも関係がある。こうしたプロジェクトは、土に近いところでの簡単な共同生活を再現するという側面がある。それは人間という種が存在を始めてこの方、ほとんど常に見られた暮らしの特徴だ。グレイスは園芸プロジェクトに週一回参加しているが、そこで得られた良い気分はその後数日間持続している。自宅にいて不安感が高まると庭のことを考えるだけでも良くなるという。「ちょうど心の中に静かな場所があるみたいなんです」と、彼女は言う。その結果、最近では一人で近所の店にも行けるし、その他のこともだんだんできるようになっている。私がグレイスと話した時、ちょうど二年目のコースに申しこんだばかりだった。それがどれほど助けになったか、グレイスにとっては疑問の余地はない。「期待以上」と、そう答えた。私はコースの評価を尋ねなかったのに。

園芸療法の始まり

庭や自然には、人間が精神的な病から回復し成長していくのを助ける力があるという考え方が最初に知られるようになったのは、十八世紀のヨーロッパだ。[*17] 英国人内科医ウイリアム・テュークのような改革者が現れて、精神病患者が日常的にさらされていた劣悪な環境や残酷な治療に対する反対運動を繰り広げた。テュークは環境それ自体に病気を治す力があると確信し、一七九六年、ヨークの近くの田舎に「リトリート」として知られた精神科の病院を建設した。彼の患者たちは、拘束されるのではなく、外を自由に歩きまわることを許されており、さまざまな形式の、意味のある仕事をする機会が設けられていた。その中にはガーデニングも含まれていた。「静かな避難所：砕かれた樹皮が修復と安心を見い出せる場所」[18]として考え出された施設で、ここでの治療は優しさに満ち、尊厳が保たれ、尊敬に溢れていた。そのあとに続く時代には、精神科の病院は草地の公園内に建設され、庭や温室が併設されるようになり、患者は一日のうちの一定の時間を草花や野菜を栽培して過ごすことができた。

一八一二年、大西洋の対岸では米国人内科医で、合衆国建国の父の一人、ベンジャミン・ラッシュが精神病の治療の手引書を出版した。その中でラッシュは、治療費を支払うために、病院敷地内で木を切ったり、火を焚いたり、庭を耕したりして働いている精神病患者の回復が最も早いと述べている。[19]これとは対照的に、社会的地位がより高い人々は、「病院の壁の中でその生命はしおれていく」ことが多いのだと言う。

二十世紀に入ってしばらくは、壁に囲まれた大きな庭で草花や果物を患者が栽培して院内で消費するといった施設が数多くあった。その後、一九五〇年代になると、精神病の治療は強力な新薬の導入によって大きく変化した。治療の焦点は薬剤の投与に移り、次代の新設病院では屋外の緑の空間はほとんど提供されなくなり、その結果、環境の果たす意義は縮小していった。

私たちは、また同じところに戻りつつある。抑うつ状態や不安のレベルは上がり、医薬品の費用も上昇中だ。それに加えて、自然の有効性に関する実証例の数が増えるにつれて、ガーデニングやその他のいろいろな植物を使った治療法は新たな趨勢となりつつある。社会処方計画[20]は近年の構想で、投薬の代わりに、あるいは投薬と並行して、ガーデニングや屋外での活動を処方することを総合診療医に認めるものだ。英国における最近の方針は、この種の共同体を基礎にした計画をより一般的にしようとするものだ。近刊の「*Oxford Textbook of Nature and Public Health*」の共同編集者でもある、総合診療医ウィリアム・バード[21]はさかんに植物や自然を用いた治療を宣伝する。実際の例をもとに、NHSがガーデニングプロジェクトを立ち上げるのに支出する一ポンドにつき、医療費削減によって五ポンドが節約になるという。バード曰く、「人々は今、自然とも人間とも、断絶した状態で生きている」という。

園芸療法は通常、有機農業の基本に従っている。焦点は、環境に加えて、人間が成長するのに必要なものを供給するという意味で、心理的に持続可能なものとなる。英国の慈善団体マインドは、グリーンジム〔体力を養い健康を保つ目的で自然の中で体を動かすプログラム〕の活動やガーデニングを含む自然に関する活動に参加した経験について広範囲に調査を実施した。[22,23] そこでは、被験者の九四パーセントが精神の健康に有益だったと答えている。

ここ数十年の間に発表された最も影響力のある研究によると、ガーデニングは気分と自己肯定感を押し上げ、抑うつ状態と不安を緩和するという。[24,25] これはガーデニングをすることを選択した人々を対象にした研究であって、患者を無作為にある治療に割り当てる、臨床試験として最も高い基準に達しているわけではない。[26] しかし、デンマークの研究者のグループが最近この結論に達した。その研究にはストレス障害と診断された患者が含まれており、二つの別グループに分けられた。一方のグループは認知行動療法（CBT）の十分に実績のある十週間コースが割り当てられ、もう一方にはガーデニングプログラムを同じ時間行うというものだ。十週間のガーデニング、一週間に数時間というのはそれほど長い時間ではないのだが、この短期間でも、ガーデニングはすでに根拠が示されているCBTプログラムと同様のレベルの有益性を示した。二〇一八年に「British Journal of Psychiatry（ブリティッシュ・ジャーナル・オブ・サイカイアトリー）」誌に掲載されたこの研究は、このジャーナルが初めて採用した園芸療法の試みだった。この掲載はガーデニングが医学の主流から信頼性を増していることを示している。

このような調査研究は重要だが、園芸療法の有効性をすべての側面から捉えることは不可能だ。ガーデニングは、心理的、身体的、そして社会的な生活、また職業や精神的な側面をも含んでいるという点で独特なのだ。もちろんこれは強みでもあるが、そのせいで、中立的な立場から研究することが難しくなっている。加えて、科学的な研究は必然的に短期間で行われるが、グレイスのような人にとっては、長期にわたる研究が必要になる場合が多い。実際に、何かが成長するのを見ることから利益が得られるなら、四季を通じた成長サイクルを誰もが体験する必要がある。

英国国内で、最も長期にわたって行われていて、最もうまくいっている園芸療法のプロジェクトは、オックスフォードシャー州のブライドウェル・ガーデンズで、参加者は二年まで滞在が可能だ。プロジェクトに参加しているガーデナー（庭師）たちは——彼らは患者ではなくガーデナーと呼ばれている——ほとんどが精神的健康に重要な問題を抱えており、その多くは長期にわたっている。彼らは社会的に孤立していることが多く、自分の病気を自覚している。研究チームは一年に七〇〜八〇人と一緒に働いているが、その多くは週二回参加している。

ガーデニングはありふれた普通の活動であり、病気はもちろん、病院やクリニックとは関係がない。それ自体が正常化作用を持つ。自然の成長力とともに働くことは良いものを養い育てることだ。これがだんだんと理解できるようになってくると、ブライドウェルのガーデナーたちは生活の中で自分でも同じことができるのだと気がついて、悪いものを自分たちの未来へと引きずっていく必要がないことを知るようになるのだ。追跡調査の数字からは、このプログラムを終了したあと、およそ六〇パーセントの参加者が何らかの形の仕事を始めていることがわかった。給料が支払われる仕事やボランティアを始めたり、職業訓練に入ったりしている。その他にも、新しい活動を始めたり、地域のコミュニティに参加したりと、人生の中で、さまざまなステップに積極的に踏み出している。どこからスタートするにしても、このような変化は注目に値する。

ブライドウェルはコッツウォルズの田舎にある、壁で仕切られた広大な庭の中にある。ベネディクト会の修道院の庭のように、独自のブドウ畑を有する生産労働エリアと静寂とサンクチュアリを提供するために設計された空間がある。また、大工仕事の工房と鍛冶場もある。入り口の素晴らしい鉄細工の門は数年前にこの鍛冶場で制作されたものだ。古い園芸用の鋤と熊手からつくられていて、工夫に富んだ再生作品だ。

鍛冶場でのセッションは、特に以前に暴力や虐待を経験した人の助けとなりうると、スタッフは述べている。この種の精神の浄化作用は、簡単には言葉にできない感情と葛藤を乗り越えることを必然的に伴う。私たちの精神の健康について、最も強い決定要素は否定的な感情と経験にどう対処するかなので、この効果は治療上、重要だ。ジークムント・フロイトはこれを昇華と呼んで、変化させる力のある、創造的な世界を通り抜けて生じると述べている。[*27] 物理化学では、昇華反応はある状態から別の状態へ飛び移る、ちょうど固体が液体に変わることなく気体になるような現象が含まれる。フロイトは、芸術家も同様のことをする、生の本能と強烈な感情を審美的価値のある創造物に変えているのだと主張する。

怒りや悲しみ、フラストレーションなどを昇華させたり、創造的な方向へ向かわせたりする方法は数多くあるが、ガーデニングもその一つだ。土を掘り起こしたり、植物を刈りこんだり、雑草を抜いたりするのはどれも、破壊行為を成長のために利用している養い育てる仕事の形だ。攻撃的なエネルギーを放出したり、不安を徐々に晴らしたりしながら、土を耕すことは外側の景観への働きかけであると同時に、内側にも作用している。まさに変化を促す行為そのものなのだ。

『大いなる遺産』——小さな自然の再生

喪失の悲しみはそれを直視することを通してのみ回復できるが、人はその痛みのせいで往々にしてそれ以外の方法に手を伸ばしてしまう。チャールズ・ディケンズの『大いなる遺産』[*28]のミス・ハヴィシャムは服喪することを拒否し、代わりに不平をかこつ。自分の結婚式の日に捨てられた彼女は、時計を止めて、日の光が入らないようにし、室内に閉じこもってしまう。サティス・ハウス（満足荘）は敗れた夢の墓場となる。ウェディングケーキはテーブルの上の腐った死体のようで、大きな黒いキノコがその中から生えていて、斑点のある足をした蜘蛛のすみかとなっている。

人間の性質の特異性として見えてくるのは、何か良いものを悪いものに変える力を人間は持っていて、それを楽しむということだ。ミス・ハヴィシャムが育てた若い女性エステラは、養い育てられたのではなく、ピップが見破ったように、「ミス・ハヴィシャムは世の中の男性に復讐するために」彼女をつくり上げたのだ。愛と思いやりの代わりに、軽蔑と無関心がエステラの感受性の強い心に植えつけられていた。

サティス・ハウスの庭は「雑草が生い茂って荒れ放題」になっているが、ディケンズははっきりと、これは単に野生に戻ったのではないとしている。ピップが「荒れ果てて、見捨てられた」庭を歩きまわっている時、「腐って悪臭を放っているキャベツの茎が並んだ」庭に出くわす。そしてさらに異様なもの――壊れかけたメロンとキュウリの棚の枠組みがあって、「勝手に伸びている弱々しい茎には古い帽子やブーツのような実をつけており、潰れた片手鍋のような貧弱な実もちらほらある」。庭の自然の成長力は、持ち主の心の中と同様に、低下し、更新することなく、衰退が進んでいる。

最後にピップがサティス・ハウスを訪れた時、隠遁生活の憂鬱のせいでミス・ハヴィシャムの「拒絶された愛と傷つけられたプライド」がどれほどまでに怪物のような執念となったのか、彼は気がついた。また、「日の光を遮ってしまうことで、彼女はさらに切り離していたものがあった。自分を隔離していた間、何千も自然の持つ癒しの力を遠ざけていたのだ」。剪定ばさみを取り出してさえいれば、復讐心は庭の姿を変えることに注がれただろう。ところがそうはならず、彼女は怒り心頭に発して、サティス・ハウスは焼け落ちてしまったのだった。

物語の最後でピップとエステラは、かつてサティス・ハウスが立っていた場所で偶然出会う。ピップは気がつく。「昔の蔦が再び根を下ろし、静かな廃墟で緑色に成長していた」。この小さな自然の再生が示している兆候から、ピップとエステラの人生はそれほど荒廃したものとはならないのではないかと読者は感じる。

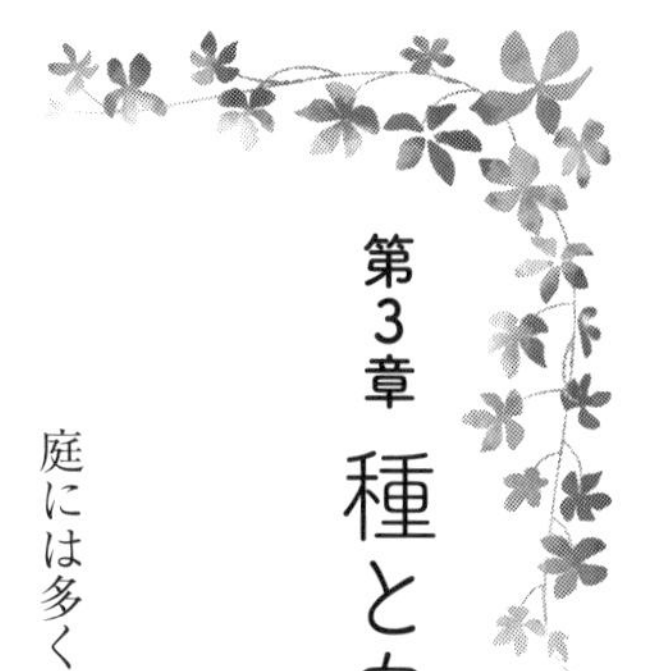

第3章 種と自分を信頼すること

庭には多くのものが育つ。種を蒔いたことのないものが。

――トーマス・フラー（一六五四 ― 一七三四年）

何かを育てる場合、小さな介入で得られる報酬は、不釣り合いに大きな価値を持つ場合がある。不思議なことに私はいつもアスパラガスの苗床を自分のことのように思う。私の手の中の小さな種袋からその生命は始まるからだ。同じ理由で、オーリキュラ〔サクラソウ科〕が毎春花を開く時、私はとてもわくわくする。オーリキュラは素晴らしく愉快で、おいしそうなキャンディーみたいな明るい色で、いつも砂糖飾りがついている。そこまでの過程に自分が一役買っていると思うと、うれしさもひとしおだ。オーリキュラの種は茶封筒に入ってチェルシー・フラワー・ショーから、魔法のように私の家にやってきた。

アスパラガスもオーリキュラも忍耐と粘り強さが必要なのは間違いないが、カボチャは一握りの種を蒔くと、秋には決まって食べきれないほどの実りがある。庭中で、自然の持つ変化の力の不思議さが、その証拠を表している一番の場所は、ここだ。毎年すべてがほんの数粒の種と堆肥一山から生まれる。

ガーデニングは絵画や音楽など、その他の創造的な活動よりも始めやすい。なぜなら、始める前にすでに道半ばまで来ているからだ。種子の中には、すべての可能性が秘められている。庭師はそのカギを開けるだけなのだ。このことの心理的な意義を痛感したのは、刑務所のガーデニングプロジェクトに参加して、サミュエルという男性に話を聞いた時のことだ。彼は過去三十年のほとんどの期間、おもに薬物関係の犯罪で刑務所に収監されたり、出所したりを繰り返していた。灰色の髪の毛は薄く、頬には深くしわが刻まれ、人生に敗北したように見えた。そして家族の話をする時、恥ずかしさと人生を失敗したという気持ちに強く苛まれていることが見て取れた。サミュエルは自分が家族をがっかりさせ続けていることを知っていて、薬物から手を切って人生をやり直すことができる力を、家族がもうまったく信じてくれなくなったと感じていた。

今回の収監は、それまでとは異なっていた。ガーデニングプロジェクトが敷地内で行われており、これまで庭仕事などやったことのなかったサミュエルは、何か新しいことを試してみようと決心した。彼は私に、八十歳になる母親と交わした数日前の電話のやりとりを話してくれた。畑で栽培したカボチャの収穫を終えた直後のことだった。数十年ぶりに母親に自分が誇れるようないい話ができた。母はサミュエルと一緒に自分も畑をしていたころのことをうれしそうに思い出して、二人は母の大好きなカボチャの花を通じてつながることができたのだった。「話を楽しそうに聞いていた。私のことを心配する必要のない話だったんだ」と。

サミュエルと話してみて、彼の過去のすべてが彼に不利に積み重なっているように見えたが、カボチャの収穫は、自分の中で何かが変化するかもしれないという最初の確かな証拠だった。彼の表現を借りれば、「もしも何も変わらなければ、本当に何も変わらない。何か変わらなければならないのだけど。今ここで成功したんだ」。新たに見出した〝できる〟という感覚、庭に出て発見した自信は、釈放されしだい始めたいと考えていた園芸関係の研修に自分の名前を書くことにつながったのだった。

人を夢中にさせるもの

初めてガーデニングをする人は誰でも、自分の植物がうまく成長するのか心配になるものだ。しかし、新たな生命が始まって、ぐんぐん成長するのを見ると、大きなパワーを得たと感じる。この経験の中心には自分が肯定されたと感じさせるもの、人々を夢中にさせる幻想のようなものがあるのだと私は思う。

経験豊かなガーデナーの場合は、この幻想の基礎になっている驚きという魔法を忘れてしまうのはたやすいが、私は完全に消えてなくなるとは考えていない。最近それを目にする一瞬があった。夫のトムが、種を蒔いてからそろそろ三年にもなろうというシャクヤクをちょうど諦めようとしていたまさにその時、芽を出したのだ。彼はにやりと笑って、いかにも何か本当にうまいことをやったぞという表情で、こう言った。「ほら、この通り。いつだって待った甲斐があるんだよ」

『ガーデニングに心満つる日』〔小林勇次訳、主婦の友社〕の中で、マイケル・ポーランは幼少時代の思い出を物語っている。その中で、この種の幻想が実際に働いているところを見ることができる。ポーランは四歳。家の庭の茂みに隠れている。あちこち探っていると、「斑点で覆われた緑のサッカーボールが蔓や大きな葉のからみ合ったところにのっかっている」のが見えたという。スイカだ。その時の気持ちを「宝物を見つけたみたいな気持ち」と彼は書いている。しかしそれ以上で、彼の言葉によると、「その時、このスイカと、自分が植えた種、あるいは吐き出して埋めただけだったかもしれないが、その種との間にとても大事な関係があることを理解したんだ。僕がやったんだ、とね。そして一瞬迷った。スイカをこのまま熟れさせておこうか。でも自分の手柄を公表したい欲望も湧き上がってきた。ママに見せなきゃ。そこで私は、スイカにつながっていた蔓を切って、腕の中にしっかり抱えて、絶叫しながら家に向かって走った」。スイカはまるで「一トンはある」感じだった。そして次に起きたことは、人生の中の、比較的重大ではない悲劇の一つだった。勝手口の階段にたどり着いた時、ふらついてスイカは地面に落ちて、爆発してしまった。[*1]

このくだりを読んだ時、ある言葉が急に私の目の前に飛び出してきた。「僕がやったんだ」。ポーランのこの少年らしい確信と湧き上がる得意な気持ちは印象的だ。幸運に恵まれた時に、これは誰しもが感じるものだ。この貴重な瞬間は、子ども時代だけではなく大人になっても重要だ。あの感情は家に駆け戻る少年ポーランの中に存在するのだ。サミュエルが刑務所から母親にかけた電話と同様だ。重要なのはこの種の瞬間がいかに影響力があるかという点だ。偶然自分がスイカを育てたことを発見した時のわくわくする感じが、その後のガーデニングの動機となったのだとポーランは確信している。

精神分析医マリオン・ミルナーは絵を独学で学んでいる時に、幻想の持つ創造力を発見した。[*2]『絵が描けない時に（*On Not Being Able To Paint*）』という著書にその過程を書いている。人生を通じて、創造の重要性を信じたドナルド・ウィニコットはミルナーの考えをさらに発展させた。突然霊感が働いて、赤ちゃんは自分が世界の中心だというだけでなく、自分で世界をつくったと感じているのだという結論に至る。[*3]赤ちゃんが母親を求める感情が現れた瞬間、あるいはその直後に母親が赤ちゃんに応答すると、赤ちゃんは一瞬自分が母親をつくり出したと感じている可能性がある、その逆ではないのだ。これは幼児的全能感の範疇だ。

私たちは人生初期の主観的経験をさかのぼってこの考えを確認することはできないが、幼児が本当の姿よりも自分が強いと信じたがる様子は観察できる。この幻想は、少しずつ壊していく必要がある。なぜなら、これが自分を信頼する基盤になっているからだ。一度に急ぎすぎるのはよくない。子どもの感覚は弱くて潰れてしまうからだ。そうは言っても、幻想が公然と奨励される必要があるという意味ではない。少し大事に育てるのだ。子どもたちが空想遊びをしているところを見ると、彼らは遊びの中で自分が弱いという感覚を脇へやって、「自分が起因となる喜び[*4]」を体験している。これは子ども時代に限ったことではない。ウィニコットとミルナーは、私たちの人生で最も豊かで刺激溢れる経験の多くは、こうした創造的幻想を含んでいると考えている。

種から育てる農業とそこに含まれる心と自然の相互作用で、私たちはこの幻想をいくらか経験できる。何かを育てるということにはある種の神秘が働いていて、その一部を自分の力だと主張することができる。この幻想には名前がついている。それは植物を育てる才能、園芸の才能「緑の指」だ。この幻想は、人間と植物の間に存在する重要なつながりの中心で、何かを生み出すことから得られる大きな満足感と自分が起因となることで得られる喜びに貢献すると私は考える。

ほどほどの幻想——学習障害と自尊心と庭

ウィニコットが名づけた「ほどほどの母親」の役割は、ちょうどよい程度に幻想を大事にすることだ。[*5] 完璧(たとえば、いつでもそばにいる)でないことを通して、母親は赤ちゃんに小さなフラストレーションを感じさせ、それによって、現実を思い通りにする魔法は存在しないということにゆっくりと気づかせるのだ。「母親の最終的な役割は幼児をゆっくりと幻滅させることだが、まず、たっぷりと幻想を持たせる機会を与えることができていない限り、母親に成功する望みはない」とウィニコットは述べている。[*6]

ウィニコットが「促進」プロセスと呼んだこの過程は、早急に評価されたり、誰かに望まれる何者かになるようにプレッシャーをかけられることがなく、子どもが自分自身へと成長していく環境を提供する。ウィニコットは治療の課題についても同じように考え、ガーデニングの比喩を用いてそれを説明した。同僚のある心理分析医の強引な仕事ぶりに反対して、次のようにウィニコットは述べている。「たとえばラッパスイセンを育てているとして、ある人は自分が球根からラッパスイセンをつくっていると考える。球根が自分でラッパスイセンに育っていけるようにほどほどの世話をするのではなく」[*7]

幻想を十分に体験していない子どもは、幻滅をより強く感じ、耐えられなくなったり、それによって勇気を失ったり、絶望したりしやすいのだと、ウィニコットは確信していた。言葉を変えると、幻想の体験は、失望や現実の厳しさに耐えるための、将来必要になる能力をしっかり支え、自己信頼と希望の源となるということだ。庭においてもまた、「ほどほどの母親」のように、母なる自然は人間に惜しみなく与えてくれているにもかかわらず、人間の力には限界があることに気づかせるのを決して怠らない。人間は幻想を持つことは許されているが、それは長期にわたるものではないし、庭仕事をすっかりだめにしてしまう害虫はもちろん、強い風や日照り、霜などの厳しい現実の中で何とかやっていくことができるだけの幻想だ。さまざまな物事の全体の計画の中のどこに人間がいるのかを、このようなつらい現実は知らせているのだが、確かに自尊心は庭師の感情面で大事なものだが、傲慢という雑草は庭師の心の中にそれほど普通にあるわけではない。

現実を少しでも形づくるということは力になるが、庭では人間が完全な支配権を持っているわけではない。世の常として、人間はある程度自分が支配権を持っているという状況で最もよく成長する。ただし、完全な支配権を人間が握ることはない。まったく自分の思うようにできないと感じるのはストレスが多いが、なんでも思いのままという状況では、人生は退屈で、なんでも予測可能になり、刺激がない。逆説のように聞こえるが、幻想と幻滅、力を与えられることと力を奪われることの両方の経験は、人間を諦めさせず、励まして前進させる。私たちは再び幻想が引き起こすわくわく感を味わいたいと思う。そして、それ自体がとても魅力的なのだ。まさに茂みの中のあのスイカが、自分の将来のガーデニング人生の大きな動機だとマイケル・ポーランが率直に信じた理由だ。

植物を育てるとなると、初心者は、植物の神秘の世界を恐ろしいと感じるかもしれない。自分には園芸の才能がないのではないかと不安になるからだ。幻想の力が意味するものは、もしも種の世界に足を踏み入れてうまくいかなかった場合、失望したり、自信をなくすだけにとどまらない。「自分は何をやってもうまくいかない」とか「自分が触れるものは何もかも確実にだめになる」といった恐怖心を強めてしまうのだ。だからこそ子どもや初心者がガーデニングを始める際には、ヒマワリやラディッシュといった、確実にうまくいくものから始めることが重要なのだ。じつは、正しい状況が与えられていれば、誰でもみんな、緑の指を持っていることを発見できる。

庭が持っている何かを変化させる力は、他に自己肯定感のもととなるものが得にくい状況にあると、最もはっきりと見える。二〇〇七年から王立園芸協会（ＲＨＳ）は、学校でガーデニングができるようにする運動を展開している。[*8] 協会は、おもに大都市の貧困地域の多くの小学校で、支援してきたプロジェクトの効果に関する調査を行った。その結果、特に、庭自体が心を静める環境をつくるなど、研究からは多くの利点が明らかになった。野菜や花を育て、堆肥をつくることは、カリキュラムを活発化し、新たな関連性を生じさせた。ガーデニングは学業の順位が重要ではなくなるので、子どもを平等にする装置として効果があることが観察された。一人ひとりの子どもたちを見ると、効果が最もよく現れたのは、やる気がなかったり、特別な支援が必要だったり、行動に問題を抱えていたりする子どもだった。

特に私の注意を引いたのは、ルートンの近くのある学校でのハロウィーンのプロジェクトの研究成果だった。この学校に通っている子どもたちのほとんどが高層建築エリアの、庭も緑の空間もない住宅に住んでいる。学習障害の発生率が高く、多数の生徒の成績は国内の平均を大きく下まわっている。七歳児のグループにとって、自分たちのハロウィーン用のカボチャを育てることは、心躍る目新しい行事をはるかに超えるものとなった。多くの子どもたちにとって、自信とやる気が大きく変わり、現れた変化はプロジェクトそのものを超えていた。カボチャの栽培のような作業は、あるレベルで見れば、楽しい活動の中で事実にもとづく学びを提供する。また、自己肯定感の低い子どもたちにとっては、主体性と興味関心というものを初めて持つことにもなる。

学習や行動に問題のある子どもたちとサミュエルのような受刑者との間には、大きな飛躍があるように見えるかもしれない。しかし現実は、多くの刑務所は教育制度から落ちこぼれてしまった人間であふれているし、学習障害のある人の比率は非常に高い。加えて、多くの受刑者には、否定的な自己認識が深くしみこんでおり、それによって変化の可能性をイメージするのが困難になっている。しかし、何かを育てるという経験は、違法に稼いだり、いかさまをしたり、盗んだりして得たのではないアイデンティティを発見する第一歩となりうる。そして、暴力や強迫によって手に入れたのではない、自己肯定感の源を自分のものにすることができる。

ライカーズ刑務所の試み

サミュエルは、受刑者としてライカーズ島の刑務所で刑期を務めていた。ここは世界で最大規模の刑務所だ。彼はニューヨーク市更生局とニューヨーク市教育局との協力でニューヨーク園芸協会（通称ホート）が運営しているプロジェクトに参加していた。グリーン・ハウス・プログラムとして知られてい

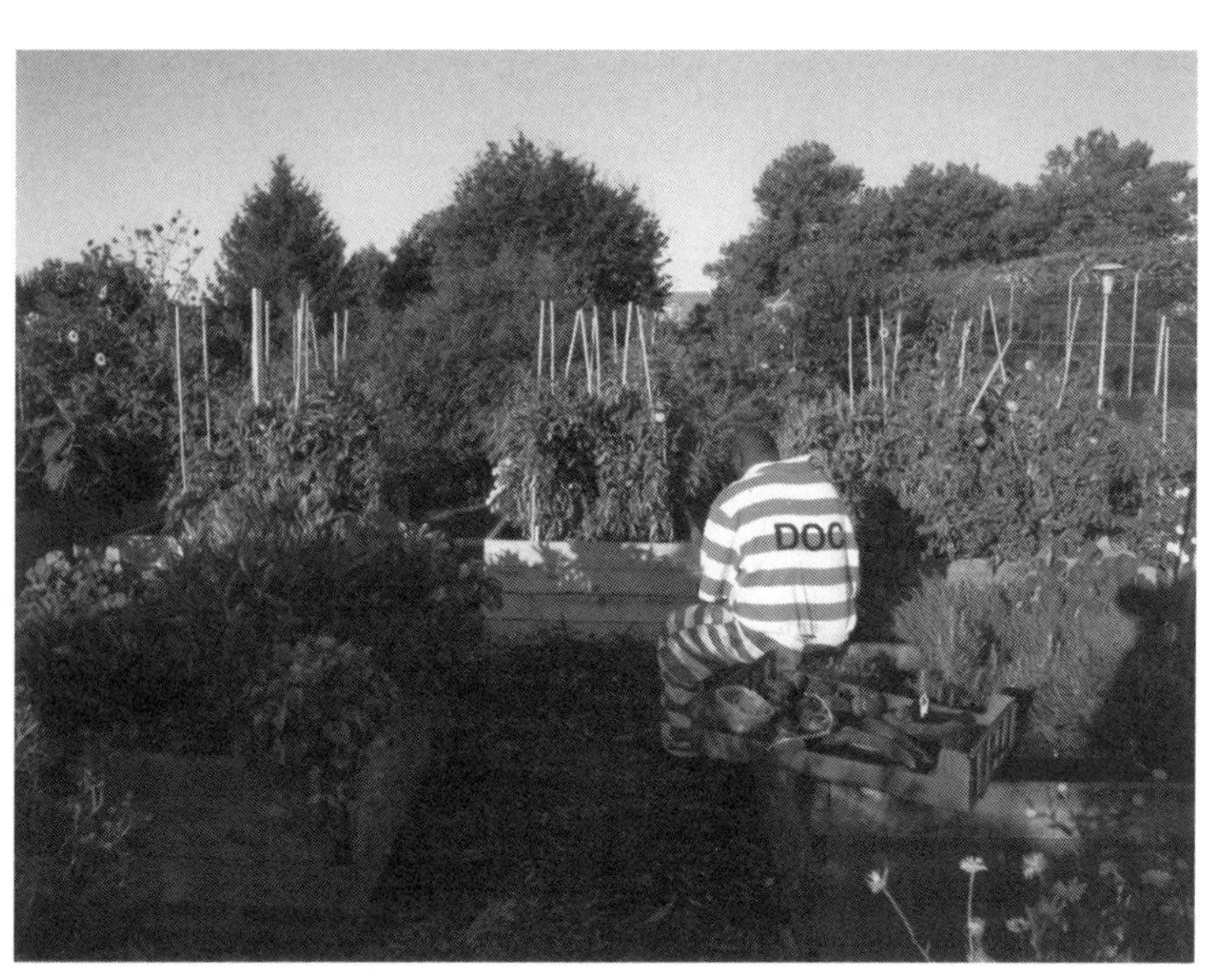

グリーン・ハウス・プログラムによる菜園。ライカーズ島

るこのプロジェクトには毎年四〇〇人の男女が参加しており、植物の育て方、世話の方法を学び、その活動を通じて、希望とやる気を引き出し、それによって再び収監されなくてもよいように支援するのだ。

このグリーン・ハウス・プログラムの最も革新的な点は、地域のホート・チームとともに行う研修が出所後に用意されていることだ。刑期を終えた人が市内の何百とある庭や公園で働くことで、都市環境の緑化に貢献し、地域とのつながりが生まれるのだ。

これはサミュエルが登録していた活動で、多くの元受刑者が最初にライカーズで習得した技術をここで向上させることができる。島内で刑期を務めたあとに、正式な職を見つけることは非常に困難だ。相当危うい過渡期を通らなければならず、ライカーズを

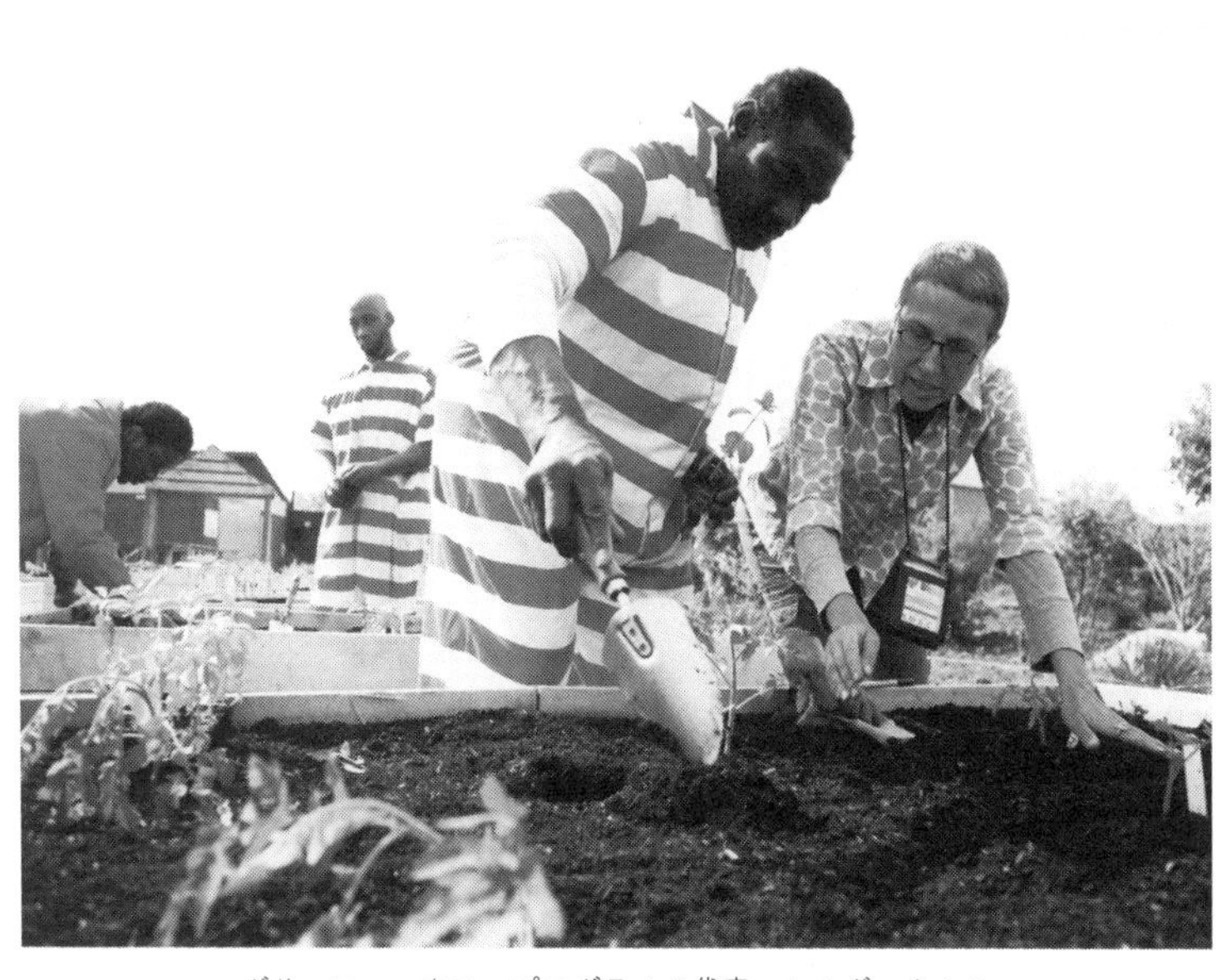

グリーン・ハウス・プログラムの代表、ヒルダ・クルス
ライカーズ島の刑務所で参加者と一緒に活動中

出たあとの再犯率は高く、六五パーセント以上が出所後三年以内に刑務所に戻っている。[*9] 対照的に、ホートのプログラムに参加した人の再犯率はわずか一〇～一五パーセントだ。

早朝の光の中のライカーズ島へと架かる橋を渡りながら、私は振り返って、フラッシング湾を挟んで数マイル先でそびえ立つマンハッタンと空との境界線が大きくカーブを描くパノラマを眺めた。反対の方角にはラガーディア空港の滑走路が水面の向こう、さらに短かい距離の先に見える。ライカーズは長い間暗く危険な場所として悪名高く、近年スキャンダルが続いてさらに評判は悪化している。

島には八つの独立した刑務所があり、合計で八〇〇〇人の男女を収監している。その九〇パーセントはアフリカ系米国人かヒスパニックで、四〇パーセントは精神病と診断されている。囚人よりもむしろ拘留者が多く、裁判を待っている人々だ。罪状で多いのは、違法薬物の所持や万引き、売春だ。

島は、それ自体が健康上良くない場所だと言われている。メタンガスを排出しているのだ。一九三〇年代には八七エーカー〔約三五ヘクタール〕だったのが、ごみの埋め立てで拡張されて、現在は四〇〇エーカー〔約一六二ヘクタール〕になっている。有毒なごみも含まれているのだ。普通なら庭をつくろうなどとは考えないような場所だ。しかし、まさにここで、この島で、ホートは一九八六年に初めてグリーン・ハウス・プログラムを立ち上げたのだった。ジェイムズ・ジラーが当時の理事で、彼の監督で温室を建設し、二・五エーカー〔約一ヘクタール〕の荒れ地を生産可能な畑に変えた。二〇〇八年にヒルダ・クルスがプログラムを引き継ぐと、島内にさらに七か所の庭をつくった。彼女とその仲間一二人の園芸療法士や教師のグループは一週間に六日の園芸療法の活動を提供した。

年間一万八〇〇〇ポンド〔約八〇〇〇キログラム〕の生産物は分配されて、受刑者やスタッフ、元受刑者などグリーン・チームで働いている人たちの利益となった。市の公園局のために多年草も栽培しており、切り花はスタッフ用のラウンジを飾るのに使用された。この最後の点は細かいように見えるかもしれないが、ヒルダが私に説明してくれたように、参加者と同様に役所の担当者たちも、庭の恩恵を受けられるということが重要なのだ。私は、まさにこれが実際に行われているところを見た。ヒルダと一緒にセキュリティーを通る時に、刑務官の一人がヒルダにこう挨拶しているところを目撃したのだ。「ヘイ、ヒルダ！　お得意の園芸の仕事、まだやってるかい？」

グリーン・ハウスのカリキュラムでは、園芸療法や職業訓練、また環境問題への関心という要素が一つにまとめられている。毎回、活動の終了時には、道具や器具類はチェックされ、数を確認して、鍵のかかる場所に保管される。刑務所の建物内で暴力的な事件が起きたことはあるけれど、過去三十年間、庭のある区域では暴力沙汰は発生していない。

庭は有刺鉄線の高いフェンスで囲まれているけれど、内部に入るとどこかの庭にいるようだ。この感覚が唯一中断させられるのは、有罪判決を受けた受刑者が労働にあたる際に着用する規則になっているオレンジと白の縞のつなぎ服を目にする時だけだ。これがガーデニング初体験なのかと質問してみると、ある参加者は即答した。「ああそうだ。クローゼットでマリファナを育てた以外は」。その日の朝、庭で作業していたグループは、全員が薬物関連の犯罪で服役している人たちだった。庭で何を重視しているかは人によってそれぞれだ。引き続き野菜を育てたいと熱心な人もいれば、自分の子どもたちに何かを育てるやり方を教えたいという人もいた。また、一人の若者は、ガールフレンドをセントラルパークに散歩に連れていって、植物について学んだばかりの知識を使って、その子を驚かせたいと空想していた。「ここの人間は特徴がないだろう?」と、ある男性が私に言った。どういう意味なのか聞くと、説明するために他の人たちも口々にしゃべりだした。「この宿舎内ではほとんど話もしない。ぎゅうぎゅう詰めだよ。六〇人の男たちが狭いところにいて、男臭くてかなわない。でも庭に出てくると、表向きの仮面は外せばいいんだ」。また別の人がつけ加えた。「花もだけど、お互いに威嚇し合ったりしようとは思わない」。また、別の人は、「ここではみんな同じだ。おかげで余計なものは捨てた。もし問題があるのなら、ちゃんと言う。でも中に入ったら話はしないんだ」。そしてまた後日別の刑務所で聞いた話を総合してだんだんとわかってきたのは、庭には人間を平等にする効果があるということだ。そこでは社会的な階層も人種的な分断も他よりもずっと少ない。土に触れて働くことは、人と人の間に真のつながりを育てるようだ。そこには、人と人との関係を特徴づける気取った態度も偏見もないのだ。

ライカーズ島の他の部分が暗くて単調に感じるのとは対照的に、ちょうど私が行った時には、キクなどの切り花用の花が鮮やかに咲いていて、ケールやチャード、ピーマンなどが菜園で育っていた。あちこち案内されて歩きまわっている時、すっかり大きくなったトウモロコシを遠まわりをしてぜひとも見てほしいと言われた。その年のまだ早い時期に、鳥の餌からたまたまこぼれ出て、芽を出したのだった。トウモロコシを食べるのが楽しみだというばかりではなく、どう見ても、捨てられたものから育ったという事実に非常に強い共感を覚えたのだ。

全員の中から私はマーティンに注目した。背が高く細身の男性で、物腰が丁寧で、グループの中で最も熱心なようだった。しかし、あとになって彼と話してみると、自分でやろうと思って申しこんだのではなかったと言った。「選ばれた」と彼は言ったが、その意味は、自分の名前を刑務官の一人が書いて出したのだということだった。前にも参加する機会はあったのだが、見送っていた。ガーデニングから自分が得られるものがあるとは思わなかったからだという。始めてみるとすっかり夢中になり、以前までの自分は心が「閉ざされていた」と言う。「庭では何もかも自然で、強制も威圧もされない。操られることもない。良くなったよ。感謝して楽しめるようになったんだ」。参加者が庭に出て身体の自由を感じると、内面の自由も続いて感じられ、違った生き方の可能性をふと考えるようになるのだ。

マーティンは私に言った。トマトが最大の発見だった。育っていくのを眺め、そして驚くほどの味の違いを体験したのだ。妻はマーティンが庭に夢中になっていることをなかなか理解してくれなかったが、マーティンは彼女を説得して、子どもたちにも教えたいと考えていた。実際、家からすぐの町なかに農園があり、それまではただ歩いて通り過ぎるだけだったが、今や、自分もそこに加わりたいと強く考えるようになった。ライカーズ島の庭に参加するまでは、スーパーの果物や野菜が手に入る一番いいものだとマーティンは考えていたという。「それが完璧だと思っていたんだ。何よりもいいものだと。ちゃんとパッケージに入っているからね」

作物を育てることを通じて体験した高揚感とは別に、マーティンは庭での静寂と新鮮な空気を話題にした。「ここでは違う言葉を話すんだ。屋内だと、否定や興奮や暴力だ。ここへ出ると、自分を感じることができる。正気を失った島の中で、正気に戻れる」。そして、ちょうど会話を終えようとしていた時、私がまだ納得していないとでも感じたかのように、彼は頭を軽く叩いて、言った。「頭にちょっとした隙間があったら、ここから何かを得ることができるんだ」。ちょうどその時、刑務官の一人が叫んだ。「時間だ！」「あれがあいつの仕事の時の声さ」と、マーティンは言った。「時間が終わるといつもガラッと変わるんだ」

参加者のうちの幾人かは、子どものころに自分の祖父母や両親が畑の世話をしていた記憶があるが、それまで自然とほとんど接する機会がなく、土に触れるのを怖がる人もいる。マーティンはガーデニングが何をするものかそれまで何も知らなかったが、もののよくわかった刑務官のお節介でわかるようになったのだ。彼の頭の中にあったあの「ちょっとした隙間」を通って一粒の可能性の種が蒔かれたのだ。そのおかげで、あれほど多弁に気持ちを語ってくれたのだった。

その後、私は庭で働く女性たちの何人かと出会った。私の目的はプロジェクトでの体験を聞くことだったが、話しているうちに、彼女たちの過去の人生の一端をもれ聞くことになった。そして、それを通じてしか、なぜ彼女たちがここでこうした活動に参加しているのかを説明することは不可能だった。屈辱的な売春、虐待、死産、子ども時代の兄弟姉妹や両親の死など、話を聞くと、これまでの人生で大事にされた体験がほとんどなかったことや、人間関係の大半が悲惨なまま、あるいは暴力によって終わっていたことがわかった。

自分は生きたいと思うのをやめたくなっていたけれど、今は「庭で息づいているすべてのもの」のおかげで、生きていきたいのだと、ビビアンは私に話してくれた。彼女はプロジェクトに参加するや、すっかり夢中になった。この場所は「私をすっかり感動させた」とビビアンは言った。庭の平安さや静けさだけでなく、彼女には自分以外の何かを大切にすることが大事なのだと、彼女と話しながら感じた。

「ここはほんとにほっとできる場所。ストレスはみんなどこかへいってしまう。お気に入りの場所は温室で、砂漠の植物のことや、どんなふうにして植物が私たちの吐き出すものを取り入れているのかについて勉強すること。時々は植物に話しかけて、秘密を教え合う」

キャロルにとってもマーティン同様、ガーデニングには大きな発見があり、貴重な体験で、続けていきたいと考えている。「ここで私はたくさんのことを学びました。種を自分で取って、大きく育っていくところを見る。イチゴがどうやってつくられるのか全然知らなかった。まず花が先。とても面白くて今度は夫にも教えたい。『これを私が育ててるんだ』って言おう。子どもたちにも話したいし、どうやって育てるのか見せたい。安くておいしくて、そしていい匂い！」

一握りの種から収穫までの変化のわくわくするような体験から、ガーデニング愛に目覚める人のなんと多いことか。このグループも例外ではない。種の中に隠されている力に魅せられるのだ。数週間前のことだ。どれほど大きな種があるのか、ヒルダが参加者に見せようと持ちこんでいたココナツの実が、庭の真ん中の水を張ったバケツの中で二フィート〔約六〇センチ〕の茎を伸ばしていた。一本のヤシがこの世界へ乗り出していく姿に、参加者たちは目を見張った。

植物は内側に本質を秘めていて、植物との触れ合いは心を静め、評価を受けない体験をすることにつながる。この感覚は誰にとっても良いものだが、刑務所の中ではまた別の側面もあるのかもしれない。鳥や虫はやってきては去っていくものだが、植物は根を張っているのでそれができない。おそらく移動できないという共通の状況には、ある種の共感のようなものがあるのだろう。有罪判決を受けた既決囚の場合はあとどれだけの時間収監されるのかわかっているが、未決囚の場合は不確定のまま在監しなければならない。ガーデニングは、この状態に対処するのを助けてくれる。裁判の延期などでひどく打ちひしがれるような場合もあり、それが繰り返されることもある。アルベルトの場合がそうだ。悪い知らせがあると、いつも自分は庭に出る、そうすると心が静まるのだという。「庭は心を一時別の場所に運んでくれるんだ」と、アルベルトは私に話してくれた。

別の未決囚、ディーノは大変内気な男性で、自分や他の人の中で起きている変化について私に話してくれた。「僕たちの中にあった良いものをたくさん引っ張り出してくれた。僕は話すのが苦手だ。行動することのほうが好きなんだ」。庭をどんどん美しくすることに誇りを感じたが、そこには落とし穴もあった。独占欲が強かったのだ。ディーノは他の人と一緒に何かしたり、協力し合うことを学んでいた。「何かを好きになりすぎちゃだめなんだ。守ろうとしすぎないように下がっていないといけない。でないと、他の人の分をだめにしてしまうんだ。僕は他の人を遠ざけておきたいと思う時があるんだけど、思い出さなきゃ。これは自分のためじゃなく、みんなのためにしているんだってことを」

ヤーロはグループの中で最も年下のようだ。彼は私に自分の大好きな花を見せたいと言って、庭を横切って、深紅のキンギョソウが植わっている花壇に連れていってくれた。「いいものを見せるよ」と言って、花の一つを取った時、私は子どものころこの花で遊んで楽しかったことを思い出した。ヤーロも同じことをしようとしていた。キンギョソウの「口」に見えるところを上手に動かすと小さな指人形みたいに見えるのだ。

続いて、また別のお気に入りの花のところへ私を引っ張っていった。ルス・ティフィナ〔ウルシ科〕だ。ヤーロは私を呼んで、葉柄（ようへい）の毛を撫でてみてと言った。「虎の皮みたいだよ」と言って、自分も撫でた。私は彼の少年らしさと、庭が彼にとってこんなにも優しさを表現できる安全な場所であることに胸を打たれた。屋内の強迫的な環境では表現することが許されていないような感情だ。

プロジェクトの参加者に、ヒルダは植物を優しく扱うことや、何を世話しなければならないのかをやってみせる。植物の世話は、恐怖を感じることのない関係の中で、自分自身を解放できるようになるとヒルダは確信しているのだ。草木は人間に対して即座に反応したり返事をしたりすることがない。また、ひるんだり微笑んだり、あるいは痛みを感じたりしても、言うまでもなく人間にはわからない。それが植物の有益な効果の重要な部分だ。幼いころに十分に大事にされなかった場合、それどころか実際に経験したものが虐待や暴力だった場合、後の人生の中で何かを大事にする仕方を学ぶのは、困難に満ちたものとなる。心の中にひな形がないというだけでなく、他者の中のもろさが自分の中の最悪のものを引き出す可能性がある。これが、虐待が無意識のうちに繰り返される理由だ。すなわち、動物や人間の弱さは、自身もかつて犠牲者だった人の、残酷でサディスティックな衝動の引き金となりうる。しかし、植物のもろさは小動物や弱い人間のもろさとは異なっている。植物に痛みを加えることができないという事実は、残酷な行為を呼びこまないという意味だ。植物を扱うのは、大事にすることや優しさを学ぶための安全なやり方であり、間違った結果を招くことはほとんどない。

ライカーズ島で話をしたマーティンやサミュエル、その他の人々に関することは、私の数年にわたるNHSでの臨床経験に影響を与えた。私は、さまざまな程度の暴力やアルコール依存症、犯罪に囲まれて育ったハートフォードシャーの貧困地区の患者たちを担当していた。このような世代間の連鎖を扱う仕事は難しく、治療はスタートしないこともある。始めたとしても、早々に中断してしまう危険性もある。しかし常に幾人かは、少しの治療から多くのものを得たり、一週間に一度の治療を一年間続けて、新しい軌道に乗ることができる人もいるのだ。

犯罪から立ち直る——持続可能なガーデニングは生きる規範に

物質文明が支配している世界ではすべてのものに値段がつけられ、都市に住んでいて経済的に苦しい場合、まわりにあるものの多くは自由に手に入らないという状況になる。自然を相手にする仕事はこれとはまるで別の体験だ。ヒルダの前任者ジェイムズ・ジラーがこの点について言及している。ライカーズ島はたくさんの渡り鳥の飛行ルートにあたっていて、ある日、一羽の赤いショウジョウコウカンチョウが庭に姿を見せた。その日ジラーと一緒に庭で作業していた受刑者が小鳥に気づいて、あの小鳥の値段はいくらかとジラーに尋ねた。[*10] 自然は値段のつかない財産を持っていて、ただでそれを楽しんでもいいのだという考えは、多くの受刑者にとって新しいもので、自分のまわりにあるものとまったく新しい関係を結べるということなのだ。

その他のことでも言えるのだが、ガーデニングは何をするかよりも、いかに行うかが大切だ。庭づくりは、歴史的に見ても、自然を制限し支配し、時には自然に危害を与えるものだった。適さない気候の土地でごみ一つない芝生にたくさんの水を使う庭師もいるし、数えきれない化学薬品で土を汚染させる庭師もいる。しかし、園芸療法は、自然の持つ生命力に反するのでなく、自然とともに働くことが必要とされる、持続可能なガーデニングでなければならない。グリーン・ハウス・プログラムのような活動には、生態系の基礎を学ぶことが含まれている。ここでの経験を通じて、私たちの食物がどのように生産されるのかという幅広い問題意識をかき立てられ、この惑星上で人間はどう生きるのかという問題を考えるまでになる。

刑務所内では何か良いことを自分が始めたと感じる機会はあまりなく、価値のあることは自分には何もできないという思いを持って入退所を繰り返していたのでは、何かが変わる、変えられるという希望を持つことなどできないだろう。こうした否定的な自己認識は、それ自体が終身刑だ。

これは犯罪学者シャッド・マルナが指揮してリバプールで行った調査研究の中で証明されている。[*11] 彼は、綿密な面接を何度も繰り返して、再犯者が犯罪から立ち直るためには何が役に立つのかという問題

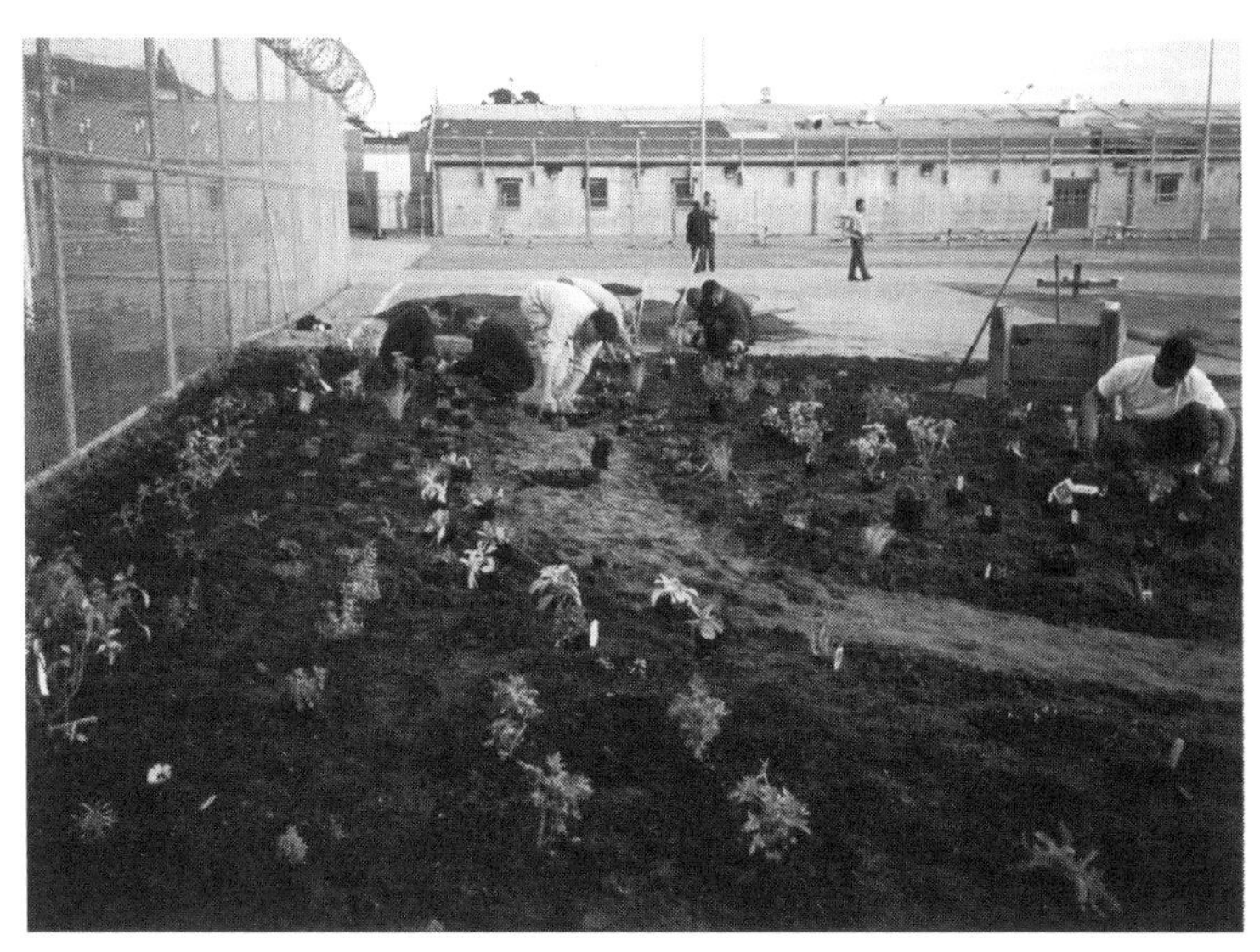

インサイト・ガーデン・プログラムの参加者たち
サン・クェンティン刑務所に花壇をつくっているところ。2002年

を調査した。そして、犯罪の道を進み続ける犯罪者は決まって、マルナが「不良認定」と呼ぶ人生の台本を持っていることを発見した。反対に人生を変えた人は、過去の間違いは希望のある物語の中に統合できるという、より「生産的な」新しい物語をうまく採用していた。

職業訓練は受刑者の就職の見通しを明るくするのに役立つが、心理的な変化を伴う必要がある。犯罪やギャングの仲間になるほうが、新規に始めるどんな初歩的な仕事よりも常に儲かるからだ。またマルナは、過去に犯罪を犯した人の中には、反逆的な要素を盛りこんだ希望の物語を持つ者がいたと述べている。ガーデニングは本質的に希望に満ちた活動であるのは言うまでもないし、これは修復行為とも言えるものだが、今日の世界では特に、反逆行為にもなりう

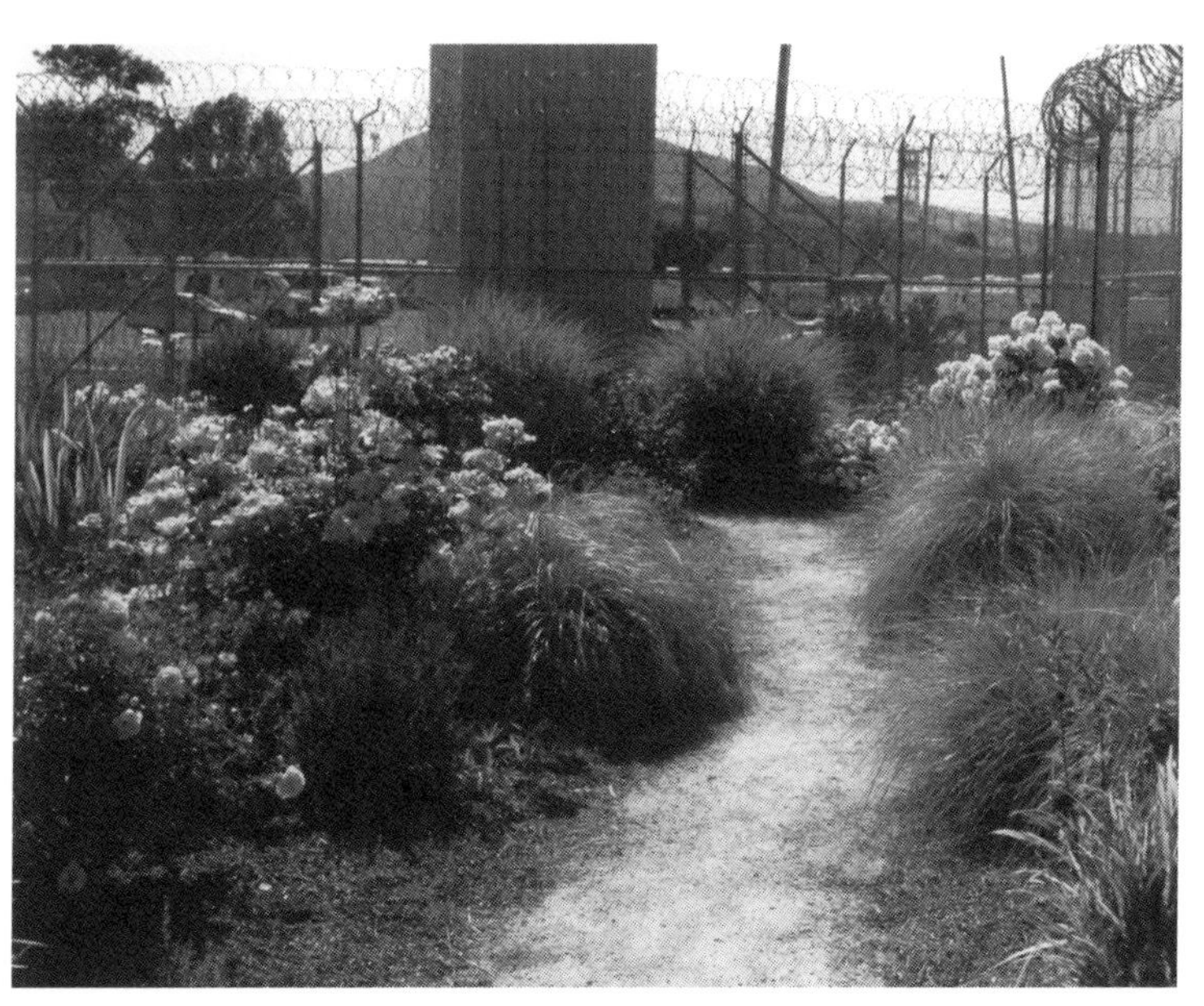

サン・クェンティン刑務所の花壇。2019年

る。マーティンが参加したいと言っていたような都市農業は拡大を続けるカウンターカルチャーの一部で、高度に工業化された食料システムに対する新たな選択肢として、果物や野菜を持続可能な手法を使って栽培することに焦点を合わせている。このように、ガーデニングは人々が自分自身を見出すことのできる大きな物語を提供するのである。

受刑者がより大きな物語を獲得する効果は、カリフォルニア州で最も古い刑務所サン・クェンティンでの園芸療法の研究結果で示されている。このインサイト・ガーデン・プログラムは二〇〇二年にベス・ウェイカスが開設した。このプログラムの評価によると、受刑者が獲得したエコ・リテラシーのレベルが高いほど、自分自身に対する評価が高くなった。[*12]

言い換えると、刑務所内で彼女が運営している持続可能な農業と生態系の講座は教育的であると同時に、参加者に自分の人生を理解するための異なる文脈を与え、自分を変えるための強力な治療ツールにもなるということだ。持続可能なガーデニングの理念は、生きるための行動規範となりうるのだと、ベスは私に説明してくれた。手を土の中に入れることで、受刑者たちは「環境に逆らわず、環境とともに生きることが必要で、それはまわりの人々とともに生きるのと同じだ」と理解するのだ。

インサイト・ガーデン・プログラムは拡大し、今では他に八か所の刑務所でも行われている。「修復的司法〔被害者・加害者・地域社会による対話を通じて、被害者の回復と関係の修復を図るためのものと考える司法〕」は費用対効果が高いとベスは主張している。サン・クェンティンのプログラム全体にかかる費用は、一人の受刑者を同じ期間刑務所に入れておく費用よりも毎年少ない。ホートのプログラムと同様に、再犯率は非常に低い。またホートのようにプログラムが成功したのは、プランティング・ジャスティス〔元受刑者の雇用の機会をつくり、低所得者コミュニティを農業を通じて変えようとする活動〕のような元受刑者たちとともに積極的に働こうという景観づくりとガーデニングの活動が、地域での園芸プロジェクトとの間に強力な連携を確立したことにある。ベスは、人々が「私から私たちへと変化する」ことができた時どのような変化が起きるか、また、植物を育て大事に世話をすることが、いかに人生に対して異なる態度をとるようになるかを繰り返し述べている。自分の人生を価値あるものと考えるようになるのだ。

種を蒔く——未来の可能性の物語

ガーデニングには、低い自己評価を改善する力がある。これは若者が犯罪に手を染める危険にある時に特に価値がある。自然の世界との相互作用には心を静める働きがあり、植物の成長力との連携で建設的な何かを達成することが可能になる。しかし、最近の子どもたちは自然とのつながりのないまま大きくなることが多い。外に出ることさえもあまり多くない。実際に、最近の調査によると、ごく平均的な子どもで、毎週外で過ごす時間は最も厳しい警備下の受刑者よりも少ないという。[*13][14]

英国で最大の園芸の慈善団体スライブは、ロンドンとミッドランズ、それからレディングで活動している。この団体は、社会的に、また健康面で問題のある人々のために治療プログラム、教育プログラムを運営している。その中のグローイング・オプションズというプロジェクトは、十四〜十六歳の学校を退学になった少年少女たちを対象にしている。ほとんどの子どもたちは数学と英語の基礎に問題があり、実際に手を動かすような活動に参加する機会はこれまでほとんどなかった。自分の価値を否定するような意識の他に、反抗的な態度を多くの子どもがとっている。

子どもたちは一週間に一度、終日のプログラムに参加する。それぞれ自分が世話をする小さな花壇があって、そこの所有者となれる。花壇は広い土地にあり、ウサギ防止用の金網でできた低いフェンスに囲まれている。それによって、広い場所の中でも安心感があるし、同時に子どもたちを閉じこめてしまうものでもない。こうしたプロジェクトの運営は、難しい仕事だ。特に子どもたちの受け入れ時がそうだ。スタッフやボランティアの側には、子どもたちの難しい態度に対処するには回復力と忍耐力が必要だ。しかし、単に屋外にいるだけでもプラスになる。生徒たちはストレスを発散させる必要がある時に自分を解放することができるからだ。

ドナルド・ウィニコットは若年層の犯罪者たちの服役時のアドバイザーをしていたが、反社会的な行動や犯罪に対して感傷的な見方をしてはいなかった。しかし、原因となったさまざまな形の喪失を認識することは重要だと考えていた。「非行は希望の兆候だ[*15]」という表現を用いて、問題を起こしている若者たちはどうやって手に入れたらいいのかわからない何かを求めていて、間違った方法で取りかかろうとしているのだ、そして重要なのは、彼らがそれを手に入れることを諦めていないという点だと強調した。彼らの破壊的な行動の背後には、少しでもわかってもらいたいという願いがあり、将来への希望はそこに働きかけることにある。

グローイング・オプションズの活動に繰り返し参加した子どもは、自分が植えた植物がすくすくと育ち、収穫されるのを見ることによって、肯定されたと感じるようになる。前年出席していたと聞いた女の子の一人は、開始早々「今まで規則を守りなさいと言われたことなんかないよ」と宣言した。彼女は長靴を履くのさえ嫌がってスタッフを困らせた。しかし一年の終わりには、その少女が、やりたくないなと思うようなことから、どれほど多くのものを得られるか発見したと話してくれるまでになった。自分たちが何かについて有能だと感じることがどんどん難しくなっている世の中で、若者たちは、大地を耕し、作物を育てることで、自分は有能だという感覚を得る。その結果、多くの参加者と同様に、この少女の自己肯定感は高くなったのだ。その後、彼女は上の学校へ進み、プロジェクトに参加し始めたころにはまったく視野に入っていなかったことを達成した。

グローイング・オプションズには基本的な園芸訓練の総合実習課程が含まれているが、それは将来のガーデニングに向けて訓練するのが目的ではない。それよりこのプロジェクトは、どんな分野を選んで進んでも、人生の次の段階で役に立つ「トランスファラブル・スキル（他分野に応用可能なスキル）」を子どもたちに獲得させることをねらっている。その中でも自己信頼感が最も重要だ。「起因となる喜び」を感じることは強烈だが、一時的なものだ。非常に感動に満ちていて、やる気を起こさせるものだが、ガーデニングの効果には他にもっと緩やかに進行するものもある。異なる行動一式を自分のものにしていくプロセスは、繰り返し行うことでゆっくりと進行していく。マリオン・ミルナーが絵画を学ぶことについて書いた著書の中に、ある活動を繰り返し行うことを通じて、新しい基本理念を自分の身体の中に「編みこむ」ことができたと感じたという記述がある。同様のことがガーデニングでも起きているのだと思う。「行動すること」は、自然についてだけではなく、自分自身について、そして私たちに何ができるのかについて学ぶ方法なのだ。

手を使い、身体を使う庭での仕事は土との直接の関わり合いを当然含んでおり、発達心理学の創設者の一人、ジャン・ピアジェの表現を借りれば感覚運動学習を引き起こす。[*16] この種の経験的な学習は、概念学習に傾いている今日の教育ではやや軽視されている。しかし、ピアジェはこれが私たちの認知的発達を支えているのだと確信した。世界との関わりを通してのみ、私たちは心の中にその世界のモデルをつくることができるのだ。「行動を通じた学習」は、人間の機能の、運動機能と知覚、感情、認知の側面を統合する。そして、そこに力があるのだ。ミルナーが指摘するように、このようにして私たちの存在そのものの機能にさまざまなものが「編みこま」れていくのだ。[*17] そして自分自身の肯定的意味を手に入れるのである。

子どもは自分のまわりの世界を探検し、思い通りにしようとする衝動を生まれつき持っているが、現代生活の中ではこの衝動はどんどん圧迫されている。多くの場合、このような機会の欠如は喪失として認識すらされない。子どもは簡単に最新テクノロジーに注意をそらされ、屋内にいれば「安全」だという認識があるからだ。さまざまな付属品や装置つきのテクノロジーは、前もってプログラムされた遊びをどっさり提供するが、いかに種類が多かろうと巧妙であろうと、このような工業化された幻想によって、人間は何かに依存して生きることになる。すなわち、ウィニコットとミルナーが書いていた創造的で力を与えてくれる幻想のようなものから、遠くかけ離れている。子どもの時、大人も同じだが、忘れてはならないのは、夢を見て行動し、自分たちのまわりの世界に影響を与えることの重要性だ。こうしたことが自分の能力に関する楽観主義を生み出し、自分自身の人生を形づくっていくのだ。

幼い子ども時代に茂みの中にスイカを見つけて、マイケル・ポーランは誇らしくて頬が紅潮するのを感じた。そのことは十代の少年になって、本格的にガーデニングに取り組むことにつながった。彼は農業のスキルをスイカだけではなく、ピーマンやキュウリ、トマトなど、じつに幅広く栽培することを通じて身につけた。特殊能力を獲得するかのように、ポーランは庭師の技に近づいていった。それは「錬金術の技のように、種と土と水、それに太陽光を価値あるものに変化させる、魔法にも似たシステムだ[*18]」。

土地を耕すことにエネルギーを注ぐと、何かの見返りがある。そこには魔法があり、つらい労働があるのだが、大地から生まれる果物や花は、本物の良いものだ。それは信じる値打ちがあるもので、手を伸ばせば得られる。種を蒔くことは未来の可能性の物語を植えることで、希望の行為だ。蒔いた種がすべて発芽するわけではないが、地面の下には自分が蒔いた種が埋まっていると思うと、そこには安心感が生まれる。

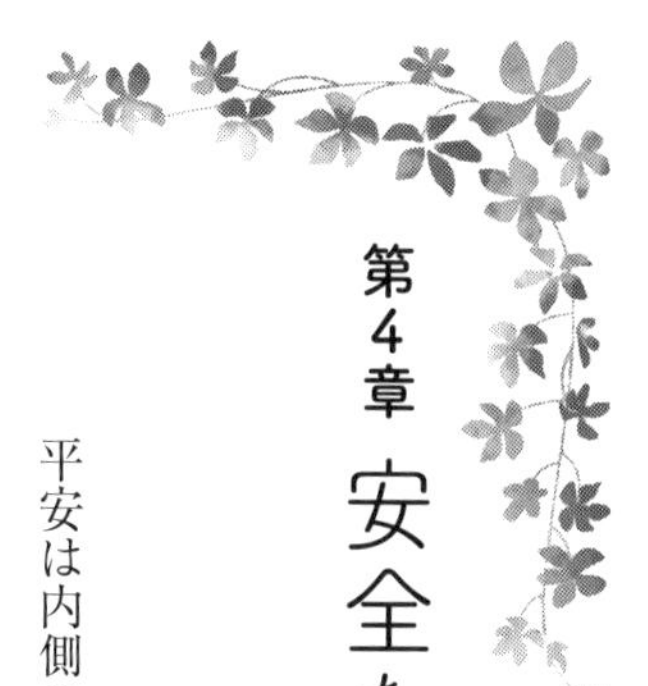

第4章 安全な緑の場所

平安は内側の空間から生まれる。

――エリク・エリクソン(一九〇二－一九九四年)

毎年、春が終わりかかって夏に入るころ、私は庭で成長しているクリとケヤキの間に急いでハンモックをつるす。この木陰に横になっていると、木々の頑強さを感じることができる。ここに初めてハンモックをつるした時には、枝が私の体重を支えられるだろうかと思ったが、何年も過ぎて木は成長し、私を安全に支えることができるかどうか何の疑問もなくなった。木の葉と風のささやきが私の考えをはっきりとさせてくれるまで、空を背景に変化していく枝のつくるパターンをじっと眺めながら、私の心は漂う。

もしも、私がハンモックで過ごすことができた時間を数量化したら、この小さな木立が私にとってどれほど大事なものかにくらべて、悲しいくらいに短いように思える。しかし、そこへ行けるかどうかの可能性の問題なのだと思う。その気になればいつでもそこへ行けると知っているだけで十分なのだ。実際に時々そうしている限り。

すべての庭は二つのレベルで存在している。一方は本物の庭で、もう一方は想像上の、あるいは、記憶の中の庭だ。この木立は私の空想の中に存在していて、一年中いつでもそこへ向かうことができる。冬には本当の森では多くの木々が葉を落としているのだけれど、私の心の中の木々は常緑で、季節の移り変わりとも無縁だ。おそらく、この場所は私にとってとても大きな意味のある場所なのだ。トムと私が住んだこの場所は、初めの十年かそこらは広々と野原が広がり、夏になると日陰がないので耐えがたく、冬には風に吹きさらされた。地面に植えた苗木はひざ丈よりもいくらも大きくなかったが、私たちは若木が根を下ろし、ゆっくりと成長し始めるのを見守った。

木々はこの場所に構造を与え、命は永遠に続くと感じさせる。安全で守られている感じを人間に与える。その大きさと美しさから、人間はなんとやすやすと強い愛情を木々に対して抱くのだろうか。森は鳥や昆虫、あらゆる種類の生き物にすみかを与える。人間に対してもだ。物理的でなくとも、心理的に。おそらくここには何らかの意味があるのだ。なぜなら、木々は私たちの祖先の家だったからだ。私たち人間の祖先は、すみかをつくり、森の地面よりも高いところに高床をつくって、肉食動物から安全に身を隠した。木々の枝や樹冠は、他の植物よりも人間の姿を想像させ、私たちは樹木に忍耐だとか知恵、強さといった人間に求めるのと同じ価値を付与するのだ。

木の高いところからは、あたりの景観を見晴らせる素晴らしい場所を確保できる。木登りが好きな人なら、どんなふうに枝が腕のように湾曲して揺らしてくれるのか知っているはずだ。最高の抱き方とは、守られていると同時に外にも開いている感じで、安心感がありながら閉じこめられている感じはない。新生児の段階を過ぎた赤ちゃんが最も幸福に感じているのは、いつもの腕に抱かれて、外に目を向けてまわりの世界をじっくり調べることができる時だ。

米国人精神科医で精神分析医のハロルド・サールズによると、神経衰弱を経験した患者は何時間も木々を眺めていることが多く、「人間を相手には得られない仲間意識」を見出しているというのだ。[*1]太古からの自然への深い心理的なつながりを反映しているのだという。日常のほとんどの時間、私たちは忙しすぎてこれを体験できていない。

この種の仲間意識に関して驚くような例がある。著述家で学者であるゴロンウィ・リースの自伝の中の記述だ。[*2]一九五〇年代、彼は命に危険が及ぶほどの大事故で入院した。病床からは小さな庭が見え、彼はじっと庭を注視し続けた。「完全に庭の一部になって眠りに入ると、まるで木々が長い緑色の指を病室の中へと伸ばして私を持ち上げて、木の葉のひんやりとした手触りでさわやかな気分で目を覚ますまで、抱いていてくれた」と、書いている。目覚めている間中、庭は彼をなだめ落ち着かせてくれた。反対に、夜がやってくると庭を見ることができなくなり、パニックが彼を襲った。事故の記憶やひどい痛みに耐えながら、できることといえば夜明けが来るのを待つだけだった。

リースは、最も堅実で注意深い看護師よりも、手厚く木々に包まれて手当てをされたと感じたという。――また、多くの患者と同じく、何かのお願いをすることは気が進まなかった。病気の時、看病の受け手側であることは複雑な状況となりうる。不当なお願いをしているのではないかと心配になったり、負い目に感じたりすることもあるが、自然に対して心を開いていれば、自然は気前よく世話をしてくれる。

ウィニコットの心の発達モデルでは、初期の「抱かれる」という感覚が中心的な役割を果たしている。「幼児はしっかり抱いてやらなければバラバラに壊れてしまう。物理的なケアはこの段階では心理的なケアとなる」とウィニコットは述べている。[*3] 生まれたばかりのころの身体と心は分離していないので、物理的な抱擁は心理的な抱擁でもあるのだ。抱かれてなだめられたという私たちの最初期の経験は、あとになって、衝撃や苦痛に見舞われて自分で自分をしっかりと「抱く」必要のある時に、その感覚を再現する時に役立つひな形を確立させる。

「抱かれなかった」という感覚は、激しいトラウマを受けたあとに最も激烈だ。ウィニコットは、医学生として第一次世界大戦で砲弾ショック〔戦闘を経験した兵士が陥るさまざまな反応を含む幅広い心身症〕にかかった兵士の相手をしている時にこれを直に目撃し大きな影響を受けた。後になって、抱かれなかった時に何が起きるのかを、大きな卵のような人物「ハンプティ・ダンプティ」のよく知られた子守唄を用いて詳しく説明している。ハンプティは塀の上に座っていたが、ドカッと落ちると、「王様の馬と家来がみんなでかかってもハンプティをもとに戻せなかった」。彼はこの童謡が世界的に人気のある理由は、自分たちに当てはまると認めたくない心理的な真実と共鳴するからだという。[*4] 厳しい打撃を受けると、私たちはみんなバラバラに壊れてしまうのだ。

囲われた安全な場所

一九七〇年代、地理学者のジェイ・アップルトンは、私たちがどこまで見えるか、また、どこまで見られないかを調整する必要性があると考えて、景観の心理学を打ち立てた。人間は環境に関して、「眺望」という要素と「隠れ場」という要素の組み合わさった場所を好むという生まれつきの傾向がある。彼の「生息地理論」[*5]によれば、私たちは危険を回避し、身を守るための視界があるかという観点から、物理的な周囲の環境を自動的に評価する。眺望と隠れ場の両方を備えている、公園のような、またはサバンナのような景観が好まれるのは、文化の違いを超えている。その理由は、進化の過程で樹木の生えた草地といった生き残るのに有利な特徴は美的に心地よい、というように象徴化されたのだと、アップルトンは考えた。眺めがよく、周囲から守られている空間のある庭は、眺望の点でも隠れ場所という意味でも私たちの必要性を満たしている。物理的かつ心理的に「抱かれる」ことで守られているのと同時に、外にも開いているため、庭は閉じこめられるのではなく、安全に囲われた場所だと感じさせてくれる。

洋の東西を問わず文化も時代も超えて、囲われた庭は世の中の騒がしさから、また同時に心の騒乱からも離れた聖域を提供してきた。壁で囲まれた庭に足を踏み入れるや否や、暖かい場所にいることをすぐさま感じる。太陽の熱は壁から発せられ、風からも外界の騒音からも守られている。そうした環境は特に心的外傷後ストレス障害（ＰＴＳＤ）から回復しようとしている人々には有効だ。庭が持っている囲われていて開けているという特性の組み合わせは、安心感と静寂を強く感じさせるからだ。根本的に、庭は恐れがまったくない場所なのである。

自分が深刻なトラウマを潜り抜けて生きてきたのでない限り、あるいはトラウマに苦しむ人と一緒にそれに対処しようとしてきたのでない限り、ついその持続する破壊的な効果を軽く見積もってしまう。しかし、恐れを感じた時に、身体がいかに素早く反応するか、また、どんどん速くなる心臓の鼓動と手の震えを抑えるのがいかに難しいか、皆よく知っている。この「闘争・逃走反応」は、脳の深いところにあって、自律神経系が制御している扁桃体と呼ばれる脳の警報中枢によって引き起こされる。

私たちは進化上の過去とともに生きている。いや、進化上の過去が私たちを通して生きていると言うべきか。脳に関しては、進化の過程では何一つ失われておらず、その構造は、神経科学者ヤーク・パンクセップが述べているように「入れ子状の構造」だ。[*6] 脳の階層構造は互いに重なり合っていて、上位の皮質がより古い時代の哺乳類や爬虫類の構造を包みこんでいる。こうした異なる構造同士は無数の神経のネットワークによって連絡を取り合い、記憶や感覚、思考や印象などを統合できるようになっている。通常の状況では、脳は連携が生み出す驚くべき存在だが、トラウマはこの統合状態を深く阻害する。扁桃体の活発化によって、皮質のより高次の思考レベルへの連絡が不可能になるからだ。生存本能からすると、これには意味がある。虎に追いかけられる時、なぜ考えるのをやめるのか、ということだ。しかし、別の状況でそれが起きた時、私たちは恐怖に乗っ取られたかのようになる。私たちの思考は凍りつき、記憶は失われ、理路整然としゃべることが難しくなる。

ＰＴＳＤに苦しんでいる時、恐怖に乗っ取られているこの感覚は毎日の生活の一部となる。扁桃体の活性化は記憶の積み重なり方に変化をもたらし、回想するというより再体験するのだ。トラウマ的記憶はフラッシュバックとしてひとりでに再生され、その体験がもう一度初めから繰り返されているように感じる。つまり、トラウマは統合されたり、埋葬されたりしないのだ。[*7] このようにしてトラウマの再体験を繰り返すと、また、悪夢を見たりすることでも、心の中の安心感がしだいに蝕まれていく。世界はますます安心できないものに感じられるようになり、怖いことがまた起きるのではないかと常に警戒するようになる。この状況は過覚醒といわれているもので、心身を消耗させ、回復のためのエネルギーはほとんど残らない。壁に背を向けて座る必要があるなど、基本的な安心感を得るためにあらゆる安全のための習慣が発達する。

このような、常に恐怖感を持ち、体中にアドレナリンが不適切にどんどん溢れ出して、覚醒した状態で生活しているＰＴＳＤに苦しんでいる人に対して、気難しい、他人を操る、攻撃的といったレッテルを貼るのはたやすい。他の人はそれぞれの安全な「世界」の中で自分の生活を送るのに精一杯で、思わぬ時に激怒したり大声を上げたりする人の恐怖と興奮の原因を理解できない。しばらくすると多くの家族は、永遠に卵の殻の上を歩いているように感じて限界に達してしまう。

トラウマ治療の第一歩は、米国人精神科医でトラウマ治療の専門家のジュディス・ハーマンが「安心感の再獲得」と呼んだものだ。[*8] 彼女が説明するおおまかな治療の流れの他の段階には、もっと積極的な介入が含まれているが、この最初の段階が基本となる。「もしも安心感が十分に確保されていなければ、どんな治療も成功しない」と彼女は書いている。信頼感と身体的な安全を確立することで、過覚醒になったり、防衛的になったりする必要がなくなる。これは極端な表現だが、誰にでも当てはめることができる。誰であれ、安全だと感じる時にだけ防御をやめることができる。また、防御をやめる時にだけ、私たちは新しい経験を受け入れることができるのだ。これを抜きにしては心は成長しないし、変わることもできない。つまり園芸療法では、安全でまわりを囲われた庭はそれ自体が治療の手段なのである。[*9]

植物のもたらす抗ストレス効果

サリー州にあるヘッドレイ・コートの入念な細工が施された鉄製の門をくぐって中に入ると、隣接している国防省のリハビリテーション・センターとはかけ離れたまったくの別世界へと突然連れ去られてしまう。安全に囲われているという感覚は小道に沿って直線状に開ける視界とあいまって、トラウマに苦しんでいる人が警戒心を緩める体験ができる空間を提供する。慈善団体ハイグラウンドは園芸療法家のアンナ・ベイカー・クレスウェルが設立し、ここでガーデニングプログラムを運営している。その価値が証明されて、壁に囲まれたより大きな庭に移転中だ。ノッティンガムシャーのスタンフォード・ホールの新しく建設された国防省医療リハビリテーション・センターの庭だ。

ヘッドレイ・コートの庭は背の高いイチイの生垣に囲まれている。敷地の真ん中に大きな池と噴水があり、一連のテラスと野菜畑が続き、その先には果樹園がある。私が訪れた夏の終わりの日、何もかもが豊かだと感じた。花壇は色が爆発していた。青とピンクのチドリソウの背の高い穂、ヤグルマギクとコスモスの大群生が緑色の落ち着いた縁取りに映えていた。

ハイグラウンドのプログラムの参加者の多くは、頭部の負傷や手術による手や脚の切断からの回復期にあって、ＰＴＳＤに苦しむことも避けられない状態だ。ほとんどの患者が数回にわたって外科的、あるいは投薬による治療処置を必要としており、何度も入院と自宅での療養を繰り返すのが典型的なパターンだ。キャロル・セイルズはヘッドレイ・コートの園芸療法のセラピストで、それぞれの患者に合わ

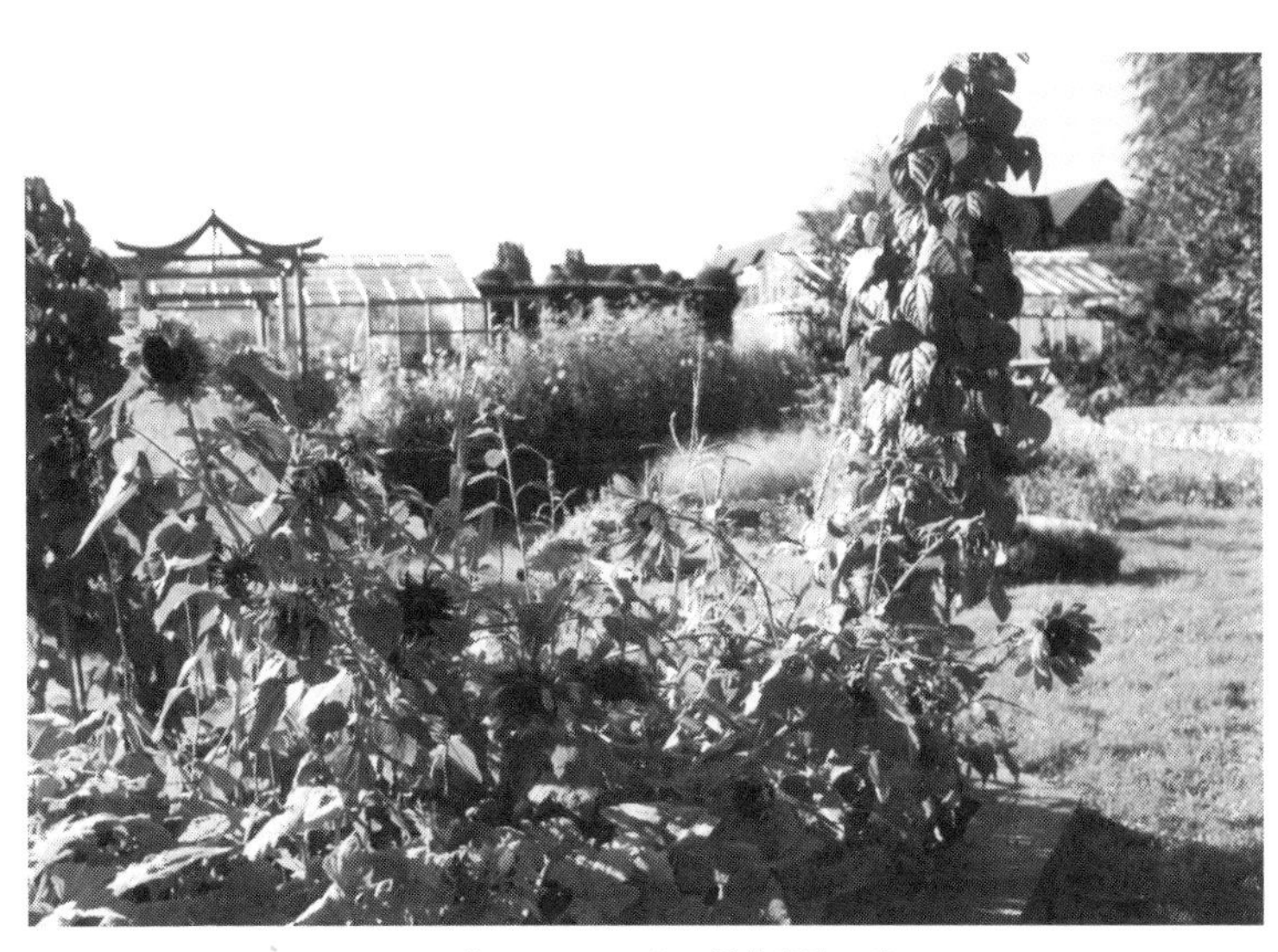

ヘッドレイ・コートの園芸療法の庭

せて個別のプログラムを用意する。種まきから収穫までを通じて何かを感じることができ、収穫した野菜や花をパートナーのところに持って帰ることができるように、活動を計画する。キャロルの話を聞いていると、温かい人柄と献身的な仕事ぶりを感じないではいられない。

ＰＴＳＤに悩む人の多くに見られるのは、匂いが引き金になるという体験だ。[*10]トラウマに関係する特別な匂いがフラッシュバックを引き起こす。ディーゼルオイルや何かが燃える匂いは、戦闘を体験した人によくある引き金だ。しかし、治療用の庭ではこうした匂いに出会う危険性はない。それとは対照的に、キャロルがヘッドレイ・コートで育てている香りのよい花や植物には、心を鎮めたり気持ちを上向きにさせる効果がある。素晴らしい細工の鉄の門を通り抜けて園内に入ると数分のうちに、心拍数がゆっくりになるのだと患者たちは言う。

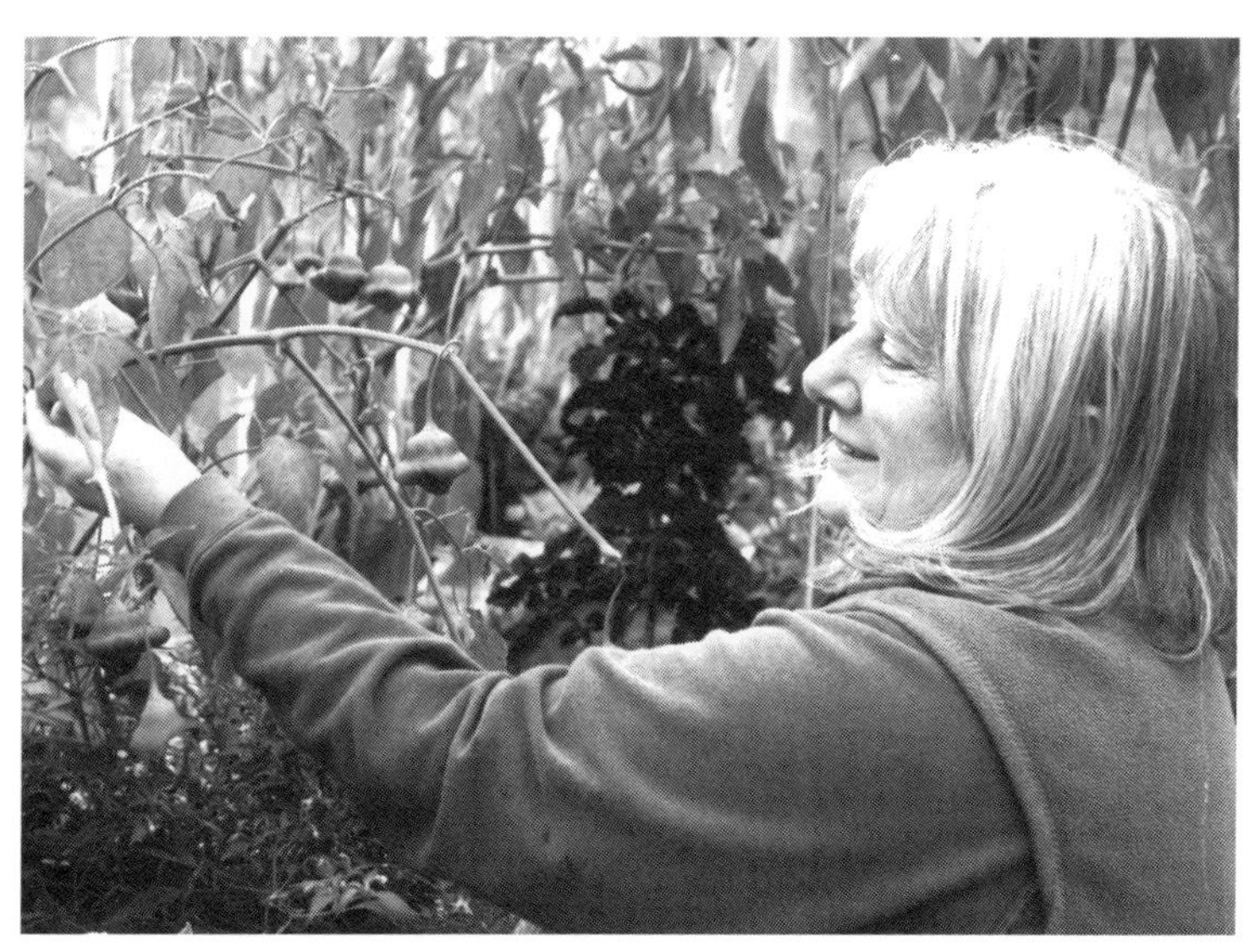

キャロル・セイルズ。ハイグラウンドの園芸療法セラピスト
それぞれの患者に合わせて個別のプログラムを用意する

庭は、身体をゆったりとした生理的な状態にするのに特に効果がある。植物は時に先がとがっていたり、毒を持っていることもあるかもしれないが、決して突然動いたり飛びかかってきたりすることはない。だから、用心しなくてもいいし、仕事をしている時に背後を気にする必要もない。その他にも、木々の間を風が通り過ぎるさらさらという優しい音は、気をそらせたり邪魔したりする他の音を遮ってくれるので心を鎮める効果がある。加えて、緑色は自然に目になじむ。青色と同様に、緑色を見ると自動的に覚醒段階が低くなる。内科医エスター・スタンバーグは治療のための空間の必要条件について述べているが、緑色を「脳のデフォルトモード」と呼んでいる。[*11]

彼女は次のように説明している。「進化の歴史上、最初に現れた光受容体色素遺伝子は太陽光のスペクトル分布と緑色の植物から反射される光の波長に対して最も影響を受けやすい」。したがって、庭にある樹木の緑の量が回復力と直接関係があるというのは至極当然なのだ。

スウェーデンのチャルマース工科大学の建築学教授ロジャー・ウルリッヒは、自然が有する人間のストレス反応への有効性を心臓、皮膚、筋肉の測定値を用いて行う研究のパイオニアだ。[*12] 三十年を超える研究の結果からは、自然の持つ循環器システムへの回復効果は数分の間に決定的に表れるということが一貫して示されている。庭の効果が即座に表れるということは、脳が感覚的な経験を処理し、生理的な反応を適応させる速度と感度を証明している。食物の消化やエネルギーの回復に必要な鎮静状態を発生させる副交感神経が活発になっている間は、闘争・逃走反応が起因する自律神経系の交感神経枝での活動は低下する。植物が繁茂し生命を保つことができる環境の中で、心地よくリラックスして、動きたくなくなる感じは、生き残るために有利な点があることは否定できない。こうした自律神経の反応は、遠い祖先たちがより繁栄する可能性のある環境を選ぶ際に役に立ったと考えられる。

自然の多い環境に接すると数分の間に心拍数や血圧の変化が検知される[*13]一方で、ストレスホルモンであるコルチゾールのレベルが下がるにはそれよりも少し時間がかかり、典型的には二十分から三十分後に低下する。[*14] コルチゾールが長期にわたって高い値が続くと、知らないうちに有害な効果が出る。それによって免疫システムを抑圧し、グルコースと脂質の代謝を阻害する。また海馬にあるニューロンへの破壊的な効果を及ぼし、記憶力を弱め、健康的な脳の成長と修復を促す、脳の「肥料」であるBDNFの生産を阻害する。こうして、ストレスにさらされ続けることは脳にとっては有害だ。この影響は新しい学習を困難にするだけではなく、生活の豊かさや意味を奪う一因になるのだ。

自然が非常に豊かな環境を提供することで、ヘッドレイ・コートのような壁で囲まれた庭は強い抗ストレス効果をもたらす。キャロルによると、庭の中央部の温室が最も安心できる場所だという。ローズ・ゼラニウムや甘い香りのシクラメンなどの花の香りに満ちた、心静かな、そして生産性の高い場所だ。通常、人は周囲をいつも気にしているものだが、守られている場所というこの強い感覚により、作業中の仕事に集中することができる。温室を訪問した時、一人の男性が働いていた。太陽の熱を浴びながらトマトを収穫しているその人の集中ぶりに、私はとても驚いた。多くの人は今自分がやっていることに集中するという基本的な能力を当たり前だと思っているが、心的外傷を受けている人にとっては、これは大きな一歩であり、心をコントロールする力を自分がだんだん取り戻していることを実感させてくれる。

植物の世話に没入するということ

植物の世話をすることは本質的に心を今に向ける活動で、無頓着に配慮しないで行うケアは真のケアではない。真のケアを実行するということは、自分以外の誰かや何かの必要性を理解し、それに集中する時に、他者に対して受容的になることを意味する。ヘッドレイ・コートの患者たちがこの種の没頭を深められるようにキャロルは手助けしているのである。初めはやっていることに集中するのが難しいと感じた患者たちも、練習を積んでいくと、どんな仕事も心をこめて行うことができる。キャロルはこれを「ステルス療法」（ステルスは内密という意味で、目立たないひそかなやり方で行う療法という意味）と呼んでいる。

トラウマは、過去が常時現在に侵入してくるから、心が経験を時間的に処理するのを邪魔する。マインドフルネス〔瞑想およびその他の訓練を通じて現在起こっている経験に注意を向け、脳を活性化させる心理的な過程〕を実行すると、現在の瞬間に集中するので、これを変えることができるのだ。[*15] 思考や感覚、記憶などがこのプロセスを混乱させても、追及しないし、評価もせず、単に認識するだけで、注意力は現在に戻される。だから、キャロルが患者とニンジンを掘っている時、みんなで洗って食べながら、キャロルは患者たちに今の気持ちに気づくように促し、香りや食感について一緒に話し合う。雑草を抜いたり種から育てた苗を植えたりする時には、巧みに作業のスピードを緩めて、花の色や、花粉や蜜を求めて集まる虫たちに気づく機会をつくる。その間ずっと、彼女は患者たちがその瞬間に集中しているように気をつけている。心が緊急事態のままだと、リラックスして受容的なやり方で経験に心を開くことは難しい。しかし、この能力を取り戻すことは重要だ。なぜなら、過去をしまうべき場所にしまうことができるようになるからだ。マインドフルネスによる自覚状態は扁桃体への信号を減少させて、脳内の神経活動の統合状態を回復するのを助けると、複数の研究が示している。[*16]

キャロルは私にロブという名前の兵士の話をしてくれた。彼は屋外の仕事が大好きだったが、爆発で両足を失ったため、自分の未来は何も想像できないと感じるようになった。しばらくの間入院していたが、好奇心が湧いて、庭に出てきた。キャロルはロブに温室での活動を始めさせた。そして、何度か回を重ねたあと、外で少し土を掘ってみることにした。ロブが義足でもそれができるとわかった時、「ひらめきの瞬間」があったと、彼女は私に言った。一度この発見をしてからというもの、彼は機会あるごとに庭にやってきた。退院する時、キャロルは彼のために植物を贈って、自分の庭でも世話を続けられるようにした。

ロブのように、退院後もガーデニングを続ける気持ちになってもらうことは重要だ。患者がハイグラウンドに参加してリハビリ治療を受けるのは比較的短期間だからだ。屋外へ出る目的がない限り、一度自宅に帰ると多くの人は屋内にとどまり、外部からの刺激といえば、テレビとインターネットに依存するようになる。男性はこれをよく「男の隠れ家」として常態化しようとすることが多いとキャロルは言う。しかし、それははるかに問題が大きい。人生からの完全な引退状態だからだ。

「退却」と「避難」の違いは重要だ。両者の間には、心理的な意味合いの違いが言外にあるからだ。退却は、防衛的な動作で一般的に後ろ向きの行動だ。それに対して、避難所は中継地であり、一時休息をする場所で、そこで力を得たと感じたり、そこから人生に再び関わり始めるのだ。ジェイ・アップルトンが「原始時代の人間から現代の子孫に生まれつき伝えられてきた普遍的な特徴は、他から見られることなく、見たいという願望だ[*17]」と定義したのは、私たちの基本的な心理に浸みこんでいるのぞき見的な傾向を指摘している。インターネットはこの願望の思うつぼにはまっている。インターネットのおかげで世の中からひっこんだまま世界を見ることができる。ところが同時に人間をどんどん本物の生活から遠くに連れていってしまう、退却になりうるのだ。しかし、庭は避難所であり、本物の生活とのつながりを維持していて、同時に小休止を提供する。屋外へ出ることも含まれていることは重要だ。

庭の三つの効果——太陽光・運動・土との触れ合い

屋外で過ごす最も基本的な利点といえば、日の光に当たることだ。光が栄養の一つの形だと私たちは忘れがちだ。[*18] 私たちの体は皮膚の表面で太陽光線を受けてビタミンDを生成し、太陽光線の中の青色光は睡眠と覚醒のサイクルを決定し、脳内でのセロトニンの製造量を規制する。セロトニンは幸福感の背景にあって、気分を制御し、共感を促進させる。また人間がどう考え、反応するかに対して重要な影響力を持っている。セロトニンには人間の攻撃性を減退させ、客観的思考をするように仕向け、衝動的にならないようにさせる効果があるからだ。ＰＴＳＤには、悪循環を引き起こすセロトニンシステムの機能障害が含まれるという研究成果が次々に発表されている。[*19] セロトニンが十分でない時、扁桃体の活性化の閾値は低くなり、その結果、ストレス反応はますます誘発されやすくなる。

脳内のセロトニンはすべて脳幹の奥深くに位置する縫線核(ほうせんかく)という二つの神経細胞の束から発生する。ここから脳のさらに遠い領域にセロトニンを供給するために長い枝を伸ばしている。インペリアル・カレッジ・ロンドンのデビッド・ナット教授はセロトニンシステムの専門家だ。進化論的にいえば、人間の脳は非常に速いスピードで進化し、脳の皮質は八倍の大きさに増加したのに対して、縫線核は同じサイズのままだと指摘する。この点から考えると、私たちは構造的にセロトニンの減少に弱いということだ。そして、その解決策として古代の先祖たちは、豊富な太陽光線、運動、土との接触を通じて、セロトニンのレベルを上げていたのだ。

運動には、セロトニンと同様にエンドルフィンやドーパミンといった神経伝達物質の量を増やすことによって気分を高揚させる効果がある。[20][21][22] また、ＢＤＮＦの供給を促進し、セロトニンとＢＤＮＦがお互いの作用を強化する上昇スパイラルの働きを助ける。それに加えて、体を動かすことは脳内で直接的な統合効果がある。ＰＴＳＤに見られる前頭前皮質の異常に低いレベルの活動を上向きに変えるのに有効なのだ。

最近、運動についてさらに新しい効果がわかっている。ストレスが永続すると、代謝産物キヌレニンの増加につながる。これは脳内の炎症性変化と関連がある物質だ。脚の大きな筋肉を使うと、キヌレニンの循環を減少させる遺伝子が活性化する。[23] 運動は脳の健康を増進することが知られるようになってからすでに長いが、この発見で、筋肉の代謝に明確な抗ストレス効果があることがわかったのだ。

受動から能動へと転換するという性質から、ガーデニングは根本的に力を与えるものになる。[24] スタンフォード大学の神経科学教授ロバート・サポルスキーは霊長類のストレスを研究し、何らかの形の物理的な排出がなければ、ストレスの効果は有害な状態で吸収されやすいことを突き止めた。ほとんどの運動でストレスを和らげることができるが、楽しければ楽しいほど、集中してやればやるほど、効果は強く表れる。屋外での運動はさらに良い。[25]「緑の運動」としばしば呼ばれているが、これはストレスのレベルを下げ、気分や自己評価を向上させるのにジムに行くよりも有効だということがすでにわかっている。庭は人を動かす。トレーニングマシンに乗っている時間を計る人は多いが、庭にいる時間を計る人はいない。これは運動の時間ではなく、ガーデニングタイムなのである。

庭で土を掘り返す楽しみの一つは、濡れた土の匂いだ。ゲオスミンとして知られているこの匂いは土壌のバクテリア、放線菌類の活動を通じて発散され、ほとんどの人を心地よい、穏やかな気持ちにしてくれる効果がある。[*26] 人間の嗅覚器官はこれに対して驚くほど敏感で、おそらくは、先史時代の先祖が生存に必要な食べ物をかぎ分けるのを助けていたからだ。一兆分の五の濃度でわかる人もいる。

運動と匂いを通じて気分を上昇させることとは別に、庭で土を掘り起こすことで、土壌中の他のバクテリアが直接働きかけてセロトニンを調整している可能性がある。十年ほど前に、神経科学者クリストファー・ローリーは、土壌中に普通に見られる少量のバクテリアが脳内のセロトニンのレベルを上昇させることを発見した。[*27] マイコバクテリウム・バッカエ（*M.vaccae*）は牛馬の糞や堆肥で豊かになった地中で育ち、雑草を抜いたり土を耕したりする時に私たちはそれを吸いこむのだ。

免疫システムを制御できる能力から、最近では「古い友人」と認められるようになったマイコバクテリウム・バッカエを含む共生バクテリアの仲間とともに人間は進化してきた。ローリーの実験からは、M・バッカエに接触させていたマウスは炎症のレベルがより低く、ストレスに対して回復力が向上することがわかった。他の研究では、[*28] M・バッカエを摂取したマウスは、他のマウスにくらべて迷路テストの解答時間が半分だった。さらに研究が進んで、このようなバクテリアが未知のメカニズムで脳内の常駐の庭師的存在のミクログリア（小膠細胞）を活性化し、それによって脳内の炎症が減少することが明らかになった。また、これは前頭前皮質と海馬にセロトニンを供給するシステムに直接働きかけることから、実験中にマウスが気分をより上手に調節できる様子を見せたり、認知的機能と記憶力が向上したりすることとの説明になるのかもしれないと考えられている。

人間におけるM・バッカエの重要性は、まだ明確にはなっていない。他にも多くの物理的心理的な利点が多く働いているばかりでなく、それを庭という環境で測定するのは困難なのかもしれない。しかし、この結果からもっと多くの時間を使って土にまみれて遊ぶべきではないかと研究チームは投げかけた。

M・バッカエとは別に、土壌中に普通に見られるバクテリアの系統で、精神面での健康を増進させるものは他にもありそうだ。[*29] ティースプーンたった一杯の庭の土には、およそ一〇億もの微生物が含まれていて、庭師たちがより多種多様な、つまりより健康的な腸内細菌を持っていることがわかったのも、特別驚くような話でもない。異なるタイプの調査研究から見えてくるのは、腸内で製造されたさまざまなバクテリアの代謝産物が、休息と消化に重要な働きをする副交感神経系の迷走神経が活性化するのを助けるという構図だ。また、その他の代謝産物が脳のミクログリアとのいわゆる「混線」に関わり、それによって脳を抗炎症状態へと変えていくのだ。

樹木と復員兵士

太陽光、運動、土との触れ合いは、ガーデニングの神経系に対する回復効果の中心的な役割を果たしている。同時に、大きな喪失に直面する時、庭の持つ比喩的な意味は治療においてきわめて重要だ。心の象徴化能力は心的外傷を受けた状態では弱められているが、庭には心理的な命綱となりうる象徴が便利なセットでそろっている。キャロルは注目すべき例を私に示してくれた。ヘッドレイ・コートの果樹園にある、頭を切られた古いスイートチェストナットの木々だ。患者たちは常にここの木に魅了され、時には、広い切り株に登ってみたいなあと話したりする。再び成長している枝に囲まれて座っているところを想像するのだ。幹を深く切られた木は、生き残った人々の生きていくことのシンボルなのだ。木々は刈りこまれ、成長を止められたが、それでも成長を続けていく道を見つけている。ちょうどそれはここの負傷兵たちも同じで、生きていく道を見つけなければならないのだ。

ドーテ・ポウルセンとウルリーカ・スティグスドッターによる、デンマークの復員兵士のためのプロジェクトでの研究では、樹木の存在が兵士たちにどれほどの安心感を与えるか、また、樹木がどのように初期の段階で彼らの目にとまり、生きることに再び愛着を持てるようになるのかを詳述している。[*30] 場所はコペンハーゲンの北にあるホースホルム・アーボーレトゥムで、その奥深く、森の中の飛び地のような場所にナケイディアという庭がある。この庭に行くには、モクレンとシャクナゲが道沿いに植えられた小道を歩く。針葉樹は非常にめずらしいものや古いものがあり、空へ向かって伸びていて、鳥の鳴き声が空間に溢れている。パーゴラを潜り抜けていくと木製の門が庭へと導く。二エーカー〔約〇・八ヘクタール〕の中に、温室や湖、小川もある。寝椅子があり、木々の間にはハンモックもかかっていて、ゆっくりと休める場所だ。野菜をつくっている畑もある。

ポウルセンとスティグスドッターが観察したところによると、この地に到着するとまず、ほとんどの復員兵士が、安全な自分だけの特別な場所となる樹木を一本または、洞穴を一か所選ぶという。園内につくられた木の台を使う人もいれば、枝が低くて守られていると強烈に感じさせるジャイアント・セコイアの木の下に座って過ごす人もいた。一人の兵士は一本の木とともにいるだけでどれほど安心感を得られるか語ってくれた。「ここに木があって、私がここに座っている。何も期待されることはないし、質問されることもない。何もないんだ」。また別の一人は、ここで初めて安全だと感じて、目を閉じることができたと言った。ジャイアント・セコイアの木は植物界の優しい巨人のような存在で、一人の元兵士は特にその魅力に引き寄せられて、触れ合った時の強烈な結びつきを次のように表現した。「触れてみると穴だらけで気持ちがいい。木の皮は分厚くて、自分を守っている。ここにいると平和な気持ちになる。本当に威厳のある感じで、すごく古い木なんだ」

樹木に対して私たちが形成する愛着のような感情は、小さな苗に対して感じる愛着の裏返しだ。苗は私たちよりもずっと小さくて、人間はそれを世話し、保護する。しかし、木を避難場所としている時、私たちは小さく、その偉大な力に寄りかかることができる。このことの中には言葉以前の何かがある。私たちは皆、時に言葉に頼らず最も深いところの感情を伝え合いたいと願っているからだ。言葉にするのが難しい悩みや苦しみを、言葉を必要としない生命体に託したいというのは、おそらくごく自然な衝動なのだ。神話と宗教の古典『金枝篇』の中で、ジェームズ・フレイザーは、樹木崇拝のような古代の祭祀の例を世界中から集め、このような衝動が心理の深いところに潜んでいることを示唆した。[*31] 祭祀の中には、病気や悲しみ、罪の意識などを樹木に移すことを象徴するものが含まれており、樹木が人間の苦しみの重さに耐えられるという信念を反映している。それはまるで、無言で安心させるような存在感で、私たちを苦しめるものがなんであれ、私たちの孤独感や悲しみ、苦しみにひるむことなく、樹木は私たちを受け入れてくれているようだ。

ユーカリとの友人関係が人生肯定の助けに

庭で起きる出来事は何もかもがゆっくりだ。花も低木も樹木も成長はじつに静かに、それぞれのペースで進んでいく。そしてそれは人間も同じだ。心的外傷からの回復はゆっくりと進むことが必要だ。四十代のころに兵士だったエディーの例を見てみよう。私が彼に出会ったのは、慈善団体のスライブが運営しているガーデニングのプロジェクトに参加していた時のことだ。エディーはすでにほぼ二年間参加しており、園芸の資格が取れる日も近かった。

エディーが庭で働き始めた時、とても恥ずかしいと感じたという。彼は「神経過敏」で疑い深く、他の人たちと接近しないように調節する必要があった。園芸療法士はこのようなパターンには慣れていて、他の人たちと一緒に活動する準備ができたかどうかを見きわめるのは、重要なスキルの一つだ。初めの数か月間は何度も挫折しそうになったが、しだいに疑い深さも収まってきた。そして神経過敏な状態になることも減ってきたが、どうするかと聞かれて、エディーはまだ一人で活動したいということだった。

心的外傷とは人間を深く孤立させる経験だ。それ以外の関係は初めは恐怖を感じさせるかもしれないが、まわりから切り離されているこの状態を緩和するのに自然は役立つ。ある日私はこれを目撃した。敷地内をひとまわりしている時、エディーはユーカリの木のそばで立ち止まった。「ここを通る時にはいつもこれをやるんだ」と言って、何枚かの葉を取って潰し、その香りを吸いこんだ。私にも手渡して、同じことをするように誘った。「これをやると、いつもいい気持ちになるんだ」と彼は説明してくれた。

私も同じだった。ユーカリの匂いが気分を押し上げてくれるからだ。木とのこの相互関係が彼の習慣となっているのだと、私ははっとした。この木を通りかかるたびに実行する、ある種の正式な挨拶なのだ。事実上、エディーはこの木と友人関係になっていた。それは彼の誰かとつながり合う点だったのだ。特に初めの数か月の間、彼を安定させるためにどれほど助けになったのかはっきりわかった。

ユーカリの木のそばでのその瞬間まで、エディーは私と視線を合わせていなかった。木が何かしら目を合わせても安心だという雰囲気をつくっていたのだ。彼の顔には年齢に似合わず少年ぽい表情が浮かんでいるのに私は気がついた。それから私が話に聞き入っていると、灰色の目は私をじっと見ていた。十八歳で軍隊に入隊し、二十代後半に最初の兆候が現れた。睡眠中に叫び出したり、突然動揺して目を覚ましたりするようになった。任務から家に戻るといつも、エディーは「神経過敏」で「用心深く」なった。敵の姿が見えない時いかに大変なのか、そして「あいつは何を企んでいるんだ?」とか、「あの車は爆発するのか?」といつも考えていると語った。彼はアルコールを飲んで自己解決するようになった。そして何とか自分を保っていたけれど、それまでの楽天的で打ち解けた性格を失って、しだいに人格が変わっていった。

問題はとうとう最悪な状態にまで達して、飲酒がエスカレートして結婚生活は破綻した。しばらくの間彼は車中生活をするようになった。その後すぐに病院に収容されて、認知行動療法を受け、アンガー・マネージメントのグループに参加した。エディーのようなケースは普通にあることで、PTSDを患った復員兵士が援助を求めるようになるまでに、平均で十一〜十三年かかる。実際に助けを求めた時には、多くの場合、生活は崩壊している。ちょうどエディーと同じように、結婚は破綻し、仕事も家も失っているというケースが多い。およそ七五パーセントがアルコール依存症にかかっている。自分がうまくやれていないことを軍隊内で誰かに伝えることは困難だ。エディーは「何年も一人でこの精神状態と闘い続けている」と感じていた。「プライドの問題じゃないかな?」と私に言った。「それを受け入れたくなかった」。にもかかわらず、軍隊の生活が懐かしいのだと、郷愁を感じるように戦友との友情を語った。

恥ずかしいという感情は、援助を求めることを困難にしているばかりではなく、手の届くところにある援助を利用することの障害にもなっている。庭仕事を始めたばかりのころには、他の人たちに対してとても疑り深くなっていたと、エディーは私に言った。「言いにくいけど、自分はまわりの人を初めから批判してかかっていた。心の病気になった人たちとこんなところで自分は何やってんだって感じで」とつけ加えた。それとは対照的に、自然界は、ありのままの自分が受け入れられていると感じさせてくれる。エディーは他人からの援助を受けることに葛藤を感じていたが、ユーカリの木の、気持ちを押し上げてくれる香りは自然からの無償の贈り物であり、木からの励ましを受けることに恥ずかしいと感じる原因があるはずもない。

スライブの庭でエディーが体験した初めてのつながりが、その木の持つ浄化し気持ちを引き上げる香りだったことは偶然ではない。心に有害な感情を抱えている場合、自分自身を新しい経験に向けて開いていくのは容易ではない。しかし、香りはその影響を断ち切って道を開いてくれる。嗅覚は人間の感覚の中でも最も強力で原始的なものだ。鼻は脳内の扁桃体や、感情と記憶の中枢と直接つながっているからだ。脳内のこうした部位は嗅覚機能とともに進化したのだ。感情と記憶と匂いが密接に関連しているのはそういうわけなのだ。

心的外傷を受けたエディーのような復員兵士にとっては、人生に再び向かっていくプロセスはゆっくり進んでいく。ＰＴＳＤで発生した脳内の変化が回復し始めるには時間がかかる。だからこそ、生命そのものが安全だと感じることを繰り返し経験し、それを積み上げていくことが重要で、また、そのようにして心的外傷によって断ち切られたり、弱められたりした人生を肯定できる感情を強めていくのだ。

エディーは庭へのつながりがどのように育っていったのかを熱をこめて語った。「美しいものがたくさん見えるよね」。それが自分に「神様という存在があって、それは自分よりも大きい」と感じさせてくれたのだと言う。自分よりも大きなものの一部であるという感覚に、エディーは驚いたのだ。「自然の中ではすべてのものがからみ合っていて、すべてに目的がある。ミツバチは花粉を運び、虫やなんかは植物を食べる。花や草はどうして育つのか」。エディーは自分で出した疑問に答えなかったし、私の答えを待ってもいなかった。でもゆったりと座って、じっと私から目をそらさずに、驚いたような声を上げた。「ああ、この色。気持ちを引っ張り上げてくれるよね！」

この庭という安全な囲いの中で、エディーは自然への愛と信仰心を再発見した。この自然との一体感は子ども時代にさかのぼるものだった。子どものころ、公園に行ったことを思い出した。「何マイルも歩いて川まで下りていったものだ」と振り返る。「小さな秘密の場所がいくつかあって、ちょっとしたオアシスのような場所なんだ」

このようなある場所の内面化は、心の中にある風景を形成する。心に栄養を補給する泉だ。記憶をたどり、私に話しているエディーを見て、彼の心の中の損なわれていない何かと再びつながるのを庭が助けたのだと私は感じた。現在の庭での経験を通じて、子ども時代の自然との記憶に再びつながることができたのは、より統合された自己意識、アイデンティティを取り戻しつつある兆しだった。彼の言うように、自然の中ではすべてが「関係し合っている」のだ。植物や土に触れて働くことで、内なる平和を体験する力を取り戻したのだった。

卓越した精神科医カール・メニンガーは、第二次世界大戦後にカンザス州で、心的外傷を受けた復員兵士の治療にあたった時、患者たちが生きることに対して再び心を開いていくのに、植物との活動がどれほど力になるかを目の当たりにして深い感銘を受けた。エディーの経験はこの見解と同じだ。メニンガーは精神科医として現役の間、精神医学的治療の貴重な補助的な活動として、園芸療法を推進し続けた。その活動の中でガーデニングを「土に、母なる自然に、美に、成長と進化のはかり知れない神秘に人間を近づける活動」なのだと述べている。[*32] 他の人と一緒にいる時には得られないタイプの重要な親密さが、庭で体験されることに彼は気づいていた。

エディーがほとんど一人で花や芝を植えた、新しくつくられた花壇があった。「荒れ果てた土地だったところが美しいものに変わった」のを見て、大きな満足感を得た。土は固くしまっており、それを変えるには厳しい肉体労働が必要だったが、こうした体力を消耗させるような活動は怒りの感情やフラストレーションを解毒する作用がある。その時の気持ちよさを説明している時、彼は立ち止まって「あれだよ」と言って指さした。「あの向こうの小さな花壇、あれは僕だ」。エディーの言葉には、あの土地を改良することによって、自分自身を荒れ地から生き返らせたのだと言わんばかりの自己確認の響きが溢れていた。

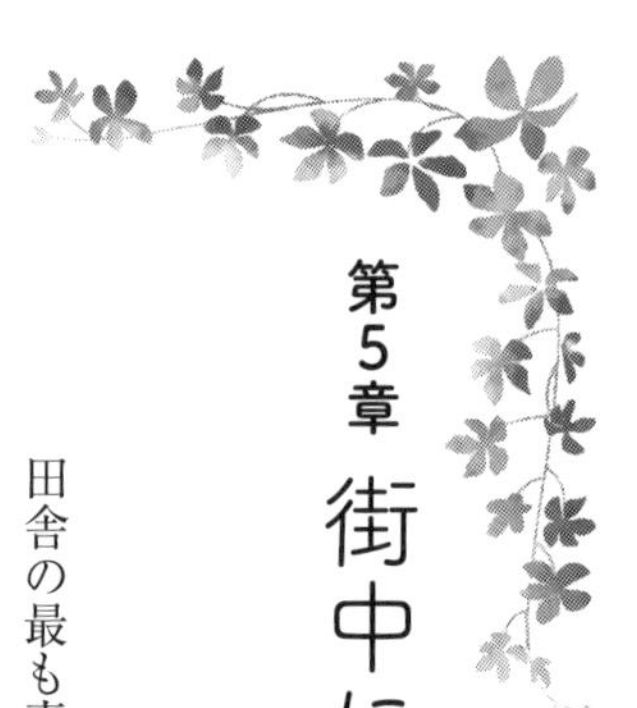

第5章　街中に自然を運びこむ

田舎の最も素晴らしい自然の風景を楽しみ、そこで余暇を過ごすのは、ごく少数の非常に裕福な人々によって特殊な形式で、つまりは独占されている。社会の大多数、最も大きな恩恵を受けるべき人々はそこから除外されているのだ。

――フレデリック・ロー・オルムステッド（一八二二－一九〇三年）

野菜畑の一角に私はルピナスを植えている。ハートフォードシャーの土に根を張っているのだが、毎年夏に花が咲くと、クレタ島の中心部の谷へと私の心は運ばれる。

ルピナスのこの小さな一叢（ひとむら）を眺めると、野草の花を見にトムと一緒に旅行した時の思い出がよみがえる。私たちは田舎のバーつきの宿屋に滞在していて、そこの主人（あるじ）ランブロスが私たちを一日案内してくれた。私たち三人は歩きながら話したり、時々立ち止まっては植物を見たり、たくさん生えていた柔らかい野生のアスパラガスを口に入れたりした。ある場所まで来た時、トムとランブロスは一本の木を見に寄り道することになったが、私は自分のリズムを楽しみながら、曲がりくねった道を先へと進んでいった。

ある角を曲がった時、オリーブの茂みが一面の青色に取り囲まれているのが見えた。その日の午前中にもルピナスは見たけれども、こちらはルピナスの草原だった。驚くべき広さ。呆然とするばかりだった。私は小道を外れて、花々の中をゆっくりと進んだ。

樹木の様子から見てここは太古からの場所で、偶然にも、ほとんど秘密ともいえそうな何かを発見したのではないかと感じて、立ち止まった。どれほどの時間、青い色の中に立ったまま、澄みきった空から降ってくる太陽の光に照らされていたのか皆目わからない。時間は止まっているように見えた。しかし、伸び広がる深い静けさが私の中に入りこんできた。やっと魔法が解けたのは、聞き覚えのある声が私の名前を呼んでいるのが聞こえた時だった。それから私は最後の静けさを味わってから、ここに来るようにと二人の仲間を呼んだ。

帰宅するや、クレタ島の草原での瞬間に再びつながりたいという思いから、私は野生のルピナスの種を探した。その系統の種はなかなか手に入れるのが難しく、結局別の野生種、ルピナス・ペレニスで我慢することにした。その年に植えた種、今も育てているルピナスはあの時のものよりも丈が高く、色も欲しかったあの青のまぶしさにはかなわない。それでも、このルピナスの一叢は見るたびに目の前にあの場所をよみがえらせてくれる。毎年夏になって花が咲くと、私の心の中の扉が開く。そこを抜けて私はクレタ島の散策路をたどることができるのだ。

都市と庭園

その他の芸術的な大事業のように、庭づくりは失ったものへの対応となることがある。庭をつくるということは、万物創生と同じくらいに再創生でありうる。地上の楽園という考えだ。愛していた風景とつながるもの、自然から切り離された私たちにその代わりとなるもの。古代にさかのぼれば、寓話となったバビロンの空中庭園〔今日のイラクのバービル県ヒッラ付近にあった、古代都市バビロンの中にネブカドネザル二世の命により建設されたといわれる、何層もの階段上に配置された庭園〕はまさにそれを意図していた。ネブカドネザル二世〔紀元前六三四－紀元前五六二年、新バビロニア王国の二代目の王〕は、残してきた青々と茂った故郷の山々に恋焦がれる妻の思いを軽くしてやりたかったのだ。高い場所に歩道をつけたピラミッドの山を築いたのは、緑の山々に次ぐ素晴らしい場所をこしらえて、王妃にそこを歩いてホームシックを和らげてもらうためだった。

これよりもはるか前、古代サマリア人たちが都市を建設するようになると、人々は自然を街中に持ちこんだ。都市を緑化するという考えは現代のものと同じではない。都市の公園や庭は都市と同じく古い。世界最古の都市の一つ、紀元前四〇〇〇年ごろ現在のイラクに建設されたウルクの都市計画[*1]では、その三分の一が庭か公園で、三分の一が畑地、残りが住居となっていた。古代ローマ人はこれをルース・イン・ウルベ（rus in urbe）と呼んでいた。文字通りにいえば田舎を市内に持ちこむといったところだ。ルース・イン・ウルベ、すなわち都市内の田舎という考えは自然から隔たった状態での暮らしに対して、都市生活と自然との両方の一番いいところを取る暮らしだ。庭は人間を生き返らせ、植物や木陰、花々の美しさの持つ心地よさが都市の環境を豊かにしてくれることを、古代人は認識していたのである。

歴史を通じて、最も有名な都市でさえも騒音に満ち、人が溢れ、悪臭を放つようになった。十七世紀の偉大なエッセイストであり造園家でもあったジョン・イーヴリンは、都市の有害なスモッグを解消するために、ロンドン周辺にいくつもの公園や庭をつくることを提案した時、ルース・イン・ウルベという考えを援用した。[*2] 彼が選んだ植物はスイカズラ、ジャスミン、ライラック、ローズマリー、ラベンダー、ジュニパー、ジャコウバラなどだった。こうした香りの高い茂みや木々が「良い魔法」を放って、「その息吹で近隣を芳香で満たし」、広く空気中を占めている硫黄を含む石炭の煙を中和させるのに役立つだろう、また、自然の豊かさがロンドンの住人に、健康増進の他にも、美しいものを楽しむことや、気晴らしの機会といった利益をもたらすだろうとイーヴリンは考えたのだった。

庭には都市の不健康さを軽減する力があることを完全に理解していたにもかかわらず、イーヴリンの大胆な計画は実現しなかった。木々は騒音を取り除き、植物は空気を浄化するのだが、イーヴリンの言う「良い魔法」は、庭が人間の五感を和らげ、かつ、同時に活性化させるという面でも力を発揮し、そのすべての官能性によって人間は夢中になるのだ。ほんのわずかな庭でも、都会生活による消耗を癒してくれる静かな安全地帯をつくることができる。よく考えて選んだ花や木が植えられていたり、水の流れがあったりすれば、都会を離れなくても、そのような空間が都会からはるか遠くまで私たちを運んでくれるのだ。

緑の土地は命をつなぐ場所だ。その緑色は豊富な食料と安心できる水の供給を象徴している。呼吸する空気から食べ物まで、この惑星上で生命を支えているのが緑の植物という事実から逃れることはできない。しかし、金属とガラス、コンクリートの景観の中で、二十一世紀の食べ物は缶かプラスチック容器に入って出てくるという今日の都市では、この基本的な真実を私たちはいとも簡単に忘れてしまう。旧約聖書に曰く、「およそ肉なるものは草」。現代の私たちの耳にはほとんど不吉に聞こえるが、それほどまでに生命の基本的な事実から遠ざかっているということなのだ。

道路や高層ビルに囲まれていると、自然はどこか遠い存在のように感じる。植物は生命の必需品の背景へと滑りこんでいく。しかしそれでも緑の生命の鼓動は私たちに呼びかける。都会のコンクリートと舗装は私たちには文字通り硬い。騒音と公害、砂漠とダストボウル〔一九三一～一九三九年、米国中西部の大平原地帯で、断続的に発生した砂嵐〕。どれほどネオンに惑わされ、都会の活気に満ちた大きなエネルギーに引き寄せられても、私たちの心の中の祖先から受け継いできた奥深い場所のどこかで、ここにいるのは良くないと教える警報音が鳴っている。蛇口をひねると水が出る暮らしは便利だが、それでも緑の自然に人間は反応するようにできている。時によると、イメージするだけでも十分だ。窓の下の何輪かの花でも、木々をわたる風の音、太陽の光の暖かさ、緩やかな水の流れでもいいのだ。自然の豊かさは、都会で売られていたり宣伝されていたりする物の豊かさとは異なっている。

オフィスで働いている人々を観察するだけでわかる。昼休みになると人々は自然の緑の場所へ、日光の当たる場所へと引き寄せられていく。木々が立ち並んだロンドン市内の広場、公園のベンチやデッキチェア、泉のまわりなどは、人々が都会をそっと離れ、しばし都会の喧騒を避け、再び元気になれる場所を提供してくれている。自然の中で過ごす時間はそれほど長くなくてもよく、二十分あれば十分で、それで精神的なエネルギーを回復することができ、脳の集中力を高めてくれるのだ。心と自然との間の無意識のうちの交流には広範囲にわたる効果がある。心と身体の健康へ及ぼす重要な結果をもたらすのである。

人間が緑の自然の中で体験する利点について、最も素晴らしい記述を残したのは、十九世紀半ばの米国人景観デザイナーでニューヨークのセントラルパークをつくったフレデリック・ロー・オルムステッドだ。「心と神経系統の密接な関係性を考えれば」、美しい自然の風景は「人間を疲れさせることもなく、心をつかみ、しかも心を鍛える。また、心を静かにし、また活気づけ、そうして身体への心の影響を通じて休息をとって、気分がさわやかになったり、身体全体を再び活性化させる効果がある」ことを容易に理解できる、と述べている。[*3]

都市に住む人は神経の緊張、過度の不安、気ぜわしい傾向、焦燥感、苛立ちなどといった心身の苦痛を抱えていると、オルムステッドは言っている。「憂鬱」になる傾向もあると言う。この用語は十九世紀に広く抑うつ状態に対して使われたものだ。彼は、植物のある空間の恩恵は誰でも、特に郊外へ旅行する機会のほとんどない都市労働者のような人々が受けるべきだと考えた。そういった空間は非常に不足していて、レクリエーションに共同墓地が利用されるといった社会現象を引き起こし、オルムステッドは強く抗議した。都市は人々の必要を満たすことができていなかったのだ。

英国を訪れたオルムステッドはリバプールのバーケンヘッド公園から大きな刺激を受けた。この美しい場所は「人々の公園」で、こうした場所こそ彼が米国国内につくりたいと考えていたものだと述べている。彼が後に建設した公園内には派手な色の目立つ花はなく、花壇も整然とした幾何学的な設計ではなかった。天然の景観を再現するために自然の植生を生かして、田舎の風景、絵のような景色をつくり出すことに努めた。こうした景観は、彼の見方によれば「予防薬であり治療上の価値のあるもの」だった。[*4] 自分の考えたこのような公園を訪れることで、人々は体調を回復し、健康を維持できるのだと考えた。

現代、都市での生活が急速に広がったことで、人々の健康を蝕むのは都市生活だという考え方が出てきた。新しい病名が考え出されて、その説明に使われるようになった。「神経衰弱」だ。一八六九年、この症状について最初の記述を残した米国人内科医ジョージ・ミラー・ビアードは、それを「文明病」だと述べている。[*5] 患者は精神的にも肉体的にもエネルギーを失い無力感に悩まされ、その他の症状も同時に現れた。不眠症、不安症、また怒りっぽくなったりすることもそうだ。神経衰弱は、過剰な刺激、過労、甘やかしすぎに起因すると言われていた。都市生活と切り離すことができない、食うか食われるかのビジネス文化や知的生活の要求、悪徳と贅沢など、さまざまな背景があったオルムステッドの都市労働者がこれと同様の診断を受けることはなかった。神経衰弱は経済的に恵まれている人や知識階級の病気へと急速に変わったからだ。治療の方法は「休む」か「大自然の中へ入る」かだった。女性なら一様に寝ているように言われたが、男性は都会を離れて大自然の中へ行けと助言された。自然療法を選んだ有名人にはウォルト・ホイットマンやセオドア・ルーズベルトがいた。

世界各地での都市の拡大は、オルムステッドやビアードが論文を書いていたころに始まったばかりだった。十九世紀の初めには全人口のわずか三パーセントが都市に暮らしていただけだったが、今や、五〇パーセントを超えている。この数字は今後三十年以内に七〇パーセントにまで上昇することが予測されており、すでに米国ではこの数字を超えて人口の八〇パーセントが都市に暮らしている。都市の中心地が拡大していくにつれて、精神を病む病気が世界中で増えている。

神経衰弱という診断名は医学事典からは消えてしまったかもしれないが、ビアードが記述していた現象は消えていない。こうした症状は今日では不安障害、うつ病に分類されており、田舎にくらべて都市の環境でより高い割合でみられる。[*6,7] うつ病で四〇パーセント、不安障害は二〇パーセント高い。暴力的な犯罪の割合が都市部で高いため、当然ながらPTSDの発症率も都市部のほうが高い。とはいえ、原因と結果を分離するのは簡単ではない。病気と他の社会的なストレス要因が、人々をむしろ都市の中心部へと導きうるからだ。これは特に社会的剝奪と関連する精神病の場合に顕著である。英国の最近の研究によると、犯罪率の高い貧困地域で育った若年層が重度の精神病を経験するリスクは田舎にくらべておよそ四〇パーセント高いという。[*8]

都市が経済的な原動力であり、また文化的な中心地としての役割があるにもかかわらず、都市に住むことには代償が伴う。[*9,10] その代価とは心の健康だ。都市の環境は、住人に少しずつストレスを注入している。来る日も来る日も人々は通りの騒音や混雑、汚染物質にさらされている。通勤者の健康に関する調査[*11]の結果は、長時間かけて通勤している人なら誰でも知っている。通勤によってフラストレーションや疲労、不安、敵意などに悩んでいる人は多い。

社会的不平等や孤立という状況は、住居と職業を求める競争とともに、ほとんどの都市部で当たり前のようになっている。加えて、都市の住人は地方の田舎で暮らしている人より、不健康で体を動かさない生活様式になりがちで、自分の環境をコントロールすることができず、犯罪に対する恐れも大きい。

こうしたストレスに満ちた要因の組み合わせは一人ひとり異なっているだろうが、それらが積み重なって皆、悪影響を受けている。

都市住人が精神的な問題に弱いのは、生活の中に「保護的要素」が相対的に不足しているからだとわかっているが、事態はいっそう深刻化している。家族や友人たちとのつながりが精神疾患にかかりやすい傾向を弱めるとわかっているが、都市で暮らしているとこれを維持するのが難しい。また、自然と常に接することも困難だ。都市が拡大するにつれて、人々は自然から切り離されてきた。今日の大都市の中には住宅の密集した地域が周辺に広がり、しかも緑のある暮らしはほとんどないというところもある。土地の不動産価値とそれを求める巨大な需要から、都会の中の小さな緑の空間は常に消滅の危機に瀕している。

心の健康と都市の緑

近年、世界各地の大学の研究チームが自然の有効性を調査している。事実、急速に拡大している研究領域だ。都市の公園や庭が持っている精神の健康に対するプラスの効果は、社会的な絆による効果と同程度まではいかないとしても、静かに効果を上げて、ストレスへの耐性を上げるのに役に立っている。植物の近くにいることで攻撃性や不安が和らぎ、気分は上向きになり、精神疲労も軽減することがわかってきた。[*12,13,14,15] また人々の行動を変化させ、もっと運動しよう、もっと近くの人たちと交流しようという気持ちにさせる。しかし、こうした効果を示すエビデンスが集積されてきたにもかかわらず、自然環境に対する、人間の心と身体の反応の複雑な仕組みは、いろいろな点でようやく解明され始めたばかりだ。「緑の自然」という考え方は、一角に芝生が植わっていれば十分であるかのように解釈されるかもしれないが、自然の持つ回復力という意味では、「緑の自然」には複雑さと多様性が重要だ。生態学者リチャード・フラーは英国シェフィールド市で行った研究で、人々が公園を訪れることで得られるプラスの効果と植生の多様性との間に明確な関係があることを突き止めた。[*16] この結果はルース・イン・ウルベという古代の考え方が重要であることを示している。都市の公園や庭では、生物が多ければ多いほど、自然をたくさん取り入れてあればあるほどよいのだ。

緑の空間を都市の中に増加させることが公共の健康増進の処置として信頼に足ると言えるためには、その有効性は人口のレベルに応じて定量化する必要があるが、これを達成するのは簡単ではない。フラーはオーストラリアのブリスベンで行った最近の調査で、市民が公園を訪れる回数と健康状態との関係を観察することでこれを実現しようとした。[*17] 都市環境の影響を調査する際の問題の一つは、より健康で経済的に恵まれている人々は、より緑の多い地域に居住する選択肢を持っており、おおむねその選択通りになっていることだ。これを修正するためにフラーと研究チームは、健康に影響を及ぼすことが知られているその他の社会的、経済的要因を勘案するのに役立つ大量のデータに一連のコンピューター処理を行った。その結果は、ブリスベン市民全員が市内の公園を毎週訪れると、うつ病で七パーセント、高血圧症で九パーセント減少するだろうというものだった。これはわずか一つの市での研究であり、世界の別の都市でもこの研究が近い将来実施されることをフラーは期待している。

健康と収入の間には避けられない関係がある。したがって、都市の社会的に最も恵まれない住人は、常に精神的な健康面でも最低の状態にある。複雑な範囲の要素がこの問題には関係しているのだが、自然豊かな空間が利用できないこともその一つであるとしだいに考えられるようになってきている。これは、グラスゴー大学とエディンバラ大学に研究基点をおく、環境、社会と健康に関する調査センター〈Centre for Research on Environment, Society and Health〈CRESH〉〉が行った研究がはっきりと示している。[*18] リチャード・ミッチェルがリーダーを務める研究チームはヨーロッパ各地を対象にした大規模な調査で、近隣にある生活を快適にするものの存在に関連する社会的、経済的、そして健康上の格差に、注目している。分析は自然空間へのアクセスに加えて、商店や公共交通機関、文化施設の状況にも及んだ。これらの変数のうち、はっきりとした効果を表したものはただ一つ、近隣の公園や庭の存在だった。研究チームは、低所得と関係する精神的な健康状態の不均衡は、緑の空間の近くにいることで四〇パーセントまで削減可能であると算出した。この数字には研究者自身も驚いた。公園が低所得労働者層の健康を変えることができると考えたオルムステッドは正しかったのだ。

街路樹の存在は、十分大きな変化を生む。[*19] 樹木は、人々が自分の生活をどう感じるかに明らかな影響を与えることがわかったからだ。マーク・バーマンをリーダーとするシカゴ大学の環境神経学研究室では、トロント市内の住宅街の街路樹の配置に関する研究を行った。この情報と、住人が自分の健康をランクづけするという調査結果とが組み合わされた。収入や教育、就労に関する調整を行ったあと、研究チームは、市内の一ブロック当たりわずか一〇本の樹木を植えることで、一万ドル収入が増えるのと同等の精神的ストレスの軽減になると算出した。自然の豊かさをかさ増しする金額としては驚くべき数字だ。だが選択肢があるのなら、ほとんどの人は樹木よりもお金を選ぶだろう。

精神の健康を増進させる効果と同様に、緑の多い環境が近くにあることは地域の暴力や家庭内暴力を低減させるのにも役立つ。イリノイ大学の環境科学者フランシス・クォとウィリアム・サリヴァンは二〇〇〇年代に入るころに、このような効果をはっきりとさせた有力な研究を次々に発表した。[*20][21][22][23] 彼らの研究によると、シカゴ市内の社会的に恵まれない地区の住人で緑の空間がまわりにある場合は、同様の居住地区で緑の自然空間が近くにない場合よりも、自分の人生の状況についてより多くの希望を持っており、無力感が少ないという。また、家庭内の暴力行為の発生率もより低いという。

また別の研究で、クォとサリヴァンは、木々や庭が近くにある建物のまわりでは窃盗や暴力行為の犯罪率が低いと分析している。彼らは研究結果から、不足しているところに緑地を導入すれば、犯罪を七パーセント減少できると算出した。庭は近隣をより安全にするのに役立つ。人々を屋外に連れ出すからだ。庭の緑の空間は中間地帯として住人が集まったりつながり合ったり、心理的な壁が壊されて新しい友人関係が生まれたりする場所として機能する。庭のある公営住宅の住人のほうが近所の住人をより多く知っており、自分のまわりには助けてくれるネットワークがあると感じる人が多いことがわかったとクォとサリヴァンは言う。都市の中にある放置された一角や、人が立ち入れない場所を緑化によって変えることには軽視できない影響力がある。

都会は混雑しているし、私たちの心も雑多な思考で混み合っているが、ひとたび公園を訪れると心理的な空間の広がりを感じられる。一歩下がってよりはっきりと物事を考えられるようになり、脱線から戻ると、前より考え方は自由になり、それまで苦しめられていたものからの束縛も少なくなる。この効果は脳内の変化と関係がある。[*24] ワシントン大学環境学大学院のジョージ・ブラットマンが率いる研究で、この脳内の変化が測定された。研究の中で、ボランティアの被験者たちは、公園の中か高速道路に沿ってかどちらか無作為に割り当てられた場所で、九十分間一人で散歩する。公園の中を歩いた人は精神的な健康を示す数値が良くなった。特にこのグループは、心配や否定的な思考が少なくなったことがわかった。否定的な思考をめぐらすことは前帯状皮質膝下部の活動と関連しており、研究チームが行ったｆＭＲＩ（機能的磁気共鳴断層撮影装置）による脳の解析によって、参加者が報告した鎮静効果とともに脳内のこの部位への血流が低下することがわかった。狩猟採集民の先祖は移動を続ける時、彼らの安全はまわりの環境に注意深くすぐに反応できる状態に身をおいている自分にかかっていた。なぜ自然の中にいることで、不安な気持ちや警戒心が解かれるのか。これには進化的な理由がある。思考の輪の中で道に迷ってしまうことは、生存競争の中では決して良い選択肢ではないからだ。

野生で生きるための集中力

進化の時間で見れば、人間が建物の密集した大都市で暮らすようになったのはごく短期間で、わずか六世代かそこらのことだ。それに対して、環境科学者ジュールス・プリティーは、三五万世代にわたって人間は自然と密接な環境で暮らしてきたと算出している。「人類の歴史を月曜日から始まる一週間に例えると、現代の世界は日曜日の真夜中、十二時三分前に出現した」ということだ。[*25] 都会に暮らすことの弊害の多くはこの根本的な不適合から生じている。人間の脳は自然の世界の中で進化してきた。それなのに、今日人々が暮らす反自然的な都市環境でも、当然脳は最適に機能するものだと人間は期待している。

リラックスしていて没入型の集中をしている状態は、はるか昔の先祖たちが野生の中で生き残るために役に立つものだった。狩猟や採集を成功させるためにはこのような集中が重要で、特に努力を要しないので長時間続けることが可能だ。これとは反対に、現代の生活では狭くて何かに焦点を合わせた集中に重点がおかれている。この二種類の異なるタイプの集中の重要性を、一九八〇年代に始まる一連の実験で検証したのが、精神分析医レイチェル・カプランとスティーブン・カプランだ。[*26]彼らの有力な「注意回復理論[*27]」は、自然に囲まれた環境は課題集中型の思考に休息を与え、精神的なエネルギーを回復させるのに効果が大きいというもので、実験結果にもとづいている。[*28]意識的な認知処理能力を使いすぎると、いわゆる「集中力疲労」の影響を受けやすくなり、脳が集中力をとぎれさせる刺激を防御する能力が低下する。この効果を実証する研究は多い。一例をあげると、四十五分間森林公園を歩いた学生は、都会の人通りの多い通りを歩いた同様のグループよりも、それに続くテストで二〇パーセント成績が良かったという実験結果がある。[*29]自然と接触すると、鎮静作用と活性化作用の両方が同時に得られるとオルムステッドは書いている。

しかしながら、注意は認知機能以上のものだ。精神科医イアン・マクギルクリストは、もし私たちの理解をこの方向で制限してしまうなら、間違いを犯すことになると主張する。なぜなら、彼の表現を借りるなら、注意とは「私たちと世界との関係を生じさせる主たる方法」だからだ。この二十年を費やして右脳と左脳の関係を研究してきたマクギルクリストが出した結論は、この両者はそれぞれ異なる形式の注意に特化しているということだった。[*30] 左脳は狭い照準を合わせた注意を起こし、右脳の機能は周囲に向けて幅広くオープンな注意が得意だ。入ってくる情報を処理する際の左右脳の役割分担は他の動物にも同様に見られ、生存するうえで必要だったために進化してきたものと考えられる。動物も鳥も注意をコントロールして獲物を捕らえるが、また他方では同時に周囲の環境に対して警戒を続けているのだ。

このモデルは、複雑で高度に統合されている人間の脳に適用される場合には、必然的に単純化される。マクギルクリストは、人間の左右の脳は常に連絡を取り合っていて、人間の行動すべてに貢献しているのだと認めている。しかし、ある特定の処理技術を使いすぎて他の技術を軽視してしまうと、自分の感情や周囲の世界や他の人たちから切り離されたと感じるのだ。彼の説明によると、スクリーンとコンピューターだらけの現代生活の特性は、八割の時間を左脳の注意処理モードに依存していることだ。この不均衡が不安障害やうつ病の増加に関係しており、一般的な空虚感や不信感につながっているとマクギルクリストは確信している。その理由は、左脳は機能的なものすべてを優先し、経験を分類することに特化しているからだ。「獲得」と「使用」に焦点を合わせる人生は意味も深みももたらさない。これとは反対に、右脳は分類ではなくつながりに特化している。身体や感覚によりよくつながることを通じて、世界の豊かさを人間にもたらしてくれる。共感や最も深遠な人間性は、右脳を通じてもたらされる。自然に結びついているという感情もそうだ。マクギルクリストによれば、右脳は世界の新鮮さと活力を人間に結びつけてくれるという。

他の生物と感情的なつながりを持ち、その生命力に触れることは、ハーバード大学の著名な生物学者

E・O・ウィルソンが唱えるバイオフィリアにつながる。ウィルソンは、「人間には他の生物との感情的な友好関係」が先天的に備わっていると提唱した。[*31] 彼が最初にバイオフィリア仮説を提唱した一九八四年以来、バイオフィリアは環境心理学の世界では流行語となった。人間の認知と感情機能の進化に自然界が中心的な影響力を持つという事実にもとづいているのが、ウィルソンの仮説だ。自然に最も精通し、動植物について熱心に学ぶ人間のほうが、より生存しやすかったのだろう。日常生活では自然界とはもはや心を通わせ合うことがないのだから、同レベルの調和とまではいかないが、それでもなお私たち人間のすべての中に自然界との調和は潜在的に存在しているのだ。

植物は弱いけれど前向きなんだ——優しく導くもの

せわしない都会の通りを行き交うのは、目からも耳からも入ってくる大量の情報を処理する必要があるので、集中力が阻害される。警笛やサイレン、警報などは人間に注意を促し、安全を確保する意図で使用されているが、これらの情報を処理し、不要なものを取り除く作業を通じて、人間のエネルギーは消耗する。混雑した歩道上で人の流れの中を行くのは、最も順調にいった時でも極度に疲れる。一人ひとり異なったペースで動くからだ。都市の環境では、物理的空間も心理的な空間も、さまざまな形で危機にさらされている。多くの人が行き交う通りでは感覚に重い負荷がかかるため、精神病に苦しむ人にとっては、通りを渡るのも極度に困難になる可能性がある。たとえば、ロンドンの南部のキングス・カレッジ・ロンドン精神医学・心理学・神経科学研究所で行われた二件の研究によると、精神病患者が牛乳を買うために交通量の多い通りに出る十分間でさえ、特に不安障害と被害妄想の症状は顕著に悪化するという[*32, 33]。

コミュニティ・ガーデンでの精神の健康増進プロジェクトに参加している精神病を患うフランシスという若い男性に会った時、こうした要因がまさに現れているところを目にした。薄青色の目に現れた過敏さに私は驚いた。別の時代なら、安全地帯を求めて修道院の門に現れるような人物だと思った。彼は五年前に具合が悪くなり、数度にわたって入院した。統合失調症という診断で、長期間の投薬が必要だとわかった。

いったん健康を害すると、都会の環境は対応するのが難しく、回復をより困難にする。フランシスが最も最近倒れたのは二年前で、ちょうど彼が一人暮らしをしていた時だった。まわりの環境のせいで世界は安全ではないという感情をかき立てられて、自分は再発したのだと感じた。彼のアパートは、バスや車、トラックなどで混雑した交通量の多い道路沿いにあった。通行人は窓の外を行き交い、上の階の人々の足音を無視するのがどんどん難しくなっていった。室内で彼は常に緊張していた。屋外ではそれどころか、不安障害と妄想はひどくなった。通りを歩く時に経験していた感覚の過剰負荷によって心理的な皮膚を失ったかのように、他の人に対して無防備で傷つきやすくなったように感じた。平穏はもはや見出せないと彼は思った。

フランシスが屋外の世界で経験していた混雑して心が乱される感覚は、彼の心の中にある感情の混雑具合を映し出していた。何を考えていても自分は悪者だという声が聞こえて責められる、というところにまで達した。昼夜を問わず、ずっとベッドの中でヘッドホンをつけて音楽を聴くようになった。地域の精神衛生チームが彼のケアに入り、アパートを毎日訪問したにもかかわらず、再び入院することになった。最終的には快方に向かって、両親の家に引っ越した。その後の数か月間で、認知行動療法のコースを終え、矛盾する思考をどうにか処理できるまでになったが、意欲を取り戻すには至らなかった。

意欲の喪失は統合失調症によく見られる症状である。フランシスの場合もそうだった。この症状の多くは、脳内のドーパミン作動系の調節不全が背後にある。この神経伝達物質は生命の基本的な化学物質の一つで、哺乳類に共通している。ドーパミンは生存に必要な探索、あるいは探求行動を引き起こし、脳の「報酬」システムで重大な役割を果たしている。これは実際には、報酬それ自体によるのではなく、報酬の期待によって動かされるので、探索系といえるものだ。狩猟採集を行っていた人類の祖先に、自分の周囲の地形を探検する「やる気」を与えるものだった。もしも空腹になるまで動き出さないとしたら、あちこち動きまわって食べ物を集めるエネルギーは不足するだろう。その結果、脳は自分の環境について学ぶことに対して、報酬を与えるように進化してきたのだ。

ドーパミンのほとんどは、脳の古い層の奥深くにある二つの小さな塊から生じる。長い神経繊維は大脳皮質のような遠く離れた領域までドーパミンを運んでいく。ドーパミンが人体内に発生させる探検したいという衝動は、知的であると同時に身体的なものでもある。ドーパミンは目的意識と楽天的な期待感を生み出し、また、脳内のいたるところで連携とコミュニケーションを活性化する。したがって、ドーパミンのレベルが低いと、私たちは「生命力」を失くしたと感じるのだ。

家族の友人の一人がフランシスが参加できる地域の活動を教えてくれたので、行くことに決めた。その庭は幹線道路のすぐそばの住宅地のはずれにあった。庭は木々の陰に隠れるようにあった。彼の言葉を借りれば、「コンクリートで固まって」いる周囲の環境とは対照的な緑の安息地だった。彼は自然の中にいることをいつも喜んでいたが、ベッドでの生活が長かったため彼の身体は弱っていた。

初めは、植物を植えたり、水をやったり、除草作業をしたりする身体を使う仕事はとてもつらかったが、それでも辛抱強く行った。庭をつくる活動の主宰者は精神的な問題を抱える人への支援には経験豊富で、その他の参加者の中には同じように弱っている人たちもまじっていた。フランシスはそうした参加者たちとほとんど交わらなかったが、一緒に行う作業の中では安心感を得た。しだいに自分のやっている仕事に集中する能力が高まり、自分のまわりに恐怖のもととなるものもなく、集中力は変化していった。自然の中に没入していることで、不安な思いはしだいに軽くなっていった。さまざまな天候や、植物の変化にも気がつくようになった。彼の表現を借りると、「ある一日は別の日とわずかであってもどんなふうに違っているか」耳を澄まし、目を凝らすようになった。庭で作業することを通じて、自分の外側の世界に向かって自分自身を開くことができるようになったのだ。

フランシスがこの活動に参加した最初の年は、他の参加者との接触が問題になり続けた。他の人の幸せは自分の責任なのだという感じ方のせいで、社会における出会いのすべては彼にとって複雑だった。それにくらべて、植物とつき合うのはずっと簡単だった。植物からは混乱するような、不安をかき立てるような合図や、考慮しなければならない感情もなかったのだ。「自然は信頼できる」と彼は私に話した。パラノイア〔ある妄想を始終持ち続ける精神病〕と信頼は相反するもので、不安が大きくなる時にはあらゆるものがパラノイア的な思考のきっかけになりうる。植物を相手にしている時、彼は穏やかな気持ちになった。その理由を彼は「植物は人間にくらべて正直なところがあるんだ」と言った。

復員兵士たちが樹木の持っている回復力と強さに惹かれるのとは違って、この関係は脆弱性に関するものだ。植物の世話をしていると、「か弱い植物」（と彼が呼んだ）はフランシス自身の脆弱性を別の文脈の中においてくれる。彼は植物と自分を同一視し、そうすることで、植物から学ぶことができたのだ。「植物は弱い。だけど、とても前向きみたいなんだ、暑さ寒さの季節を生き抜いているよ。ここにじっとしていて、なかなかうまくやっている」。フランシスは庭の植物を自分の「優しい道案内」とみなしていた。植物は別の生き方を示してくれたからだ。ここから、弱いということが最悪とは限らないのだと理解するようになった。

これまで「いろいろな物にどれほど執着しすぎていたか」フランシスは話してくれた。そしてそれがなくなったら、彼は自分に腹を立てていたという。ガーデニングを通じて、人生に対する「より深い理解」にたどり着き、物は束の間存在するだけだという事実に慣れてきたという。また、フランシスは自分自身に対して腹を立てることをやめた。従来の彼は常にやや散らかし屋で整理整頓できなかったのだが、庭での態度は違った。「ここでは同じようにはできない。ガーデニングっていうのは何事も整理整頓が必要なんだよ。植物は世話をしてやらないと枯れて死んでしまうんだ」。他のことではたびたび退屈していたフランシスが、ガーデニングでは退屈に思ったことはないという。

庭の世話をするようになって、目的意識や意欲を新たに持てるようになったのだ。このプロジェクトは地域の資源を活用するもので、フランシスは何か「意義のある」ことをしているのだと感じた。それでもまだ彼は集中するのが困難だと感じることも時々あったが、記憶力は良くなっていた。十八か月のあと、園芸の職業訓練を始める準備ができたと考え、ゆくゆくは庭師になりたいと望んでいた。インタビューの終わりにあたって、彼が言った言葉は彼の体験を要約してくれている。「僕はショックから解放されて、前よりも人生というものを意識できるようになったよ」

田舎のネズミと町のネズミ――住環境と精神

フランシスが参加したコミュニティ・ガーデンのような活動には、治療的な観点がいくつも含まれている。[*34] 参加者と植物の間だけではなく人間との間に形成しうる関係に対して、さまざまなストレスの程度に応じて庭という設定がプラスの効果を持つ。とりわけ、フランシスのように社会から離れて引き籠った人にとって、ガーデニングは脳が健全に成長する複雑な環境上の刺激を与えることになる。[*35]

人間とよく似た神経系統を持つ実験用ラットを使った数十年にわたる研究からは、神経科学の研究者が言うところの豊かな環境エンリッチメント〔飼育動物の福祉と健康を向上させるために、適切な行動と精心的活動を発現させる刺激を与える飼育環境に対して行われる工夫〕を考慮して飼育されると、そうでない場合よりも、健康でストレスに強く、学習能力がより高くなることがわかってきた。そうした脳にはより多くの神経発生が見られ、BDNFのレベルは高まり、学習と記憶に重大な働きを持つ海馬の歯状回のニューロンは二倍になるという。[*36][*37]

環境エンリッチメントの備わったケージとは、典型的には、回転する輪やボール、トンネル、はしご、小さなプールがついている。ラットにとっての遊園地のようなものだ。その内部でのさまざまな形式の刺激が探索と発見の活動にきっかけを与えるのだ。比較対象とされるラットは、餌と水だけ置かれた通常のケージで飼育される。脳に対する環境エンリッチメントの効果を調べる実験作業には最近まで自然環境のエンリッチメントは含まれていなかった。この状況が変わったのは、ヴァージニア州リッチモンド大学の行動科学の教授ケリー・ランバートが第三のタイプのケージを導入したことによる。[*38] それには土のほか、木の枝、切り株とうろの空いた丸太などの植物性の素材が入っていた。

ラットは夜行性なので、赤い光を使って気づかれないように観察した。翌朝記録を見てみると、予想通り、比較的空っぽの通常ケージのラットは、ランバートの表現によれば、ほとんどお互いに影響し合うことなく「ゾンビのような行動」をしていたという。人工的に環境エンリッチメントを加えたケージのラットは、より活動的で社会性も見られた。しかし、自然の物を使った環境エンリッチメントのケージのラットを見た時、目の前で起きていることにランバートはほとんど信じられない気持ちだった。とても驚いたのでアシスタントを呼んで一緒に観察した。何世代にもわたって実験室で飼育されたラットは、これほど自然の近くにいたことはなく、したがって、木の枝や土よりもプラスチックのおもちゃのほうを好むだろうと考えられてきた。しかし、ケージの中のほんのわずかな自然に囲まれたラットは、研究チームがこれまで見た中で最も興奮していて活動的なラットだったのである。ラットは穴を掘って遊んでいて、明らかに喜んでいた。さらに、社会的な行動を取り、お互いに関係し合いながら活動していた。

実験結果は驚くべきもので、ランバートとその研究チームは二回目の実験に入った。今度は十六週間と、より長い期間だった。再び、「町のネズミ」と「田舎のネズミ」(ランバートたちはそう呼んでいた)、さらに通常のケージで育ったラットとも比較された。町と田舎のラットへの生化学テストの結果は、刺激を受けていないラットとくらべて、どちらも同じように良いものだった。コルチコステロンに対するデヒドロエピアンドロステロン(DHEA)の割合は「田舎のネズミ」のほうが健康的だった。しかし、行動のパターンを分析してみると、「田舎のネズミ」のほうが間違いなく断然優位に立っていた。「町のネズミ」にくらべて、ストレスにさらされた時に回復が早く、テストでもより粘り強かった。そして、他のラットに対しても社交的だった。[*39]

ランバートは「町のネズミ」「田舎のネズミ」と呼んではいたが、田舎のネズミのほうに与えたのは田舎——自由にさせることを含む——ではなく、そこで遊ぶための庭を与えたと言ったほうが近い。驚くべきは、何十年もの時間をかけて環境エンリッチメントの研究が続けられてきたにもかかわらず、自然の物と人工物の刺激の違いはほとんど研究されてこなかった点だ。自然の要素と接点があるほうが、人工物よりも神経系への刺激はより強力だと思われる。確実にラットはその差異を認識しており、これはラットにとってのバイオフィリアなのだった。

エンリッチメントによる効果は、十九世紀、神経衰弱を治療する際に「自然療法」が「休養による治療法」よりもはるかに成功した理由の一つだった。今日私たちは人類の歴史の中で最も極端に自然から切り離された時代に生きている。都市の広がりによるばかりではなく、広く利用されるようになってきた映像文化のテクノロジーによっても、人間は自然から引き離された。ほとんど屋外へは出ないという人も多い。たとえば米国人は平均して九三パーセントの時間を屋内の環境か、または閉鎖された乗り物の中に座って過ごしているという報告も出ている。[*40]

常識的に考えても、新鮮な空気、太陽光、運動と緑の自然の中に行くことは、都会に住む人間の健康を増進させる。とはいえ、このような要素から私たちはかなり離れてしまっているので、人間へのその効果を示す科学的な証拠を必要とする。しかし、常識では予測もできないような緑の空間の持つ有利な点がある。それは「向社会的」効果である。ランバートは自分の実験の中で「田舎のネズミ」が仲良く毛づくろいをし合うことや、反応し合うことから、これを発見した。フランシス・クォとウィリアム・サリヴァンは社会のネットワークの強化を示したシカゴの住居研究の中で、これに気づいている。都会に住むことを考えると、これは自然が人間に与える最も重要な影響なのかもしれない。簡潔に言うなら、植物や樹木のあるところにいる時、人間はより良い行動をとり、お互いにつながり合いやすくなるということだ。

緑の植物が人間に社交性を生む効果は実験室で示されている。[*41,42,43] たとえば、室内に植物がある場所にいる、都会の風景ではなく自然の景色を見ることで、人々はより高いレベルの寛容さや信頼を表す決断をするようになるということを示した研究がある。自然の風景に没入すればするほど、この効果は強く出る。韓国で行われたｆＭＲＩによる脳のスキャン画像を用いた研究では、気持ちのよい自然の風景が、共感を生じさせる時に関わる脳の部位を活性化させるということが明らかになった。[*44] 研究チームはスキャン画像撮影に続いて心理テストを行って、寛容性も高まることを明らかにした。このような実験結果から、自然によって豊かになっていると感じる時、人間は信頼し寛大になることがわかった。

都市での生活は、数多くの他人と向かい合い、信頼する能力が試され、共感する能力が弱められる。

都会の環境は人間を無関心と疑いへとゆがめていく。自分自身を生き残らせようとする本能が前面に出てきて、思考もそれに従う。自然の存在は他方で、まわりの世界にもっとつながっているように感じさせる。別の眼鏡をかけるのと似ているが、私たちは世界を少しずつ違ったように見ている。そしてそれは木々や緑の自然に限らない。私たちは人間も違ったように見ている。樹木や公園、庭は気づかないうちに私たちに影響を与えており、周囲を凝視する目つきを和らげている。誰もがほんの少し共感と人間同士のつながりへと近づいていくのだ。[*45]

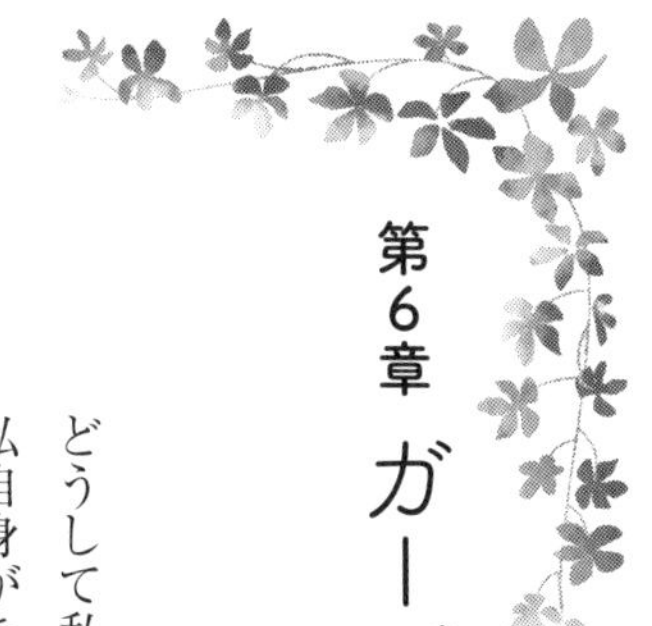

第6章　ガーデニングのルーツを探る

どうして私がこの大地と知的な交信をしないでいられようか。
私自身がある部分は緑の葉であり、豊かな土なのではないだろうか。
――ヘンリー・デイヴィッド・ソロー（一八一七－一八六二年）

野菜畑の最初の実りは、その場所で味わうのが一番だ。庭の水道で洗ったばかりのニンジンよりおいしいものはないし、ラディッシュはまだ土の温かさをまとっているものが一番口当たりよくピリッとしている。柔らかい出たばかりのルッコラの葉は間引きしながら食べるとなおいっそうジューシーだ。若いソラマメにはすぐにも手を出さないではいられない。ふかふかの綿毛のさやから取り出して生で食べられるのに、早々とむしっておいてから茹でるなんてとんでもない。

我が家の菜園の入り口にある立ち上げ花壇の石ころだらけの一角に、何年も前に植えたレッドソレル〔タデ科のハーブ〕の株がある。初夏のころ、子どもたちはそのまわりに集まりうずくまって、ウサギみたいに生の草をかじっては、その味の良いことに興奮していたものだ。若いレッドソレルの葉は、どんなシャーベットにも負けないくらいにおいしい。レモンのような酸味が口の中で炸裂し、他にないほどつばが出てくる。スープやソースをつくるために年に何度か葉を収穫するが、たいていは門を通り過ぎる時に立ち止まって、ソレルをむしって食べるのだ。

雑草だって十分においしい。毎春、イラクサの新芽を摘んでスープをつくるし、ヤマホウレンソウの葉を集めてはサラダに加える。それから、ナスタチウムやキンセンカのような自生種もある。これらは、私が何年も前に蒔いたものが自然に育って自由に種をつくって、野菜畑で次々に増えた植物だ。夏中、その食べられる赤やオレンジ色の花びらを集めて、私はいろいろな料理を飾りつける。

庭のつまみ食いできる植物の中でも、私の一番のお気に入りはワイルドストロベリーだ。この高山性の可愛いフルーツは皿に載るどころか、台所まで行けることもまずない。夏、庭仕事をしている時、私は茂った葉っぱの中を探って深い赤色の宝石のようなイチゴを見つけ出す。さまざまな風味が複雑に入りまじったおいしさの塊で大変魅力的だ。甘くて、それでいて酸味も鋭く、花の香りもあり、フルーツらしくみずみずしく新鮮で、発酵臭も感じさせる。すべてが同時にだ。

ガーデニングでは自分のために多彩な空間をつくり出せる。その一つは親しみやすい採集できる場所だ。フルーツや花などを庭に収穫しに行く時、「報酬への期待」は旧石器時代の祖先を洞窟から外へ誘い出したのと同じくらい強く、元気の出るドーパミンの放出を促す。

自分の庭で採集するというのは矛盾しているように見えるかもしれない。だが、ほんの少しの野生の部分はどんなに狭い庭でも常に入りこんでくる。ぶらぶら歩いて見つける喜びは、収穫というよりも採集に近い感じだ。人類の遠い祖先が農耕をどのように始めたのかという話だが、採集とガーデニングの重なっているところが、そもそもの始まりだったのだろう。先史時代のこの段階を探索することで、人間の心の中のガーデニングの起源について何かわかるだろうか。

人類初のガーデニング

人類のガーデニングの最初の試みは先史時代の話で、もとをたどるのは難しい。道具や彫刻などの工芸品の場合と異なり、事実上何一つ残っていない。近年の土壌と植物の分析の進歩によって大変興味深い証拠が発見され始めてはいるが、自然の再利用、再生の力で失われてしまったのだ。それに対して、農業の起源についてはどんどん精密に地図上に表されるようになってきた。植物の栽培における遺伝的な変化から、農業が行われるようになったのはおよそ一万二千年前のことで、場所は肥沃な三日月地帯で、今日の中近東地域が含まれている。農業は新発明のように、肥沃な三日月地帯から外へ外へと広がっていったとかつては考えられていたが、今日では中国や中央アメリカを含む少なくとも一〇か所の地域で独自に発展したということがわかっている。

先史時代のうちのこの時代は「新石器革命」として知られている。著名な考古学者V・ゴードン・チャイルドはおよそ百年前にこの名称を使用した。[*1] 農業という活動が、非常に深い社会的経済的変化の先導役を果たしたからだ。この改革の引き金となったのは、気候変動による食料供給の不足だと考えられた。そして狩猟採集民は必要に迫られるまで、種子を増やすという経験をほとんど蓄積しなかったと想定された。主要産物に焦点を合わせると、農業地がガーデンよりも先に始まったのであり、基本的でない耕作の発展は後まわしになったという考えが生じてきた。しかし、植物の繁殖技術は、広い農地で発展させることはできなかっただろう。狩猟採集民は狭い場所で土地を耕すことを学んだに違いない。また、種から実りまでの間隔があることと、最初の成果はごく少ないものだっただろうと考えると、生存するための必要に迫られて行ったとは考えにくい。

チャイルドは著名な『文明の起源』で、農耕は人類が自然を支配することを可能にしたいわば科学による突破口であると述べた。農耕の前にはごく小規模の庭で何かを育てていたことを認めてはいるのだが、彼はこれを「偶発的」活動だと考えた。農業とは異なり、小さな庭仕事は決まって女性たちの世界であり、男は、彼の表現を取るなら、「狩猟という本当に真剣な仕事」に従事していたのだという。畑づくりは子育てや採集、食事づくりといった女性の他の仕事と同時に行われていたものだったのだろう。食料を採集するためのおもな道具、掘り棒は地面を耕すほか、草木の根や塊茎を掘り起こすのに使用された。しかし、いかに小さいものであろうと、こうした庭は決して「偶発的」なものではなかった。植物と人間との関係において非常に大きな変化を表すものだったのである。

新石器時代の始まりに起きたことは革命というよりもむしろ、ゆっくりと進化してきた植物と人間の関係の結果だったことがしだいにはっきりとしてきた。[*2] ユニバーシティ・カレッジ・ロンドンの植物考古学教授ドリアン・フラーによれば、最初に農耕した人間は、「旧石器時代の後期に発展した、植物を育てるという集団的記憶と深い文化的伝統」を身につけていたという。[*3] 狩猟採集民がまだ農耕を始めていなかった時も、民俗学的な証拠から、彼らは植物がどのようにして再生産しているかを十分に知っていたことがわかると、フラーは言う。

フラーは中国における農耕の起源を専門に研究しており、最も早い時期の庭は自給自足用の食料に充てられていたのではなく、「高価値の食べ物」のために利用されていたのだと説明している。祝宴や特別な場面用だったとフラーは考えている。言葉を換えれば、社会的な儀式や社会的地位に結びつける意図があったのかもしれないという。広い畑で栽培されていた単一の作物とは対照的に、農業以前の庭は多様性が特徴で、植物は一年のいろいろな時期に使用されるために栽培されていたのだ。[*4]

異なる作物が世界の異なる地域で栽培されていたのは当然として、一般的に、人間が育てた最初の植物は望まれるだけの価値のあるものか、非常に不足しているものだった。[*5] 薬や幻覚剤、薬草類、香辛料、染料や繊維など、食料ではないさまざまな植物もこの分類に入る。たとえばヒョウタンは入れ物として、また楽器として広く栽培されていたことが知られている。イチジクとともに最初に栽培が始まった植物の一つだ。主要産物のはるか以前に特別な植物を育てる傾向は、メキシコでのものが記録としてよく残っている。ここではチリペッパー、アボカド、豆、数種類のカボチャ、さまざまな果物の木、コサウィコやチュパンディリャなどが、主要穀類のトウモロコシやキビやアマランサスよりも数千年も前に栽培されていた。

考古学者アンドリュー・シェラットは、農耕に関する伝統的な解釈に対してじつにすっきりとした反論を出している。庭での栽培から農耕へと進んできた道のりは、贅沢品を育てることから始めて結局日常の食料を栽培するに至ったというのだ。[*6] 生活を彩る植物を育てるという面に注目すると、ごく初期からガーデニングは文化の表現だったのだ。

移動しながら暮らす狩猟採集民が、これまで考えられていたほど多くなかったことを示す証拠はますます増えている。加えて、種子は難なく持ち運びができた。成長の早い一年生植物を基本にした簡単な庭栽培は季節ごとの居住地を行き来するのに適していたはずだ。食料を調達する土地が十分に広い場合は狩猟採集民は長めに同じ場所に落ち着くこともあった。ますます食料が十分にあって、不足することがないと、小規模の農耕が始まる、というように見える。定住地は湖や沼地、川などのそばで、水があり、肥沃な土地、そして安定した温暖な気候で、周囲に自然の恵みが豊富であれば、植物栽培の実験をする時間も機会も生まれた。[*7]

先史時代の狩猟採集民の居住地オハロⅡという遺跡は、こうした場所だ。[*8] ガリラア湖畔に位置し、遺跡は水の中で驚くほど良い状態で保存されていた。およそ二万三千年前（年代測定）に、小さなグループが湖畔に六つの小屋をつくって暮らしていた。近隣の土地から発見された一四〇種類以上の野生植物の形跡から、人々は活発にここで食料を得ていたことがわかる。イスラエルの考古学者たちによるさらなる分析から、エンドウやレンズマメ、イチジク、ブドウ、アーモンド、オリーブ、エンマー小麦などを育てていたという証拠が見つかった。これは通常よりも早い時期のもので、肥沃な三日月地帯での発見よりも、およそ一万千年も早いものだった。

この混合的な生活様式は、狩猟採集農耕生活と呼んだほうがより正確だろう。周囲から食料となる植物を採集することと栽培とが同時に行われていたというだけでなく、両者はどこかで混ざり合っていった。単に食料を採集するよりも、材料があれば時と場合によっては狩猟採集民はさまざまな形で、先取り型の食料集め、またはいわゆる「管理された食料集め」を始めるようになった。[9][10] 望ましくない植物を抜き取って、増やしたい植物のまわりに場所をつくり、草木を取り除いて開けた場所をつくるようになった。実際のところ、食料集めと農耕との間に明らかな線引きはできない。米国人考古学者ブルース・D・スミスが述べているように、「幅広い多様な中間地帯」が存在するのである。[11]

ガーデニングの最初期のものは、東南アジアの熱帯雨林で発生したと考えられている。[12] ボルネオのジャングルの土壌と降雨のパターンの分析から、五万三千年前の最後の氷河期に、火の力を利用して土地を肥沃にし、太陽光が入るようにしていた。進化の過程のある時点で、人間の心は自然の持つパターンを理解するようになり、人々はそれを手本にするようになった。森林に暮らしていた人間は雷が落ちて焼かれた土地に、新しい植物の柔らかい新芽が生じてくる姿を自分の目で見たことだろう。自然が最初の「庭」をつくり出し、それによって手本ができる。天然の森のガーデニングが確立するにつれて、水を引いたり、雑草を抜いたり、肥料をやったり、若木を移植するなどの、別のやり方で人間は環境に影響を与えるようになった。農耕する（cultivate）とは野生を飼いならし、まわりの環境を変えて、生活を豊かにするということだ。ここから文化が始まったともいえよう。「文化（culture）」という語は結局、土地を耕し、植物を栽培するところからきているのだ。

持続可能な共生関係——農耕する生き物たち

自然では食うか食われるかの関係が支配的だと考えられがちだが、自然界には協調関係も数多く見られる。そのうちのいくつかは、意外かもしれないが農耕と似ている。あらゆる種は生態学者が言うところの「ニッチ（生態的地位）」をつくる。[*13] すべての生命体は、これがなければ生きていけない。またそのニッチは、破壊的かあるいは建設的かの影響を自分のまわりの他の生命体に対して持っている。二つの異なる種の間には、お互いに有益であるとか、あるいは共生の関係が、共進化という表現で知られている互恵的な形の進化を通じて発生する。

南アフリカの西ケープ州の潮だまりに生息しているカサガイを例にとってみよう。[*14] 多くのカサガイとは異なり、ここのカサガイは自分たちの餌場を管理している。それぞれのカサガイは茶色いイソイワタケという藻類（そうるい）の「庭」を持っている。では、どのようにカサガイがガーデニングを始めるのか。まず初めにその場所の表面をきれいに片付ける。強力なやすりのような舌で岩の表面を削るのだ。それから、イソイワタケが岩の表面に群生し始めると、カサガイはそれ以外のより活発で望ましくない藻類を雑草のように取り除く。こうしてほどなく柔らかくて栄養豊富な自分だけの畑を持つことになる。カサガイの排出物は肥料となるし、貝殻の下に水を蓄えて放出しているため、潮が引いている時も藻類を乾燥から守っている。こうしたメンテナンスと除草の繰り返しによって、庭は最高の状態に保たれるのである。カサガイが藻（も）を食べる速さが藻が育つ速さを決して超えないという点は決定的だ。これが、生物学者が命名するところの「慎重な食餌」であり、カサガイは縞状に「芝刈り」をすることで、まさにこれを実行しているのである。

別個体の持っている庭のイソイワタケを味見するなどもってのほか、他のカサガイが迷いこんでこないようにするためには「芝生内立ち入り禁止」という立札がなければならない。他のほとんどのカサガイの種は出入り自由の餌場で生きていて、もしこれらの種の一匹が侵入してこようものなら、乱暴に押しのけられる。イソイワタケは、保護されなければ長くは生きられない。カサガイの餌になって消えるか、自分よりも活動的な他の藻類に圧倒されて消えるかだ。こうした藻類の持っている庭は、生物学的な共生の古くからある例だ。通常の言葉でいえば、本来的に持続可能な共生方法ということになる。

アリは、共生関係を特に巧みに築く。その関係の多くが数百万年前から存在していることは確実だ。ハキリアリは地下に菌類の畑をつくっているし、最近発見されたフィジーのアリは、スクアメラニアの種まきをして、種子を育てる。[*15] 大きな労働力で農耕するアリは人間の農耕作業にも似た活動に従事し、人間の栽培向きに適応させた植物のように、ハキリアリが栽培する菌類はアリの手助けなしには成長できない。

「農耕をする」アリや「園芸家」のカサガイに加えて、シロアリと甲虫の仲間にも「農耕」を行う種があり、また種まきをする虫もいる。[*16] しかしながら、哺乳類はどうかというと、ホモサピエンスが唯一の例となる。人間は園芸をするサルだ。

庭の起源

農耕の始まりに人間がどんな役割を果たしたとしても、自然もまた一つの役目を持っていた。考古学者ケント・フランネリーが述べているように、農耕の起源には「人間の意図の他に、生態学上の、また進化論上の原理が根本にある」。フランネリーはシカゴ大学に籍をおいて、メキシコの先史時代を専門としており、植物自身が人間との関係において果たしている役割の解明で注目を集めた。特に人間による交配と変異という干渉に応える能力だ。[*17]

狩猟採集民が暮らしていた生態学的ニッチから庭がどのように発展してきたのかという問題について、二つのまったく異なった考えが提唱されている。一方は庭の発生をごみ捨てと関係づけているのに対して、もう一方は儀式の意図しない結果ではないかという。

「ごみ捨て場説[*18]」は一九五〇年代に米国人民族植物学者エドガー・アンダーソンによって唱えられたもので、狩猟採集民が一か所に十分に長くとどまることができると仮定すると、種と糞を食べ物に替えるという錬金術にはもってこいの場所、すなわち糞の山から発芽する植物から利益を得ただろうという。アンダーソンが驚いたのは、ヒョウタンやカボチャ、アマランサスやエンドウマメなどゴミ捨て場でも成長するのが簡単な植物が、世界の多くの場所で最初に栽培されたということだ。また、こうした植物が農耕の発達のうえで果たしてきた役割が考古学では軽視されていると考えた。なぜなら、コムギやコメにくらべて「地味だ」と思われていたからだ。

広く開けた土地はそれだけで、植物が繁殖しやすい。狩猟採集民が利用していた自然播種の植物の中には、精神に作用する性質を持つものがあったと考えられている。タバコやヒヨス〔ユーラシア大陸原産、ナス科〕、ケシは皆このタイプで、そうした作用から人間との関係を獲得したのかもしれない。さらに、ごみ捨て場に生まれた「偶然の」庭には、自然のままなら一緒に成長することのない植物が含まれていたのだろう。その結果、このような場所で交雑と交配が起きたのだとアンダーソンは考えた。どんな種類の植物が生じたとしても、保護を受けたのは最も望ましい種類であり、最初の家庭菜園、あるいは「玄関脇の庭」と呼ばれたりする庭の誕生だった。

庭の起源に関するアンダーソンの理論は広く受け入れられており、生物学的にも正しいと考えられる。それにくらべてあまり知られていないが、もう一人、二十世紀の米国人民族植物学者チャールズ・ハイザーによって提唱された別タイプの庭の始まりを考える学説がある。[*19][20]

毎年の最初の収穫物は、大地からの栄養に人間がいかに依存しているかということを思い出させてくれる。伝統的に、その最初の登場、いや、再登場と言うべきところだが、これは祝賀と捧げ物の動機となってきた。最初の実りと結びついた儀式についてはきわめて古い時代の記録があり、世界中のほとんどの文化で見られる。この普遍性から、ハイザーは私たちが認識しているよりももっとずっと古いものかもしれないと考えている。

民俗学上の記録によると、狩猟採集民の中には最初の実りを神々への捧げ物として残しておく民族もあり、いくつかのケースでは、種子をいくつか取り出して土に返し、その場所に石で印をしていた。そうした儀式が行われる時に、種子がばらまかれたり土に埋められたりすると、偶然庭ができたのではないかとハイザーは推測した。このようにして、「最初の植えつけと最初の聖なる庭が同時に発生した可能性がある」と彼は考えたのだった。

ハイザーの理論に従って、狩猟採集民の心の中に入りこんで考えると、周囲の環境は物理的な生活の場であるだけでなく、宗教生活の空間にもなりうると気がつく。確かに非常に古い時代までさかのぼると、庭は宗教や神話の中できわめて重要で、太古の記録からも宗教的寺院にはどこにも専用の庭があったことが示されている。通常想定されているのは、庭での栽培が先にあって、植栽に関連する信仰や儀式はそれに続くというものだが、ハイザーの考え方はこの連続性を逆順にするものだった。彼がこの考えを提唱したのは一九八〇年代のことで、それ以後、宗教的儀式が人類の文化の進化に果たした役割は、先史時代を理解する中で、もっと中心的な位置にあったと考えられるようになった。今日、芸術の起源において宗教的儀式が大きな貢献をしていたと考えられるのなら、農耕に対しても同じではないのか。ただし、ハイザー自身が述べているように、これは推測の域を出ないことではある。

パプアニューギニア、トロブリアンドの人々の庭づくりと儀式

狩猟採集民の世界は活動的だ。自然のあらゆる側面がそれぞれ特有なエネルギーと活気に満ちて生き生きとしている。神聖なるものは日常生活の重要な一部であり、儀式は精神世界との交流の象徴的な形態だ。それを通して大地を崇め、同時に自然に対して影響を与える。儀式は不確実で不安定な状況に秩

序をもたらす。不安を軽減し、共通の価値観を確かめ、集団の絆を強める。先史時代の観点からすると、集団や種族がうまく機能するのに必要な社会的結束レベルを維持するために、儀式は狩猟採集民の文化の中で重要な役割を果たしていたと考えられている。

儀式に関する典型的な研究の一つは、およそ百年前に偉大な人類学者ブロニスラウ・マリノフスキーによって提示された。[*21] 彼は第一次世界大戦中、パプアニューギニアの中心部から遠く離れたトロブリアンド諸島で数年間過ごし、この消滅しつつある世界について三冊の書籍を著した。その中の一冊『珊瑚礁の菜園とその呪術（*Coral gardens and their magic*）』はトロブリアンドの人々のガーデニングに関するものだ。

島民は漁業の長い伝統を有していたが、マリノフスキーは彼らを「何よりもまず」庭師であると考えた。男たちが主導していたが、家族が一緒に庭づくりをしており、マリノフスキーが観察したところによると、「土を掘り起こし、耕し、種を蒔き、成長し熟していくのを眺め、収穫する」ことに彼らは喜びを感じていたという。共同体の生活は庭を中心にまわっており、庭は集団の誇りと意欲の源として、庭づくりの美学に対する驚くべき配慮を生み出していた。

トロブリアンドの人々は知識豊富な園芸家だったけれど、植物がよく育つことを保証するには技術だけでは不十分だと考えていた。庭の生産性には魔法が不可欠だった。各村にはトゥオジと呼ばれる族長がいて、彼は同時に「庭の魔法使い」だった。トゥオジは農耕暦上のおもな儀式を取り仕切った。こうした儀式には、精霊への供え物の食べ物に関するものもあれば、魔法使いが地面を打つ神聖な掘り棒が使用されるものもあった。ほとんどすべての儀式で詩や賛美歌に似た魔法の呪文の詠唱が行われた。マリノフスキーはこれを「成長の魔法」と呼んでいた。現代とはまるで別の世界だと感じるかもしれないが、私たちが「緑の指」と言う時、その名残があると感じるのではないだろうか。なぜなら、植物を育てる時には神秘的な要素が常にあるのだから。

庭の美しさは、トロブリアンドの魔法の本質的な部分だ。庭の見た目がよければそれだけでよく成長すると信じられていたからだ。ヤムイモの塊茎は格子状に植えつけられ、畝の列と蔓を仕立てる垂直の棒には細心の注意が必要だった。マリノフスキーは畑を「芸術作品」だと表現し、続いて人類学者のアルフレッド・ジェルはこの考えをさらに発展させた。「四角形のトロブリアンドの畑は芸術家のキャンバスだ。そこでは部分的には私たちの直感を超えた神秘的なプロセスでさまざまな形状が人間の理解を超えて成長する。そう考えるなら、あながち間違った類推というわけではないだろう」とジェルは言う。[*22] 蔓と巻きひげを棒に上らせるための念入りな仕立て方が、ヨーロッパの正式な庭のトピアリー〔常緑樹を刈りこんで、鳥や動物、三角や四角、丸などの幾何学的な形に仕立てたもの〕の法則にも引けを取らない「美学」の法則に従って行われているのだと彼は考えた。そう考えると、美的な庭づくりの最初期の形式が、儀式と緊密に関係していたのかもしれないという可能性が出てくる。

人間と植物はトロブリアンドの文化の中では密接につながっていた。実際、人間の生殖と植物の再生はある種の等価性の中にあると考えられた。そのどちらにおいても、新しい生命に関しては同じ精霊が原因となっていると信じられていたからだ。成長を促進する呪文はヤムイモの最初の植えつけの時に一緒に唱えられるもので、次のような文句で最高潮に達する。「私の庭のおなかは横になる。私の庭のおなかは膨れる。私の庭のおなかは子どもがいるみたいに膨れる」[*23]。そして、庭は数か月の後に実際に膨れる。ヤムイモが大きくなって、その上の土が盛り上がってくるからだ。ヤムイモを育てるその他の文化でも、妊娠の象徴という考え方が見られる。そうしたところでは、ヤムイモの植えつけを「父」芋の大地への挿入だとみなし、しばらく後に「母」なる場所からヤムイモの子どもたちが生まれてくるという解釈になる。

これは、決して現代の人間中心の擬人化ではない。植物は人間に似ており、人間は植物に似ている。どちらも、両者をつないでいる共通の性質を持った一つの自然の一部なのだ。この考え方はパプアニューギニアの人々だけに特徴的なものではない。アマゾン川上流の先住民アチュアルの間では、栽培された植物の擬人化はいっそう進んでいる。あるアチュアルの女性には二通りの子孫がいる。子どもと彼女が育てている植物だ。農耕の長い伝統を有しているこの辺境の狩猟採集民については、人類学者フィリップ・デスコーラによって一九七〇年代の半ばに研究が行われた。彼とその妻の共同研究者アンヌ・クリスティーヌ・テイラーはアチュアルにまじって数年暮らした。[*24] トロブリアンドの庭とは対照的に、アチュアルの庭は個人的な空間で、デスコーラは自分の妻にフィールドワークの多くを頼った。こうしたエリアは通常男性は足を踏み入れることが禁止されていたからだ。

それぞれの畑の境界はバナナの木で区切られ、囲いこまれた中で女性たちはキャッサバやヤムイモ、タロイモなどの主食の塊茎や果物、また薬草も幅広く栽培している。アチュアルの女性は熟練した園芸家で、自分の畑で改良した種もあれば野生種も含めて一〇〇通りもの異なる植物を育てているのが一般的だ。広い畑を管理するのに使用している道具は山刀（やまがたな）と掘り棒だけで、トロブリアンド諸島の人々とほぼ同様に、庭の美的な表現が重要だ。アチュアルの女性にとって自分の畑をよく除草しておくことは個人的なプライドの源となる。植物は畑で「日本の庭のように丁寧に熊手でかきならされた砂の小道によって類縁ごとに互いに隔てられた苗床で成長を始める」とデスコーラは述べている。

アチュアルの人々もまた庭の魔法を信じている。[*25] 良き庭師となるためにはアネントという魔法の歌をたくさん覚える必要がある。これは土を耕す作業に不可欠なもので、仕事をしながら女性が静かに詠唱するものだ。こうした詠唱の多くはヌンクイという精霊に対して歌われるもので、アチュアルの神話によれば、この精霊は栽培されているすべての植物の母で、土壌の表面のすぐ下にすんでいると信じられている。区別されてはいるが、畑とジャングルは連続体であるかのように考えられている。なぜなら、アチュアルの人々にとって、森の深いところで成長する野生の植物は別の庭の一部で、それはヌンクイの兄弟のシャカイムが世話をしているというのだ。

個々の植物には霊魂が宿っていると考えられており、種類によってそれぞれ異なった特徴を生まれながらに持っている。キャッサバ（ユッカとも呼ばれる）の栽培は儀式としての色彩が濃い。庭の他の植物とは異なり、不吉な性質を持っているからだ。栽培には特別な関係が前提とされている。「キャッサバの繁栄の責任を人間が引き受けるならば、キャッサバは人間によって食されることを許す」というのだ。女性たちがキャッサバに向けて歌う時、キャッサバに対する祈りの歌の中で繰り返される歌詞に「ヌンクイの女であるから、私は常に栄養を生み出している」とあるように、ヌンクイの繁殖力と結びつく。デスコーラが述べているように、アチュアルの女性の庭づくりは「育てている植物にヌンクイが生命を与えるという、創造の行為の日々の繰り返しと考えられる」。

デスコーラはこれを「園芸上のマザーリング（育児行動）」と呼んでいるが、[*26] これは相互に働いている。なぜなら、女性たちは庭という聖域で、自分自身に対するマザーリングを受けるからだ。アチュアルでは、感情を露わにすることは歓迎されていないが、庭では女性たちは安心して喜びばかりでなく悲しみや痛みを存分に表現できる。女性たちは出産の時にもここに赴く。庭は新しい生命がこの世界に入る場所であり、また、ここで守られ、栄養を与えられるのだ。それに加えて、この庭では、ヌンクイの創造の力のいくらかを自由に使うことができるのだと信じられており、女性たちはこれに勇気づけられるのだ。

狩猟採集民と自然

今日私たちは社会とは人間世界に限られていると考えているが、狩猟採集民にとってはすべてを含んだものだ。社会も自然界もそして精霊の世界も別々の領域ではなく、一つの世界の部分なのだ。心理学者ニコラス・ハンフリーは人間の意識の進化に関する研究の中で、私たちの種の発展において最も影響が大きかったのはホモサピエンスの社会知性であると主張した。人間には「非社会性のものを社会性のあるものに」適合させるという傾向があり、農耕の始まりはこの性質に大きく依存していただろうと、彼は論拠を示しつつ主張を展開した。植物の世話には、成長していく中での必要性との調和がある程度必要だ。それは論理的に突き詰めると、ハンフリーが「単純な社会関係」と呼んでいる公平なギブアンドテイクのプロセスを伴う。[*27]

狩猟採集民の伝統の重要な一部として、人間の脳は自然と密接な関係を築くようにもともとできている。庭づくりをすることが私たちのＤＮＡに組みこまれているとは考えにくいが、植物とのつながりは確かにある。なぜなら、私たちの遠い祖先の生存は、それなくしてはありえなかった。つまり、人間と植物との間に存在する深い近似性や、植物の習性や特徴を理解し、それを深めていくことが、生きていくうえではどうしても必要だったのだ。農耕という行動は発展するにつれて、こうした技術を進歩させ、ケア（世話）をするという人間の本能に結びつけた。ケアをする能力は、人間を種として他の生物から区別するものの一つで、食べ物を分け合ったり、病人の世話をしたりするという点で、霊長類の中でも特別だ。先史時代の解説では、他より優れた人類の知性と技術の熟達に焦点を合わせることが多い。しかし、初期の人類と植物の関係を形成したのは、十中八九はケアの役割の変化だったのだ。

人類学者ティム・インゴルドは、人間は大地の果実をつくることも工場で製造することもできず、できるのは育つための条件を提供することだけだと指摘する。狩猟採集民に関して信じられていることは、この現実を反映していると論じる。植物や動物を育てることは、人間の子どもを育てるのと大きく異なるわけではない。「まわりの世界のケアをするのは人間のケアをするのと同じだ。深い、個人的な、愛情に満ちた関与を必要とするからだ。心と身体だけでなく、分けることのできない存在全体としての関与だ」という。[*28] 対照的に、西洋文明では人間が自然を支配するという考えに重点がおかれている。

入植者には見えない生態系

人間の植民地主義の過去は、自然を征服し従わせるといった考えを持って遠方の地に到達した入植者たちが、現地の人々のその土地とのはるかに古い関わり方の価値を理解しなかったという数々の出会いで溢れていた。一例として、一八四三年に英国生まれの探検家ジェームズ・ダグラスが北米大陸の北西海岸にあるバンクーバー島の南側の岸辺に上陸した時のことをあげよう。[*29] ダグラスはハドソン湾会社に雇われて、近くに新しい貿易拠点が設立できそうな農地を探すように命じられていた。周囲の「物悲しい」海岸線と人を寄せつけない針葉樹の深い森とは対照的に、ここは「完璧なエデン」だと、ダグラスは書き残した。古くからあるギャリー・オーク〔ブナ科コナラ属〕が青い花々の海から立ち上がったように生え、何百万というチョウが舞う草原を彼は歩きまわった。草原には数種類のユリの仲間を含むさまざまな花が咲き乱れていた。しかし、この場所を驚くべき風景にしていたのは、普通のカマシア（カマシア・クワマシ）と大きなカマシア（カマシア・レイクトリニイ）の群生だった。

ダグラスはここを未踏の「エデン」だと考えたが、それは誤りだった。実際にはここは、この海岸で何千年もの間狩猟採集をしていたブリティッシュ・コロンビアの先住民コースト・セイリッシュのレークンゲンの居住地だったのだ。レークンゲンの人々は夏の間は季節ごとの仮住まいに暮らし、冬場は村に定住して、サケと地下茎やイチゴで生活を維持していた。男性は狩猟と漁労に出かけ、女性はさまざまな植物を育てて食料にしていた。スギナやシダ類、ハナウドやクローバーなどだ。また果物や木の実を集め、カマシアやユリなどの食べられる顕花植物の球根を掘ったりした。この風景を山師的な目で見たダグラスは、彼らの食料を得る土地を「未開墾の荒れ地」と考えた。

それよりも前にこの地を訪れた旅行者がレークンゲンにジャガイモをもたらし、カマシアの草原の地下に植えた。土が湿っていたのでよく育った。こうした土地は耕作地としてすぐに認識できたが、藤色の花をいっぱいに咲かせた草原と巨木のある場所が、人間が手を入れてできているとはダグラスには思いもよらなかった。実際、草原は聖なる場所と考えられていた。それぞれの場所は庭であり、レークンゲンの家族がそこでそれぞれ自分の畑の世話をしており、母系の子孫へと代々受け継がれていた。[*30]

カマシアは野生のヒヤシンスの仲間で、毎年五月と六月にその長い穂に花が咲くと、人々は仮の住まいを準備する。民俗学の研究で示されているように、この季節的な集会は歌を歌ったりおしゃべりをしたりする重要な再会とお祝いの時だ。草原の美しさは人々の喜びに文字通り花を添えたに違いない。女性たちは何日もかけて、掘り棒を使って土をひっくり返して耕し、侵入する雑草を抜き、石ころを取り除く。少し大きなカマシアの球根は集めて籠に入れ、小ぶりなものは再び土に戻し、「野生の」カマシアを移植して蓄えを増やしていった。しかし、あるタイプの球根は注意深く取り除かれた。これは白花の死のカマシアだ。非常に毒素が強いリシリソウ属の植物だが、カマシアに非常によく似ている。開花期でなければ見分けることは困難だ。球根も葉もこの植物のどこもが毒性を持っていて、誤って口にすると多くの場合死に至る。

新しく開墾された畑は土壌の改良のために海藻で覆ったりすることもあったが、レークンゲンの人々は秋に焼き畑をすることで土壌を豊かにした。この季節的な焼き畑によって、低木がはびこってカマシアを圧倒することがなくなり、湾沿いの針葉樹を寄せつけずにギャリー・オークが再生できるようにする。焼き畑の熱がこのめずらしいオークのドングリが発芽するのを助けるからだ。

収穫されたカマシアの球根は、見た目は小さな玉ねぎのようで、大きな鍋で何時間も煮たり、地面にしつらえた直火オーブンで焼いたり、時には何日もかけて、クリのように柔らかく甘くなるまで加熱された。味は焼いたナシのようだと言われる。一度加熱の終わった球根は、そのまま食べるか、天日干しにして、冬の間の食料となった。カマシアの栽培がおもに炭水化物の必要性から行われているのだとしたら、レークンゲンの人々はこの栽培をやめて、より少ない労働でできるジャガイモに切り替えれば、もっと確実なでんぷんの原料となるはずだ。しかし、カマシア草原の耕作は彼らの文化の中に根づいていて、球根は珍味と考えられていたのである。

ダグラスが到着した翌年、入植者たちは草原を焼くことを禁じた。生態系における人間と植物のバランスが変化した。急速に成長する低木によってカマシアの球根は息の根を止められ、ギャリー・オークは衰退した。[*31] 草地の一部には鋤が入り、オオムギやカラスムギ、コムギが蒔かれた。牛や羊、豚などの牧草地として使用されたところもあった。またヴィクトリアでは、草原の跡にハドソン湾会社の交易所の建物が建てられた。ダグラスは花が一面に咲く「自然の」公園は、ここでの農業の将来にとって明るい兆しであると想定していた。ところが、これらの草原では春のさかんな植物の成長の様子からは、土壌内部で自然に排水が進んでいることや、夏場にほとんど雨が降らないことを示す兆候はなかった。地中海型の気候がこのあたりの海岸地帯一帯を包んでおり、入植者がつくった農場の多くは失敗に終わったのだった。

植民地の人々はカマシアの球根を北米大陸の他の場所や英国に、食用としてではなく、観賞用として輸出した。カマシアは我が家の庭にも植わっており、毎年春が終わって夏に入ろうとするころの二、三週間、花をつける。丈の高い優雅な花穂(かすい)は青く、じつに天国のような色合いで、私はこの花を眺めながらその過去を悼むのだ。

動物が食べたり人間が収穫したりすることに反応して、いっそう活力を得たり成長したりする植物は数多い。これは動物と植物の間に存在する大事な相互関係だ。狩猟採集民の鋭い観察力をもってすれば、このような効果が見過ごされたはずはない。コースト・セイリッシュのレークンゲンの草原の庭は、単純な採集から発展したのだろう。大きな球根を掘り上げ、残りを地中に戻し、毒性のある死のカマシアを取り除くといった行動のすべてが、カマシアをますます増やしていったのだ。

二〇〇五年、ブリティッシュ・コロンビアのヴィクトリア大学の研究者たちが、伝統的なセイリッシュの農法の効果を調べる実験を立ち上げた。手入れをしていない畑を他から区別して、カマシアを野生の状態で成長させ、一方、他の畑では、土を耕し、収穫し、移植し、焼き畑を行うという、コースト・セイリッシュの季節的なサイクルを再現するという実験だ。[*32] 数年後、世話を続けたカマシアはより生命力豊かに生育し、より大きな球根を産出した。伝統的な農法がカマシアの成長を増進させたことは明らかだった。

マオリの洗練された園芸

植物考古学者グリニス・ジョーンズは「農業的心的態度」という表現を使って、ヨーロッパからの入植者がその地の先住民の農耕法を軽視するやり方の特徴を明らかにした。[*33] シェフィールド大学の考古学教授ジョーンズは、「原始的ローテク農法」だとして伝統的なマオリの庭を潰した入植者たちの例を引き合いに出している。マオリの人々の農法が、ジョーンズが言うところの「成功率の高い集約的園芸」として認識されるようになったのはごく最近のことなのである。

マオリの人々は、庭づくりにかけて祖先からの長い伝統を持った民族だ。[*34] 彼らの祖先は、新しいすみかでつくる庭に植えるつもりの植物を携えて、ポリネシアから小さな船に乗りこんでやってきた。彼らはニュージーランドでこれまでとは異なる気候に対処しなければならなかった。ほどなく太陽の貴重な暖かさを最大限に受け取れる場所を探し求めながら、アシとマーヌーカの下ばえでつくったフェンスで寒冷な南風から畑を守る方法を学んだ。バナナやココナツ、パンノキなど、いくつかの伝統食物を栽培することは諦めなければならなかったが、土を温めるために平たい石を丁寧に並べるという巧みな手法で、クマラ（サツマイモ）の栽培にはかろうじて成功した。

マオリの庭師たちは、木炭と灰を漉きこみ、ローム質の他よりも重たい土に貝殻と砂や砂利を混ぜて自分たちの庭の土壌を地味豊かにした。タロイモ、ヤムイモ、ヒョウタン、クマラはどれも野生の植物を補う食料として栽培されたが、庭にはそれ以外の多種多様な植物がさまざまな用途のために育てられていた。ニオイシュロランは根、カラーカは実、カジノキはタパの布、観賞用のカカビーク（*Clianthus maximus*）とナプカ（*Veronica speciosa*）などだ。マオリの庭を初めてヨーロッパ人入植者が記録した時、このような洗練された園芸の技術は見落とされてしまった。

マオリ人がクマラの塊茎をその年最初に植えつける、小さく区画された畑の文化的な意味もヨーロッパ人は理解できなかった。この神聖なる庭で生産された食べ物は人間のためのものではなかった。最初の実りを捧げる儀式についてチャールズ・ハイザーが説明したが、この地で栽培されたクマラは農耕の神ロンゴに捧げるために取っておかれた。農耕と信仰の間の密接な関係は、入植者にしてみれば呪われたものだったのだろう。彼らの信仰の場は農地からは区別されていて、楽園の概念はこの世のものではなかった。開拓者たちにとっては、土地を耕すことは経済的利益に突き動かされて行う功利主義の活動だった。深い意味がなくなると、単純な話、土地は活用するためにそこにあるというわけだ。自然界の非神格化は、人間は自然を支配できるのだという考えを持ちこんできた。そして、大地に対する尊敬が失われていった。こうした深い誤解は今日に至るまで私たちを蝕んでいる。

最古の神話に記された庭――古代シュメール

古代シュメールの神話には、どのように庭づくりの技が習得されて、そしてどのように土地との聖なる関係を庭師が裏切ったのかが描かれたものがある。神話は五千年ほど前のもので、情熱と豊穣、権力の女神イナンナが登場する数多くの物語の一つで、イナンナは後の時代のギリシャの女神アフロディーテとデメテルとも共通点がある。

シュメール文明は、チグリス川とユーフラテス川の間にある氾濫原の肥沃な三日月地帯の中にあり、今日のイラク南部にあたる場所だ。シュメール人の農業技術の熟達の結果として、ここに最初の都市が出現した。また最初の書記言語を発展させたのもシュメール人で、最古の神話も記録した。そのうちの一つに「庭師の死を免れない罪」というものがあり、文学の中に初めて庭師が記録されている。[*35] サミュエル・ノア・クレーマーの翻訳によると、物語はシュカレトゥーダという名の男が庭をつくろうとして、自然界の基本要素と闘っているというところから始まる。高温の乾燥した風が彼の顔に埃を吹きつけてきて、植物に水をやっても容赦のない太陽の光が照りつけて、しおれて枯れてしまう。そしてある日、目を上げて「地上」と「天国」とを眺めてみる。すると樹木に守られている植物は元気に育っているのが見えた。彼は自然の中に書きこまれた「聖なる法則」を模倣することで学び、サーベイトゥの木を植えて必要な日陰をつくったところ、彼の庭はついにさかんに植物が生い茂るようになった。

ある日、女神イナンナはシュカレトゥーダの庭で横になって休んでいる。天国と地上との間を行き来する長い旅にすっかり疲れて、眠りこんでしまった。シュカレトゥーダはこっそりと女神を眺め、欲望を抑えられなくなって、眠っている女神を犯してしまう。夜明けに目を覚ますと、汚されたことを知って怖気（おぞけ）だち、自分を冒瀆したやがて死ぬ運命の男を見つけ出して処罰すると誓う。しかし、シュカレトゥーダは逃げ出してあちこちの町に隠れる。あわててイナンナは三つの天災をシュメール人に向けて送り出す。一つ目は水を赤く変えた。井戸という井戸をイナンナは血で満たし、森や庭もすべて血だらけにした。二つ目は破壊的な風と嵐をこの地に吹き荒れさせた。しかし、三番目の天災とこの物語の終わりは知られていない。決定的な部分の刻板が失われているからだ。

シュメール人にとって農耕は、人間の出産と象徴的に結びついていた。土壌の肥沃さは、一年に一度のシュメール王と女神イナンナの結婚の儀式によって決まると、人々は信じていた。王と女神の聖なる結合はクレーマーによって翻訳されたシュメール人の他の詩の中でも祝われ、愛に溢れる穏やかな結びつきとして描かれている。王ドゥムジはイナンナの最初の夫で、ドゥムジが言い寄ると、イナンナは情熱的な返事をする。「外陰部を耕しなさい、私の夫よ」[*36]。愛の営みが終わると、詩人は次のように語る。ドゥムジは横になって身体を休め、「穀物は彼の傍らで高く積み上がった」「庭は彼の傍らで豊かに茂った」と。

小さいが華麗に装飾の施された古代シュメールの印がある。[*37] これは二〇〇三年、イラク戦争の最中にバグダッドの国立博物館から姿を消した。米国の戦車が入ってきた時、略奪の嵐が起こり、数々の貴重な古代の遺物とともに盗まれたのだ。二度と見つからないかもしれないが、収穫の祭りの描写が写真に残っている。四千五百年前に施された繊細な彫刻で、男たちが籠いっぱいに産物を積んで、王座に座った女神のところへ運んでいる様子が描かれている。シュメール人たちは神々に仕える責任があると信じていた。さらに詳しく見てみると、女神は男の背中の上に座っている。初期の収穫祭の様子を私たちは目撃している。シュメールのすべての祭りと同様、神と人間の契約の更新が象徴的に描かれているのである。

その信条にもかかわらず、シュメール人は結局自分たちの土地をさかんに開発した。「庭師の死を免れない罪」が語る女神イナンナに対する強姦は、転じて土地を乱暴に犯すということだった。物語は、自然への尊敬に満ちた庭仕事の倫理への裏切りから、自然と人間の関係が破壊的な変化を遂げる様子を生き生きと描写したものだ。神話の女神が回復するために眠りを必要としたように、土地にも休息が必要だとシュメール人は理解していたが、それでも土壌を休ませることなく、奪って奪って奪いつくしたのだった。彼らの行動は世界で初めての生態系の破壊を引き起こし、それによって結局シュメールの没落へとつながったのだ。神話の中でイナンナが送り出した天災は、実際に起きた事実に類似している点がある。土地に対する手入れが欠けると土壌の浸食につながった。その結果、水の流れに細かい表土が流れこんで赤い川となって、砂嵐は以前よりも頻繁に起こるようになった。またシュメール人は灌漑のしすぎで、土地の表面に白い塩の結晶ができるようになった。これがおそらく失われている三番目の天災なのだ。

この神話は、シュメール人の歴史上の出来事の予言となったかもしれないが、現代をも含む後の時代にも当てはまる。いつまでも大地に無理強いをすることはできない。大地は強制的に隷属させられるかのように、ヨーロッパからの入植者たちは土地を耕すという話をよくしていたものだ。しかし、大地は手入れをすることによって、人間をそこに定着させてくれる。しなければ、町から町へ隠れ歩き、精神的な家を失ったシュカレトゥーダと同じように行方知れずになる。教訓ははっきりしている。神聖なる法に従わなければ、私たちの庭は広い意味で、立派に繁栄することはない。これは自然の法だ。貪欲と欲望に駆られてこの法を犯す時は、危険を覚悟しなければならない。

自然界とのギブアンドテイク

自然の世界は生命の連続体だ。[*38] 自然に対する勝利には「大きな犠牲を伴う」とカール・ユングは述べている。古代の大地とのつながりにはいかに価値があるかをユングはよく理解していた。そのつながりは物理的であり、かつ精神的でもある。「根を失うこと」の不安感は、現代の暮らしの中心にあると考えた。なぜなら、大地とのつながりを経験する機会を失ってしまった人々が、都会には非常に多いからだ。彼の表現を借りるなら、「人々は小さすぎる靴を履いて歩いているかのように、生きている」。

いかに私たちが現代的な暮らしをしていようと、原始の祖先が未開発の資源のように私たちの中に生きているのだとユングは確信していた。「私たちは人類史の全体を背負っているのではないだろうか」。そう彼は書いた。「ある人が五十歳の時、彼の存在のわずか一部分だけが、半世紀存在してきたということだ。その他の部分は精神の中に生きていて、何百万年も生きてきているのかもしれない。……しかし現代人は人類という木の最も新しい熟した果実だ」という。ユングが言うところの「私たちの中にある暗い母性、大地のような部分」と私たちは再びつながる必要がある。しかし、自然を支配しようとして、私たちは自然から自分を切り離し、私たちの中の自然の歴史を自分で奪い去ってしまったのだ。その答えはユングによれば、麻薬を使用する逃避のように野生の中に没頭するのではなく、土と、生命を授けるその性質に直接触れることの中に見つかるという。自分のジャガイモを育てることは「大きな喜び」になる。一人ひとりが皆自分の畑を持てば、直感は再び息を吹き返すとユングは力強く述べている。

生命力を強めるこの本能はその後現代の神経生物学によって、わかりやすく細分化されてきている。その中には、前向きで楽天的な方法で私たちを元気づけてくれたり、採食行動や報酬にもとづく活動を開始させたりする、探索システムが含まれている。ケアをしたり、栄養を与えたりする本能は、庭づくりの中にも当然生かすことができる。それ以外で生きる力を強める本能は性的なものだ。これはユングの念頭にはなかったかもしれない。なぜなら、精神分析理論の中で、昇華された性衝動に起因するものがあまりにも多いと考えたからだ。しかしながら、民俗学研究とシュメール人の神話のような古代文学では、土を耕すことは大地との生殖行動の形式として理解されていることに気がつく。

ガーデニングという活動は、人間が最初に地面を耕し始めてからそれほど大きくは変わっていない。結局のところ、テクノロジーをほとんど必要としないのだ。人間の心もまたあまり変わっていない。自然界の活気に触れるのは、精神的な祖先の中に深く入りこんでいることだ。農耕に結びついた儀式は、今日私たちの文化にそれほど明らかに見えないかもしれないが、季節の構造からは逃れられないし、一年を通じて私たちは古代と同じ作業を続けている。

ガーデニングには常に人間よりも大きな力が潜在している。人間がどれほど影響を残そうとしても、自分たちの必要を満たすようにしてみても、それをどう定義してみようとも、庭自体が生き物で、人間がそれを完全に支配し管理することは不可能だ。これは相互に影響し合う関係だ。それを通じて私たちのほうも方向づけられる。私はこのプロセスを、庭づくりをする人間の心の成長とみている。

植物のケアをする時、そこに「簡単な社会関係」が発生しうるという考えは、経験に照らして真実のように思える。私自身が自分のガーデニングの中でそう感じたし、本書のためにインタビューをした多くの人たちの場合もそうだ。たとえば、ユーカリの木と儀式のような挨拶をしたエディー、温室の植物と自分の秘密を分かち合ったと告白したビビアン、「優しい道案内」から自分の弱さとうまくつき合っていくことを学んだというフランシスなどだ。

自然界とのギブアンドテイクの関係は、現代生活の中ではその存在はほとんど危機的な状況にあるが、ガーデニングをしている人の多くがこの関係を理解できると言っている。ガーデニングについて書いている米国人ライターのロバート・ダッシュはこの点を的確に指摘して、ガーデニングの力の根源は「相互的な態度にある。私たちは庭の世話をし、庭から贈り物を受け取る」と述べている。[*39]この種の関係は重要だ。他者に対する尊敬の気持ちを育てるからだ。私たちは報酬を手に入れたと感じ、大地の実りへの感謝を経験する。これは、人間には欲しいものを大地から手に入れる資格があって、搾取できるという考えに重点をおいた関係とは、かなり異なるものだ。

地味な普通の家庭菜園は私たちだけのためにあるのではない。私たちが何かを始めると、多様な生物が存在するようになり、それによってさらに鳥や虫のための環境が生まれ、私たちの周囲は豊かになっていく。そして、生き物たちの生息地が生まれる。人間が他の生命とつながっているという感情や、こんな太古の源泉に触れているような感覚を持てる場所はここだけだ。そこから採集する、収穫する、植える、草を取るなど、庭との間に起きるさまざまな形のギブアンドテイクの関係を通じて、私たちは自然との間の絶対に欠くことのできない関係に戻っていくのだ。

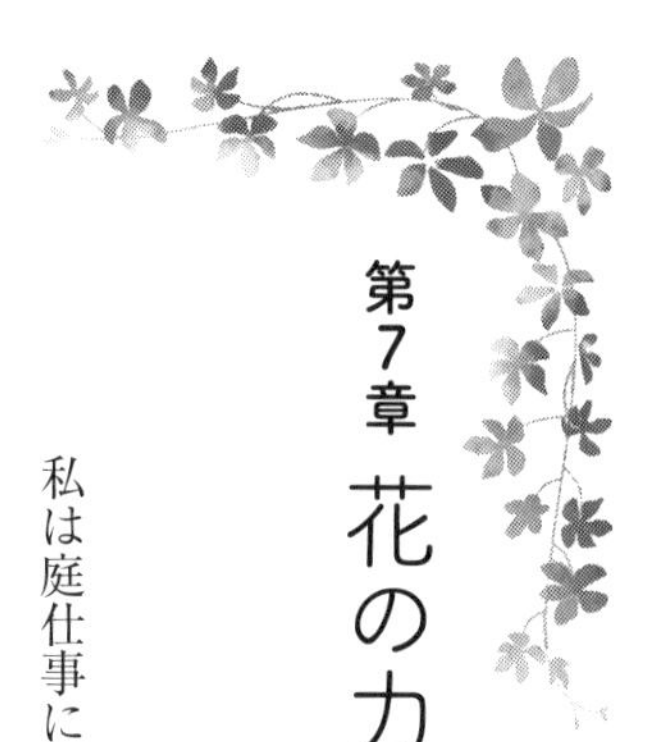

第7章　花の力

私は庭仕事にいつでも愛を携える。私が一番必要としているのは花だ。いつでも。
――クロード・モネ（一八四〇－一九二六年）

歩いていると、まさに庭が私の足を止めさせるということがある。ある時、デルフィニウムの前で思わず立ち止まってしまった。職場でも家でも、とにかく忙しさの真っただ中という時だった。庭の仕事も山積み。種まきは苗箱にもうひと箱分、サラダ菜とハーブの間引き、花壇の土起こし。しかしその朝は、週末のお客様が到着する前に、雑用を終わらせておくことに集中していた。もうまもなく食事を出さなければならない客が大勢現れる。家を出て、まっすぐ倉庫にある冷凍庫へと向かうのに、私はデルフィニウムが植えてある小道を通るコースを選んだ。最後の一本の前に差しかかった時、その青い花序が私を呼び止めた。真珠光沢を持った花の一つは私の目をくぎづけにした。花壇の中でも一番背の高い花序についていた花、変化のある深い青の中でも最も深い青。日の光がその花を通り抜けて輝いている。

強烈な色彩に私はすっかり注意を奪われてしまった。花は言う。見て！　よく見て！　そこで私は言われるままになった。青い花の目の真ん中をじっと見つめた。

他の花の穂は私のまわりで優しく揺れていた。私は自分のことをすっかり忘れていた。クロウタドリが一羽、生垣で歌っていた。それまで先を急いでいて、散漫に散らかっていた私の思考は静まった。心の中に空間のようなところが広がっていった。生垣のほうへ、そして上へと、頭上の高い空で歌うヒバリたちのほうへと。鳥たちはずっとそこにいたのだ。どうして気がつかないでいられたのだろう。鳥たちの歌にそこまで耳をふさいでいられたのだろう。

ある忙しい午前中のほんの一瞬の中断だったのだが、それがその日一日を丸ごと変えた。頭の中で騒々しく膨れ上がっていた思念を救い出したのだ。いや、それ以上に、その瞬間は一部は驚きとともに、また警告とともに私に戻ってくる。まわりにある美しいものに注意を向けなさいと思い出させてくれる。

花を愛するということ

十八世紀の哲学者イマヌエル・カントは、私たち人間がいかに「自由に自分のために」花を愛するかを述べている。[*1] カントは花を用いて、「自由な」美という概念を説明した。これは利用価値の有無や文化的値打ちを離れた美の形式だ。言うまでもなく、私たちは美しいものを見ると、美しいとわかる。私たちの中に前から何かがそこにあって時期がくるまで待っていたかのように私たちはそれを認識する。

美は人間の目をくぎづけにし、意識を満たす。なぜだか、私たち自身と世界の境界線は動いて、花開く瞬間の中で私たちはより生き生きとしている自分を感じるのだ。その経験は逃げていってしまうかもしれないけれど、美は通り過ぎても心の中に軌跡を残していく。

　花々はクロード・モネに色彩と静寂と調和の強烈な世界を広げて見せた。「おそらく私が画家となったのは花のおかげだと思う」とモネは書いている。[*2] スイレンを育て始めた時は絵に描こうとは考えていなかった。彼にとって、ガーデニングと絵を描くことは同じ芸術的な活動の一部だった。第一次世界大戦中、敵軍が接近してきた時も、彼はジヴェルニー〔フランス、ノルマンディー地方〕の庭にとどまり、花から離れることを拒んだ。

　ジークムント・フロイトもまた花を非常に愛した。子どものころ、ウィーンの近くの森の中を歩きまわって、希少な植物や花の標本を集めた。[*3] フロイトの伝記を書いたアーネスト・ジョーンズによると、フロイトは「花に非常に詳し」く、アマチュア生物学者の域に達していたという。[*4] 自然の美はフロイトにエネルギーを与え、成長してからは、定期的に山地に逃げこんでは山歩きをしたり執筆活動をしたりした。アルプスで長い夏の休暇を過ごす時は、自然への愛を子どもたちに伝えようと、野生の花やイチゴ類、キノコ類などの見分け方を心を砕いて教えた。フロイトは美が人間に対して持っている影響力に驚嘆して次のように書いている。「美の喜びは、穏やかに人間の感情を酔わせる特殊な性質を持っており」、美は苦しみから人間を守ることはできないが、「かなりの埋め合わせをする」ことはできる。[*5]

　フロイトが表現した陶酔という感情はどう説明できるだろうか。人間に対する美の影響力の秘密とは何か。直感によれば、美に対する私たちの反応は、おそらく愛を体験する能力と関係があるのだろう。

研究もそれを示している。ユニバーシティ・カレッジ・ロンドンの神経美学の教授セミール・ゼキは、人が美を必要とすることは、人間の生物学的構造の中に深く埋めこまれていると主張している。[*6] 彼の業績は、感覚的な刺激の原因にかかわらず、美の体験は脳をスキャンした際に現れる、常に独特な神経的活性化のパターンを伴うと示したことだ。

ゼキの最初の実験は、被験者に音楽とモネの絵を含む美術作品に触れさせるものだった。その後、美の概念形式まで研究の範囲を広げた。「美しい」数学の等式を導入し、被験者のグループに数学者を参加させた。被験者たちに視覚的な画像、音楽、数式などを与え、それに対する反応を確かめた。彼らが美しいと感じた体験は、すべて眼窩前頭皮質や前帯状皮質、それと尾状核内の活動のパターンが同じだった。これらは喜びや報酬経路の一部で、ロマンティックな愛情とも関係する場所だ。[*7] このような神経経路は人間の思考や感情、動機などを統合する働きをする。これらはドーパミンやセロトニン、内因性オピオイド系と関連があり、恐れやストレス反応を鎮める。つまり、美は私たちを鎮める働きと、活性化させる働きの両方を同時に行っているのである。

人間の美的な反応には、規則正しさと秩序に変化と反復を混合したパターンへの親和性が認められる。私たちが自然の中に見つけることができる単純な幾何学模様で、おそらく最も凝縮されていて、魅力的なものは、花の形だ。[*8] たとえば、野の花の多くは五枚の花弁が五角形の左右対称に配置されている。しかしどれほど洗練されていて単純であっても、音楽のリズムとハーモニーに対して感じるのと同様に、どんな花もその構造には均衡とバランス、調和が表れている。この反応は数学的な美に対するゼキの研究成果にもつながるものがあるだろう。人間の文化の進化の中で、植物の持つパターンは、間違いなく、人間の心に抽象美と数学的形式の可能性を気づかせる役割を持っていたに違いない。

花と昆虫の共進化

顕花植物が地球上に初めて現れたのは、恐竜時代以降のことである。地面に縛りつけられているため、植物は繁殖するために他者の助けを必要とする。多種多様な色彩や形、香りを使って、人間ではなく空飛ぶ生き物をおびき寄せるように進化した。

花は生体信号の最たるもので、昆虫や鳥、コウモリなどを甘い蜜でおびき寄せる。香りは、花がすでに受粉のタイミングに入っていることを示すサインだ。蛾のような、暗闇の中で香りの跡を道案内にしている夜の花粉媒介者にとっては特に重要だ。この嗅覚によるコミュニケーションには正直なものもあるが、誘惑するだけのものもある。フェロモンとして働く匂いは配偶行動の引き金となるものもあれば、まったくのだましというものもある。何もないところに蜜の甘い匂いを出すような場合だ。

しかし、ほとんどの場合、昆虫と花の間は互恵関係にもとづいている。昆虫は花からの「勧誘」に応えて、花の寝室に入る。花は生殖に必要な援助を得て、昆虫はお返しに甘い蜜を集めるのだ。この双方向の関係は共進化の過程を通じて発生したもので、両サイドに利益がある。時には、この関係は排他的権利関係に類似していることもある。ある花が自分の種(しゅ)だけに忠誠をつくす昆虫だけを標的にしているといった場合だ。花と昆虫の共進化の究極の例は、アングレカム・セスキペダレという星形のランの花である。一八六二年、チャールズ・ダーウィンはこのマダガスカルの花の見本を受け取った。[*9] この時点では、一一インチ〔約三〇・五センチ〕もの深さの袋状の突起の蜜に届いて送粉できるだけの長い口吻を持った昆虫の存在は確認されていなかった。ダーウィンは共進化に関してすでにわかっていたことから、まだ発見されてはいないがこれだけの深さでも届く昆虫が存在しなければならないと考えた。当時彼の考えは信じてもらえなかったが、四十年後に長い舌を持ったスズメガが発見された。

共進化の理論による説明がさらに難しいのは、昆虫と性的な擬態をする花との関係だ。ハチランは目を奪われる模様が雌のハチに非常に類似していて、雄のハチを惹きつけ花にとまらせることができる。蜜の流れ出る秘密の源泉など何らかの利益が隠されていて、なぜこのようなハチがエネルギーを使って花と結ばれようとするのか、いずれわかる時がきて説明できるようになるだろうとダーウィンは確信していたが、そうはいかなかった。神経的プライミングの形式の一つであることがわかったのだ。

非常に小さな生き物でさえも、探索行動をスタートさせるためには、神経系統はドーパミンか密接に関係し合っている分子に深く依存している。ヒトの報酬経路はハチに見られるものよりさらに複雑かもしれないが、同じように、約束は結果よりもさらに重要性が高い可能性がある。花が宣伝する報酬は、ドーパミンの活動を通じてハチの採餌を活発にする。マルハナバチへの実験によると、この神経伝達物質をブロックすると、ハチは蜜を探す行動をやめることがわかった。[*10 11 12] このことから、なぜ昆虫が子孫をつくる相手ではない花に対して忠誠的であるのか説明がつく。

例をあげると、フェロモンを含んだ匂いと、雌のハエに似ている花びらの模様で、雄のハエを誘う花がある。ハエの交尾本能はこの性的擬態によって非常に効果的に乗っ取られてしまうので、雄のハエは花に向けて射精する。その間どんどん花粉を身体につけているのだ。これは昆虫の「ポルノグラフィー」の一形態だ。生物学者はこのようなフェロモンを超正常刺激と呼んでいる。「超」の意味は、現実よりも強く効果を引き出すということだ。そのような刺激には、体の模様や斑点などのようなカギとなる環境上の合図の誇大化が含まれる。それによって、本能をもともと意図されていた機能から逸脱させることになる。しかし、人間もそうだが、すべての昆虫が同様に影響を受けやすいわけではない。安全第一で、少ないけれど確実に蜜を出してくれる花に戻っていくというタイプのハチもいる。

昆虫が集めることができるのは蜜だけではない。花々の香りそのものを集めるといった場合もある。熱帯雨林に生息するシタバチの雄は、昆虫の調香師だ。立ち寄る花から次々に香りの見本を集め、混合し、後肢の匂い物質収容器に貯蔵し、そこで好みの香りに調香する。全体で、この種のハチは熱帯雨林に生育する七〇〇種を超えるランの送粉を行っている。ハチのそれぞれの個体の香りに含まれる花の香りの複雑さは、このハチの行動範囲と食餌の技の幅広さを示すものだと考えられている。どちらにしても、このハチが集めてくる香りは魅惑的で、交尾の相手を見つけるのに役に立っている。

記憶と連想

ハチによく似て、私たちも花から快感を得る。切り花市場の規模がこれを証明している。花は私たちには理解できないやり方で無意識に語りかける。あたかもこんな誘いをかけられて、私たちはそれに応

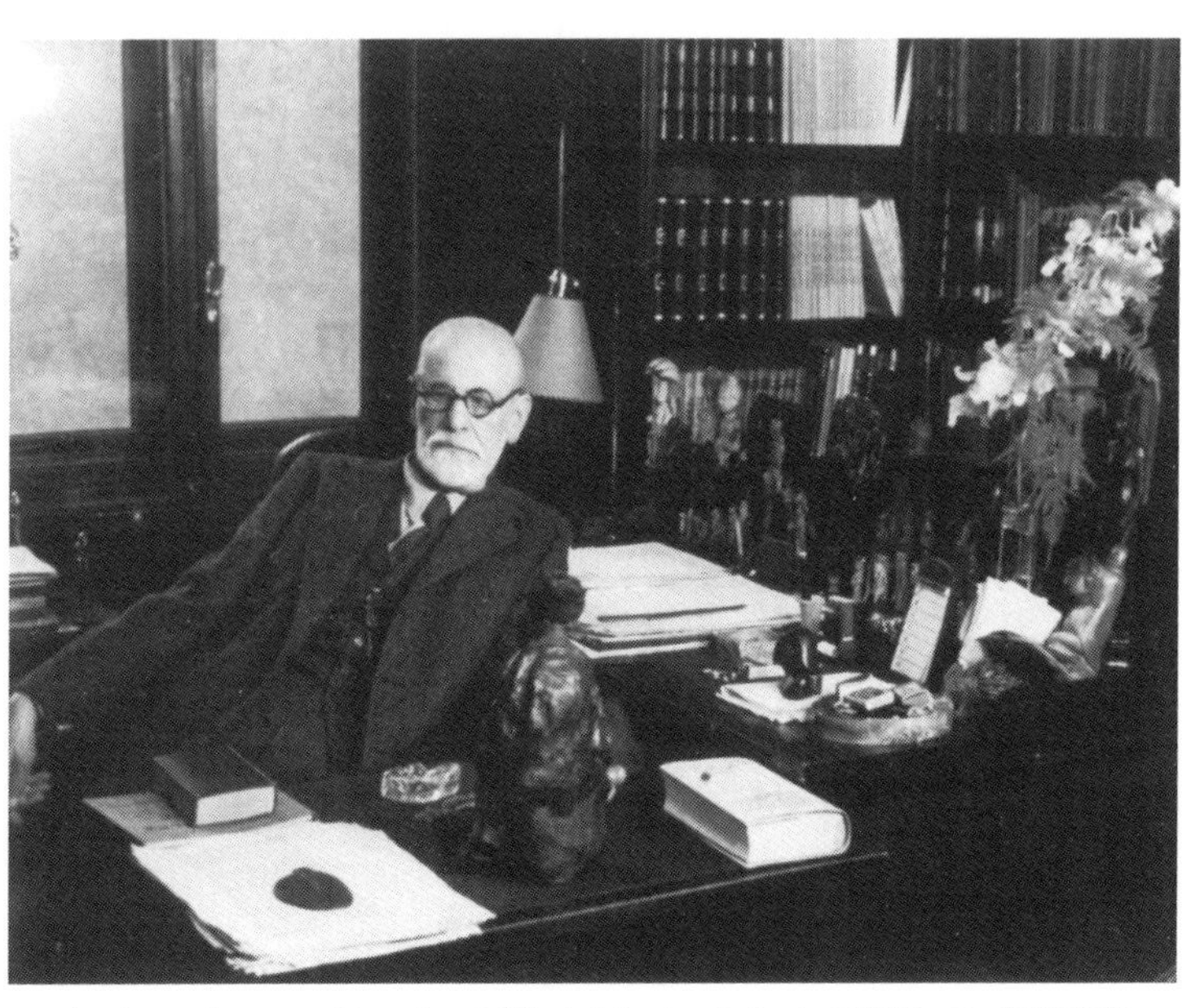

ジークムント・フロイト。ランの花とともにベルクガッセの書斎にて。1930年代

えるのだ。「もっと近くへいらっしゃい。匂いを嗅いで。私を手に取って、一緒に連れていってちょうだい」。清らかさや清楚さで他より秀でている花もあれば、魅惑的な――ほとんどエロチックでもあるような――花姿のものもある。花は私たちを美に目覚めさせる。そしてハチのように、この花だけという気持ちになる。ほとんどの人にはお気に入りの花があるものだ。

たとえば、フロイトはランが特に好きだった。毎年誕生日には、同僚や友人、患者たちから花が贈られた。ウィーンの花屋はあらかじめこの日に備えるほどになった。古い友人の一人、ハンス・ザックスによれば、フロイトの七十五歳の誕生日には「さまざまな色彩のランと説明書きが荷馬車一台分届いた」という。[*13] しかし、彼のお気に入りのランは花屋の店先に並んでいるものではなかった。それはニグラ・バニララン という高山性のランで、暗い赤紫の花にとても気持ちのよいスパイシーなチョコレートとバニラの芳香がある。息子のマルティン・フロイトは、この小さな花を見ると両親を思い出すという。[*14] 彼らが結婚してすぐのころ、山へ歩きに出かけた。この希少な花の群生を見つけ、フロイトは草で覆われた急な斜面を登って、花を一束取り、新婦のマルタにプレゼントしたのだという。

米国人の詩人、ヒルダ・ドゥリトル（H.D.という名で知られている）はフロイトの一九三〇年代初めごろの患者だった。[*15] 一度、フロイトにスイセンを贈ったことがあった。その強い香りは彼にとって大きな衝撃で、ヒルダの表現を借りれば、うっかりと「彼の無意識に殴りこんでしまった」ように感じたという。確かに、嗅覚よりも効果的に無意識のカギを開けるものはない。スイセンの甘くて、人によっては鼻につくともいえる香りを、フロイトは「私の一番のお気に入りの香りに近い」と表現した。「詩人のスイセン」とフロイトは表現しているが、ザルツブルク近郊のアウスゼーにあった家、子どもたちがまだ小さかったころに一家が休暇を過ごすために借りていた家のまわりの湿原に、野生のスイセンが生えていた。フロイトにとってこの場所は「楽園」そのものだった。そして、フロイトはH.D.にさらに語る。スイセン以上に自分にとって魅力的なのは一つだけ、「比較できない香りを持ったクチナシ」で、どんな時でもこの香りを嗅げば最高の気分になるのだという。それより二十年前、ローマに滞在していた時に、毎日クチナシの生花を買ってボタンホールに飾ったことを思い出すのだった。

記憶と連想は私たちが花に対する愛着を形成する際に重要だが、ある種の科学反応が同時に起きていることは間違いない。さまざまな花の香りの化学的成分は気分を高めることもあれば、警戒したり、リラックスしたりといった人間の感情に影響を与えることもある。ラベンダーは昔から鎮静効果が知られているが、近年、セロトニンのレベルを上げることが示されている。[16][17] 対照的に、ローズマリーの香りは刺激的で、ドーパミンとアセチルコリンの両方のレベルを高める。[18] 柑橘類の花はセロトニンとドーパミンの相乗効果で気分を上向きにする。[19] バラの香りはおそらく私たちが最も強く愛を連想する香りだろう。これはストレス・ホルモンのアドレナリンのレベルを下げる。これについては三〇パーセント下げるという研究成果も出ている。加えて、フェネチルアミンの活動を通じて、バラの香りは内因性オピオイドの分解を減らし、穏やかな感情が長続きするようになる。[20]

人が花に惹かれるようになったわけ

花に対する人間の愛情は、どのように始まったのだろうか。著名な進化心理学者スティーブン・ピンカーは、人間が花に惹かれるようになったのは、花が未来の食料供給を示すからだと主張している。[21] 狩猟採集民は、花とその咲いている場所に関心を持つと、後日戻ってきて生存するための資源となる木の実や果実を収穫できる。花は目先の利益を示している場合もある。花が咲いているところにはハチが来ており、ハチがいるところには花の蜜があることが多い。私たちの遠い祖先も、今日の私たちと同じように砂糖のおいしさには非常に敏感だった。

狩猟採集民の居住地で発見された最古の花は、二万三千年前のガリラア湖畔のオハロⅡのものだ。[22] 一軒の小屋に残された遺物から、ここに住んでいたのが誰であれ、キク科キオン属の花をたくさん集めていたということがわかった。世界のこの地方に特有の花で、小さな黄色いキクの花に似ている。料理や薬など実用的な用途は知られておらず、儀式用かその他の特別な行事のために、居住地に持ち帰った可能性が浮かび上がっている。

花が入っていた最古の墓所は、イスラエルにある一万四千年前のナトゥーフの埋葬地だ。これらの花は野生のものを摘んできたのだろうが、人間が花の栽培を始めたのは驚くほど早い時期で、およそ五千年前のことだ。[*23] ニュージャージー州のラトガーズ大学の心理学教授ジャネット・ハビランド・ジョーンズと遺伝学教授のテリー・マグワイアは、はるかな祖先がこのようなことを行う動機となった喜びという感情の役割を過小評価してはならないと論じている。最初に栽培された花の多くは地表が耕された時に現れた。ハビランド・ジョーンズとマグワイアは、農業のために開墾された土地に、自然に落ちた種から花が育った場合、また育つようにそのまま残されることがあったのではないかと推測している。人々がその花を気に入ったからで、繰り返し人間が播種の仲介をして、その際に最も香りが良いもの、最も魅力的なものが選び出されたのだろう。栽培されるようになった花が生育する生態系の中のわずかな隙間は、したがって、人間の感情の隙間でもあるのだ。

花は私たちの気分を高揚させ、暮らしの中の感情的な部分を豊かにする。慈善団体のレモン・ツリーはシリア人の難民キャンプの中に庭をつくる活動を始めた時、花の持つ価値を発見した。食料はひどく不足していたが、難民たちが育てるつもりで選んだ植物は、およそ七〇パーセントが花だった。自分たちの環境に美を取り入れることが必要だという思いが非常に強かったのだ。

花は遠い祖先に心を慰める最初の物語を用意してくれたのかもしれない。先史時代に人類に自意識が芽生えるのと同時に、離別の経験と死すべき運命を知ることになった。このような存在に関わる困難な出来事はその後ずっと私たちにつきまとい、疑問を投げかけ続けている。命の意味をどのように理解するか。生きることから派生する苦痛にどう対処したらいいのか。花の生命には信頼できる何かがあり、死を目前にして分解されることへの恐れから守ってくれる。花は束の間限りのか弱い存在だが、連続性を伝える使者なのだ。今を盛りと咲く花も死ぬ運命にあるが、その果実は生き残り、その種からさらなる花を咲かせる。

初期の文明の中で、花が深い意味を持っていたことは間違いない。特に古代エジプト人は花を聖なる使者と考え、自分たちの寺院を花輪や花束でいっぱいにした。[*24] 時にそれは大規模に行われた。彼らが育てていた花は、ジャスミン、ヤグルマギク、アイリス、スズランなどで、中でも青いスイレン、別名ハスが最も神聖な花だった。古代エジプトの宗教では、ハスは生まれ変わりの秘密を握っていると信じられていた。その甘く強烈な香りは官能的世界と神聖な世界とをつなぐ橋のように、心を高い場所へと運んでいくと言い伝えられていた。

フロイトの夢判断と花

花の生命の唯一の目的は、生殖を確実に成功させることにある。花は性的だ。生殖が重要な仕事だからだ。人間の目にはその形がエロチックな性質に見える場合がある。植物の図柄に描かれた生殖器官の色彩の濃い派手な姿の中にそれを見ることがある。現代画家のジョージア・オキーフは、自分の作品の中のエロチックな要素に注目されるのを嫌った。きわどい表現は作品全体の効果をだめにするということはよく理解できる。その経験がサブリミナルである限り、美と無邪気さの両方を伴うエロスを手に入れることができる。

彼の前にいた多くの恋人たちと同様に、フロイトは赤いバラを贈ることで、若きマルタ・ベルナイスへの求愛を始めた。婚約した最初の夏、マルタは休暇で出かけた先で、美しい庭のある家に滞在した。ある夜遅く、フロイトは彼女に手紙を書いた。まずは滞在先の主人に宛てて挨拶をする。「庭師のビュンゾフさん、あなたは私の可愛い恋人を家に泊めることができて、なんて幸運なのでしょう。医者とか物書きではなく、なぜ私は庭師にならなかったのでしょう。あなたのお庭で働く若造はお入用ではありませんか。小さな王女様におはようの挨拶を捧げて、お花を一束贈ってお返しのキスをおねだりできるかもしれません」[*25]。これを書いた時、フロイトは二十七歳で、ちょうど医学の道に船出したばかりのころだった。フロイトの名前を有名にした、夢に関する将来有望な研究を発表する十九年前のことだった。

庭師になりたいなどというのは、暑い夏の夜の恋人たちの空想の世界だったかもしれないが、フロイト自身、庭が大好きだった。『夢判断』のあちこちのページにはたくさんの花がちりばめられた。シクラメン、アーティチョーク、スズラン、スミレ、ナデシコ、カーネーション、サクラ、チューリップ、バラなどだ。植物の一生のイメージが夢の性的な内容をどのように表し、またどのように隠蔽するのかということにフロイトは興味を持っていた[*26]。「性的生活の最も親密で最も醜悪な細部が、無邪気な暗示の中で考えられ、夢に見られることがある」と述べている。彼が指摘したこうした象徴は、はるか昔の祖先たちの時代にまでさかのぼって、ソロモンの雅歌にある乙女の庭〔ソロモン王の作とされる男女の恋の歌の中で、うら若き乙女は「閉ざされた園」に例えられた〕にも含まれている。

フロイトが注目した夢の一つは、若い女性の性的な関係についての恐れを明らかにしている。その夢は高台から降りてきて、庭に入るために柵をよじ登るところから始まる。上品にしていたいので、服が破れるのではないかと心配している。腕にはサクラかツバキに似た赤い花がたくさんついている大きな枝を抱えている。そこには何人か庭師がいて、木からぶら下がっているコケのような髪の毛の房を梳いている。若い女性は立ち止まって尋ねる。彼女が今運んでいるような花の枝を自分の庭に植え替えるにはどうしたらいいかと。庭師の一人が彼女を抱きしめる。彼女は庭師をはねつける。それから、庭師は女性を彼女の庭へと案内して、枝の植え方を教えると申し出る。官能的な愛へのあこがれと、性の知識の混乱は明らかだ。毛むくじゃらのコケが手入れされているというイメージには、何か嫌悪感を引き起こすものが含まれている。対照的に、誘惑するような赤い花は自分の庭で咲き誇ってほしい。夢の庭は社会の抑圧と因習から自由で、セックスについて好奇心を持っても大丈夫な場所なのだ。

花は部屋の雰囲気を変える最も簡単な方法だ。人間の気分に影響を与える能力で、花は私たちをリラックスさせる。何か素敵なものと類似していて、豊かな実りを約束し、思考がさかんに花開くように促しているのかもしれない。ウィーンのベルクガッセ通りのフロイトの家には小さな中庭しかなく、書斎の窓からは菩提樹とマロニエ（セイヨウトチノキ）が見えた。マルタはガラス張りのベランダで花を育て、市場で買った花を持ち帰っては家の中に飾った。初めて診察に来た時、診察室が非常に居心地がよく魅力的だと驚く患者が多かった。赤いチューリップやスイセン、ランなどが、フロイトの自慢の骨董品が置いてあるテーブルを飾っていた。狼男としても知られているセルゲイ・パンケイエフは一九一〇年にフロイトの診察を受けるようになったが、植物は命の実感を部屋の中に持ちこんできていたと回想している。「ここにあるものすべてが、現代生活の忙しさを離れてきたという感覚、また、日々の心配事から守られているという感覚にしてくれる」という。[*27]

精神分析医で牧師でもあるオスカー・プフィスター[*28]は、フロイトが亡くなったあとにマルタに宛てた手紙で、一九〇九年に初めて二人の家を訪問した時のことを回想している。「明るい春の庭にいるように感じた。陽気なヒバリやクロウタドリの鳴き声が聞こえ、明るい色彩の花壇が見えた。夏の豊かな恩恵の予感がそこにはあった」。また、「花々は安らぎを与えてくれる。感情も持っていないし、葛藤もない」。これはフロイトの言葉だという。花の単純さは、患者の葛藤と心理を探り出すという困難な仕事と対照的なものだったに違いない。また、花はフロイトに自分の旅行を思い出させ、書斎に置かれた籠いっぱいのランは「太陽の光の壮麗さと輝きの幻想」を与えたと彼は書いている。[*29]

死を悼むことと春がめぐりくること

自然には回復力があるという信念は当時のオーストリア文化の根幹で、フロイトは機会あるごとに山へと出かけた。それを「薬」と呼んだこともあるほどで、身体だけでなく心にも効果があった。[*30] フロイトにとって自然に浸ることとは、常に元気づけられ、生きることへの意欲を新たにするのに役立った。

一九一三年の夏、フロイトの山歩きの時の会話が残っている。[31] 詩人のライナー・マリア・リルケとリルケの恋人ルー・アンドレアス・ザロメが一緒だった。後にこの時のことをフロイトは「無常」というエッセイに書いている。リルケは風景の美しさを称賛したものの喜びを感じることはできなかったという。なぜなら、その美しさは冬になれば消えてしまうとわかっているからだった。自然の素晴らしさの中で、リルケが見ることができたのはすべて喪失の前触れだというのだ。無常というのは生命の喜びを強めることができるのだと、フロイトは友人を何とか説得しようとした。「たった一夜だけ咲く花は、それだからといって、私たちにとって美しさが劣るということはないのだ」。しかしながら、リルケもアンドレアス・ザロメも納得してはくれなかった。

後日フロイトはこの会話を振り返って、友人たちが喜びを共有できなかったのは強い感情的な要因が彼らの「過敏な心」の中で働いているからだと結論づけた。束の間だけの美を味わうためには、自分が価値があると考えているものの喪失に対して心を開く必要があるとフロイトは指摘する。私たちは花のはかない美しさだけでなく、季節の移り変わりの中でも同じことに直面している。そこでフロイトはこう主張する。私たちは毎年冬が近づいてくると少しだけ死を悼む必要がある。フロイトが「喪失に対する愛の反逆」と呼んだ死を悼むという経験には必ず痛みが伴い、心は「痛みを伴うものすべてに対して本能的にしりごみする」。あの日友人たちがフロイトと喜びを共有することができなかったのは、「死を悼むことに対する彼らの心の中の反感」が理由だったのだという結論に達した。

私たちは大きな喪失に苦しむ時、即座にほとんど無意識のうちにしりごみするものだ。あまりにもつらい現実は受け入れたくない。受け入れることができないのだ。死を悼むというのは、私たちが出会う最も難しい感情的な作業となりうる。私たちは共感してくれる存在が必要なのだ。慰めてくれる物や人、または場所だ。嘆きの間、それにしがみついていられるものだ。失ったものの重要性によって、死を悼むといってもその強さはさまざまだ。生きている間、私たちは数多くの喪失に直面する。まるで私たちは常に何かの喪失を悼んでいるようなものだとフロイトは言う。生命の循環は私たちを助けてくれる。冬の最も厳しい時に、春が再来するという信念に、私たちはしがみついてもいい。「冬によって破壊されるたびに、翌年には再びやってくる。したがって、私たちの人生の長さに対する関係で見れば、永遠と考えることができる」と、自然の美への敬意をこめて、フロイトは看破している。

生きている中で、私たちは常に喪失と発見の間の線上のどこかにいる。これが喪失と再生、再びの喪失という周期的に繰り返す時間のダンスだ。公園で姿を見失った母親のもとに走って帰り、また走っていってしまう子どもの中にもこれは見られる。ある年齢の子どもたちが夢中になる「いないいないばあ」の遊びの中にある。そして一生の間に、私たちの最も密接な愛着を破壊し修復するその繰り返しにもあるものだ。愛と憎しみ、達成感と失望感の話だ。そして生命に愛着することとそれを重んじることの中心にあるパラドックスのことだ。心を広げてくれる愛が私たちを喪失に直面させるのだ。

生の本能（エロス）と死の本能（タナトス）

フロイトが自分のエッセイ「無常」に書いた山歩きは、第一次世界大戦が勃発する一年前のことだった。彼がこの文章を書いていたころ、二人の息子は前線で戦っていた。自然の移りゆく美は喪失を暗示しているかもしれないが、戦争がまったく違う規模の喪失を突きつけてきていた。フロイトは書いた。戦線が「移動していく先々の田舎の美しさ」をどれほど破壊したのか、文明の成果に対して抱いていた誇りを打ち砕き、「不変だと思っていたものがいかに束の間のものだったのか」を証明したことを。[*32] 戦争が終わったあかつきには、破壊されたすべてのものの再建は可能だという希望の源を、自然の持つ回復力の中にフロイトは見ていた。息子たち、エルンストとマルティンは生き延びたが、戦争に続いて、スペイン風邪がヨーロッパを席巻し、フロイト家は娘のゾフィーを亡くした。

どのような形を取ろうとも、心的外傷を引き起こすような、また人生を一変させるような喪失は、私たちの住んでいる感情の世界の風景を崩壊し、私たちが大切にしていた、ずっと取っておきたかったものを押し流す。そのような危機の時には、世界は永久に変わってしまうように感じられ、何がもと通りに回復し、何が再びやってくるのかわからない状態に私たちはおかれる。すべてがとても不安定な感じがして、何一つ頼りにできるものがないように見える時、自分の信念、愛、希望を、どこにおくことができるのか。今すぐに答えを言わんばかりに、この疑問は自然に湧き上がってくることがある。緊急事態を激しく告げながら。そして、休眠中の種子が私たちの深いところから地表に姿を現してくるように、自然が私たちにその答えを授けるのは春の約束があるからなのだ。

戦争によって旅行は困難になっていたが、その後の数年はフロイトは山に戻って、自然の中に浸りこむことができた。この時期、彼は心理における生と死の生物学的衝動の役割について、自分の考えを発展させていた。娘のアンナに宛てた手紙で、フロイトは一人で出かけた山歩きと植物採集について語っている。「今日は雨が降っていたが、そんなことで私は特別な場所に行って、他にくらべようもないくらい香りの高い、とびきりのホワイト・オーキッド（プラタンテラ・ビフォリア）を摘んでくるのをやめたりはしなかった」[*33]。フロイトは再び生につながって愛着を持ち、自身の中の生の本能に栄養を与えていたのである。

生の本能（エロス）と死の本能（タナトス）という理論はこの段階で出来上がってきたもので、第一次世界大戦に対するフロイトの応答だった[*34]。生と死の衝動があらゆる生き物の中で、そしてあらゆる生き物を貫いて、どう働くのか、フロイトは説明した。『文明とその不満（*Civilisation and its Discontents*）』の中で、フロイトはそれを説明するためにゲーテのファウストから次の引用をした。「悪魔自身、自分の敵として名前をあげたのは、神聖なるものでもなく、善なるものでもない。生を生み出し増やしていく自然の力。それは生の本能、エロスだ」[*35]。死の本能は暴力と破壊性によって、あるいはより静かに心の中にその姿を現す。そして消極的で感情的な死の方向へと私たちを引きずっていく。フロイトの言うエロスとは、しばしば意味するようになった性愛的なものよりもはるかに広い概念であり、人間の創造性と生への愛情をも含むものだ。

このエロスの概念化は一九六〇年代に精神分析家で社会心理学者のエーリッヒ・フロムによって手を

加えられた。[*36] フロムは、「生命への、すべての命あるものへの熱烈な愛好」を定義するのに、バイオフィリアという語を使用した。[*37] フロムは、「人間であろうと、植物であろうと、思想や社会団体であろうと」健康的な心はさらなる成長を望むものだという。彼はバイオフィリアに対立するものとして、成長することに背き、死んでいくことや死のような状態へ惹きつけられるネクロフィリアを示した。フロイトの生と死の衝動のように二つの原理は連続体の両極だ。人間のバイオフィリアの強さは「生を生き続ける」ことに力を貸してくれる。数多くの現代の病気は、無意識のうちに自然界との関係が失われていることからきており、認識されないが、この分離による苦痛のレベルが上がってきているのだとフロムは強く主張した。「土も動物も植物も人間の世界である」と書いている。[*38] さらに「人間という種がこのような基本的なつながりから抜け出せば抜け出すほど、自然界から分断され、分断状態から逃れる新しい方法がますます必要になる」という。

バイオフィリアという言葉は再度一九八〇年代にE・O・ウィルソンが使用する。[*39] すでに論じたように、この用語は以後、環境心理学の基礎となってきた。ウィルソンの進化論の視点は、人間には生得的に自然界のある面に反応する傾向があるという認識へとつながり、さらに広く受け入れられることとなった。

人間という種は、他者との関係を巧みにつくれるように進化した。私たちはそれが非常にうまく、脳は「関係をつくる器官」と呼ばれる。[*40] 植物の世界も、巧みに関係をつくれるように進化を遂げてきた。先史時代のうちに人間が植物や花との間に協力関係を築いてきたことは、驚くにはあたらない。だが、現代の生活での問題は、自然との接点が不足しているというだけではない。私たちが心を閉ざしていて、生活の空白をどう埋めるかが問題なのだ。花の擬態によって間違っておびき寄せられる昆虫のように、人間は強烈な刺激物の大ファンで、簡単に絶好調にされる。ありとあらゆる化学的な刺激物が私たちの関心をつかみ、自然界で狩猟採集のために進化してきたドーパミンの報酬系を乗っ取るのだ。

ショッピングモールやネットで何かを探しまわるのは、同じように依存症を促進する原始的な報酬システムによって動かされている。しかしこれは報酬ではなく、人間を常に探しまわらせ、満足させることなく、期待ばかりが大きく実際に得られるものがごく少ないスリルに夢中にさせる仕組みだ。このプロセスは、ポケットの中身を空にさせる。つまり、貯蔵されたドーパミンは楽観とエネルギーもろとも空っぽにされる。ドーパミンシステムは危険なくらいまで過剰刺激気味になり、さらに刺激を求めるという悪循環に陥る。非常に強力なプロセスのため、実際には欲しくもない物や使い道のない物が欲しくなる。

向精神薬やアルコールは同様に作用して、ドーパミン報酬経路を凌駕し、薬物の身体的依存状態を引き起こす。依存症とは現実に背を向け、究極的には生から目を背けていくということだ。自然からの穏やかな刺激はこれとは勝負にならない。自然界の美しさ、特に花の美しさは生への愛を再び目覚めさせることもある。

人生を変えたサボテン

私はこの顕著な例に出会った。レナータという女性で、アドリア海沿岸に近いサン・パトリニャーノに拠点をおくイタリアの薬物依存からのリハビリテーションを行うプログラムでのことだ。レナータは治療用のコミュニティに併設された育苗施設で、ちょうど直近の二年半、花を育てて過ごしていた。問題が多く不安定な家庭に育った彼女は、十代の終わりには薬物を使い始めていた。多くの中毒患者と同様に、精神的な痛みに対する自己療法として始めたものが、それ自体病気となり、二十代の初めには深刻な薬物常習者となっていた。

サン・パトリニャーノでは園芸は治療のほんの一部にすぎない。一三〇〇人の住人がいて、五〇の異なる技能を基礎にしたグループがあり、そこでは三、四年の課程で新しい工芸か手仕事を学ぶ。また大きなブドウ園があって、大きな収入源の一つとなっている。新しい技術を身につければ、人生を立て直せるというのがここの信念だ。これを実現するためには、それまでの人生を捨てなければならない。初年度は、ほとんどの参加者は家族や友人たちとのコンタクトを許されていない。

住人の大半は二十代の後半で、約八名からなる家族のようなグループに分かれて共同生活をしている。最初に薬物を手にするようになった原因に向き合うようにと奨励される。この作業の際には、心理的なサポートが用意されている。サン・パトリニャーノの背景にある理念は、単純だが非常に力強い。弱いところではなく強いところに注目することで、彼らの成長を助けるというものだ。毎日昼食時にはコミ

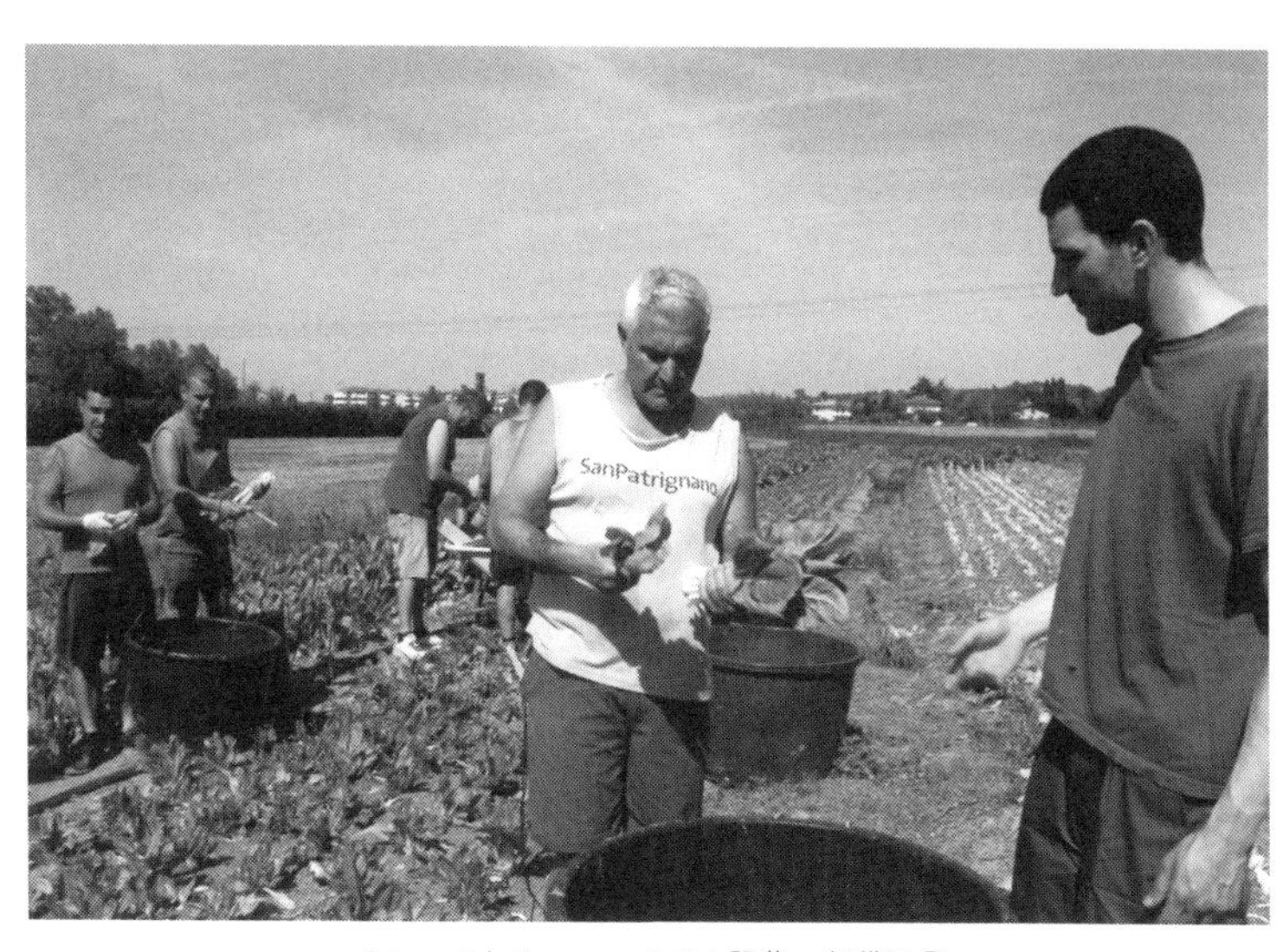

サン・パトリニャーノでの野菜の収穫風景

ュニティの全員が大ホールに集まる。私たちは食堂の長テーブルを囲んで菜園で育てたものを三段階のコース料理にして食べた。質素だけれど美味だった。一〇〇〇人の人間が一堂に会して食事をしていると、ホールいっぱいの活気を感じたが、同時に修道院のような雰囲気もあった。

菜園からの食物はコミュニティで消費するだけでなく、地域のレストランやスーパーマーケットにも卸される。五・五ヘクタールの土地で、男性はフルーツや野菜を栽培し、女性は花を育てている。二十代の終わりごろに差しかかっているレナータは、黒髪を角度のついたショートカットにしている。初めは打ち解けなかったが、このプログラムで働く経験に関しては熱心に語ってくれた。最も大きな変化は、生きたいと望んでいると実感できたことだと言う。

担当のビニールハウスの花に水をやる仕事が

あったので、私は彼女についてまわることになった。それまで私は、こんなにたくさんのペチュニアを一度に見たことがなかった。ここで出会うまで、ペチュニアについて好きなところがこんなにあるとは思ってもみなかった。片側には明るい赤、紫、黄色、ピンク、藤色、白といった元気な色の花の入った鉢箱がずらりと並んでいた。非常に印象的な並べ方だったことは間違いないが、私の目を捉えたのは反対側に並んだ花だった。こちら側は端から端まで鮮やかな深紅色のペチュニアで、見る者を思わず見とれさせる強烈さだった。レナータが水やりを終えるまでの間、私は夢中で眺めていた。

レナータは外にいることが好きなんだと私は気がついた。だから、プログラムの主宰者が彼女にこの活動を選んだのだと思った。しかし、この作業からなにがしかの満足感を得られるようになるまでには、長い時間がかかったという。初めのころはこの仕事をどんなに「憎い」と思ったか、世話をしていた植物をどれほど「腹立たしい」と思ったことか、彼女は私に語ってくれた。初めてここに来てから、二回目の夏の初めまで、こうした毒のある感情でいっぱいだったという。

植物に対する態度と同様、コミュニティの人々に対する関係も初めのうちは憤りと不信感が中心で、こうした感情はなかなか変わらなかった。その理由について、レナータは隠すことなく自分の分析をこう語っている。「私はお高くとまっていて、傲慢だった。他の人に自分から近づいたりしなかった」。ここへ来る前、薬物依存症になっていたころ、何かを待つということがまったくできなかったそうだ。「私はビッグ・ゴッドファーザーみたいに、してほしいことは何でも今すぐにしてほしかった」と言う。

レナータが覚えている限りの話だが、自分の中に何か「醜い」ものがあって、自分はいつもそれから逃げようとしていたのだという。この感情が彼女を薬物の常習へと走らせたのだ。彼女はこう説明した。

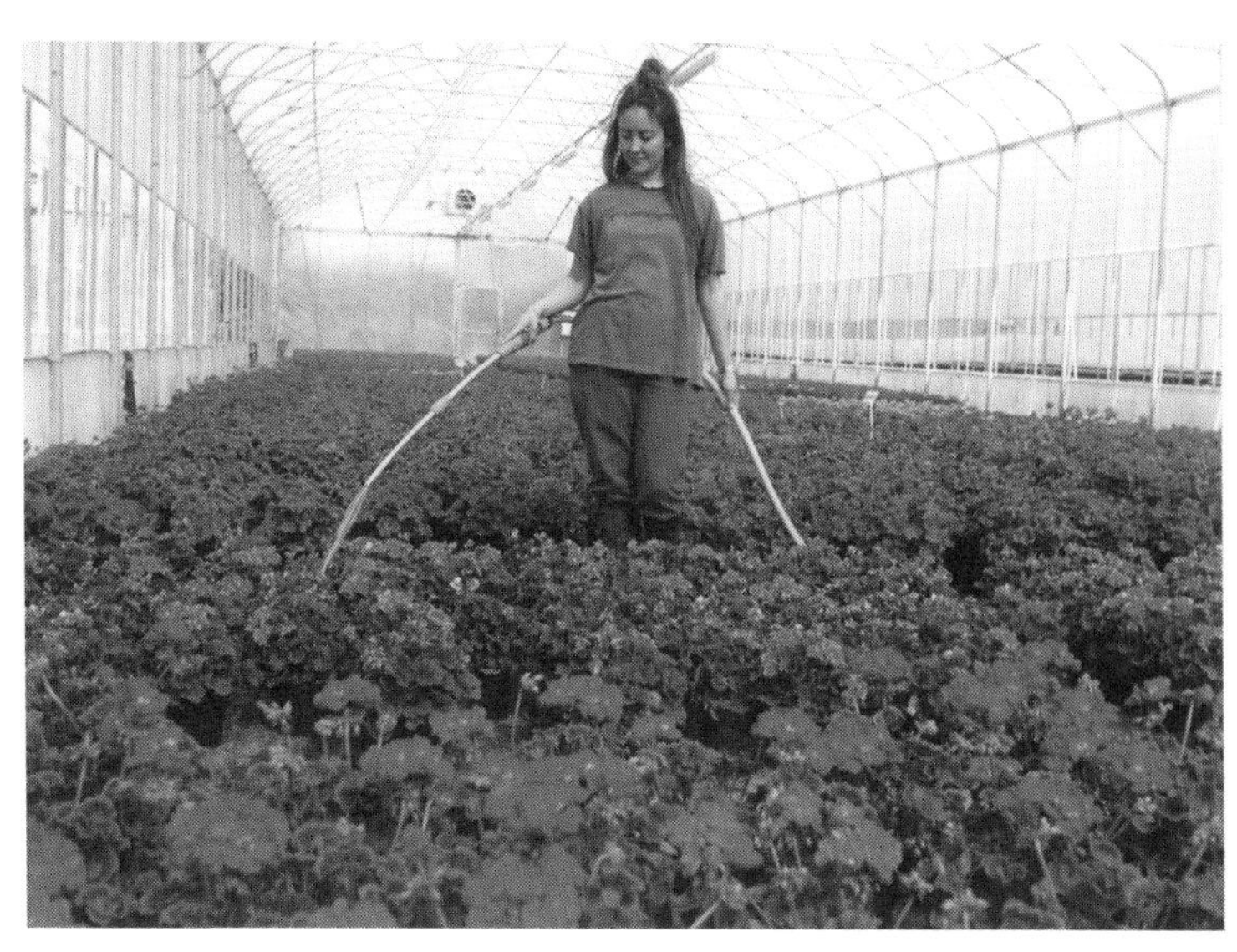

サン・パトリニャーノの園芸療法を受けている女性。育苗施設にて

「何か嫌な感情が浮かんだ時、それから逃れるためにドラッグを使う。そして何か良い感情が出てきた時は、それをもっと良くするためにドラッグを使う」。コミュニティで暮らすうちに、自分が苦しんでいた醜いという感覚は、自分が「憎しみの気持ちでいっぱいだった」ことからきていたのだと気がついた。

ビニールハウスから歩いて外へ出ようとしている時に、出口のそばの木製棚の隅に小さなサボテンが並んでいるのに気がついた。私はサボテンについてコメントしながら、その明るいオレンジやピンクの花を褒めた。「この子たち、私のお気に入りなんです」と、レナータはうれしそうな声を上げた。彼女がこのサボテンが自分にとってどんなに大きな意味があるのか話してくれるうちに、私は何か重大なものにぶつかったことに気がついた。サボテンは前任者が放置していったものだ。

そのうちの一つが小さなオレンジ色の花を伸ばしてくるまで、彼女はほとんど一年間まったく気にもとめていなかった。初めて目を向けてみると、この植物はしおれて枯れてしまいそうだと気がついた。そこで助けようと思ったという。

話をするうちに、彼女がサボテンに対して親近感を持っているのがよくわかった。かつて自分がそうだったように、放っておかれて、怒りっぽくて、とげがあり、入り口を見つけることが難しい。どこか彼女自身に似ている。サボテンを枯らすのは難しい。植物の内側の深いところに生命維持のための水分がしっかりと保存されていて、長期戦に強いのだ。人間の中の生命を維持する力は、特に重度の薬物依存症を伴う場合には、枯渇してしまいやすいのかもしれない。ところが、レナータの中の深いところに、あの小さなオレンジの花と枯れかかっていたサボテンの株からの呼びかけに応える何かがあった。それが彼女のまわりの状況を変えていく助けとなったのだった。今や、たくさんのサボテンに花が咲き、見るからにすくすくと育っていた。自分がこのサボテンを助けたという喜びが伝わってきた。私たちは立ち止まってサボテンを褒め、喜びの気持ちを伝え合ったのだった。

人生を立て直すという状況では、時にこのようなことがちょっとした贖罪行為となる。そして、こうした経験は新しい始まりの可能性を信じる気持ちを育てる。私たちは自分たちの行動を通じて世界を変える。そしてその過程で、自分自身が変わるのだ。

喜びまでの報酬経路を近道にすることにかけては、薬物依存はその他のどんな愛着形態にも勝る。生きること自体への愛着よりもだ。長年にわたるレナータの最も重要な愛着は、依存症に陥っていた薬物に向けられていた。薬物依存の患者を回復させて、生きることに再び愛着を持てるようにするのは困難かもしれない。また、過去の依存が破壊性や否定的な志向を伴っているような場合にはいっそう難しい。サン・パトリニャーノのコミュニティの考え方は、何か新しいものが成長できるような環境を用意することだ。一人ひとりそのプロセスは異なる。明らかな治療効果を求めて、枯れかけたサボテンの一群を選ぶ人はいないかもしれない。しかし、レナータはどういうわけか、そういうサボテンを「採用し」、そして初めて、彼女が言うところの「静かに生きている命」を垣間見たのだ。

屋外に出ると、これからどんなことが起こりうるのか話し合った。彼女はまだコミュニティを出るつもりはないが、将来については考え始めていた。一つはっきりしているのは、以前のようにバーで働いてはいけないということだった。「一瞬ですべてを破壊する」のがどれほど簡単か、彼女は痛いほどよくわかっていた。ちょうどそのころ、社会福祉士になるための訓練を受けようと考え始めていた。自分の人生で「より多くを与える」何かをしたいのだと気がついた。そしてがんセンターで子どもたちのために働きたいという考えがまとまり始めていた。

「植物は人間みたいで、誰かの手助けを必要としていて、それがなかったら育たない」と彼女は私に言った。「花を育てるってことは、誰かに何かをいつも与えているって意味」。ここの花がレナータに、ここで働く人々に、また食卓を花で飾っているコミュニティの人々に喜びを与えているのだ。さらに、彼女がどうしてもつけ加えたかったのが、スーパーマーケットで花を買っていく人々にも喜びを与えているということだった。花から放出される気持ちのよさは、働くという意味を彼女の中で変化させた。レナータは、植物との間にギブアンドテイクの関係があるという庭師の感覚を経験するようになっていた。「植物は世話をしたら、お返しをしてくれる」と、彼女は話してくれたのだった。

薬物依存からの脱却と生きる望みを新たに発見したことという、彼女の中で起きた方向転換はレナータの目をまったく異なる存在の在り方へと開かせた。別れ際、最初に注意を引かれた深紅の花の列に、私は最後にもう一度ゆっくりと目をやった。レナータの別れの一言には彼女がそれまで歩いてきた人生が凝縮されていた。花たちのほうへ笑顔を向けながら大きな声で言った。「どう、きれいでしょう」

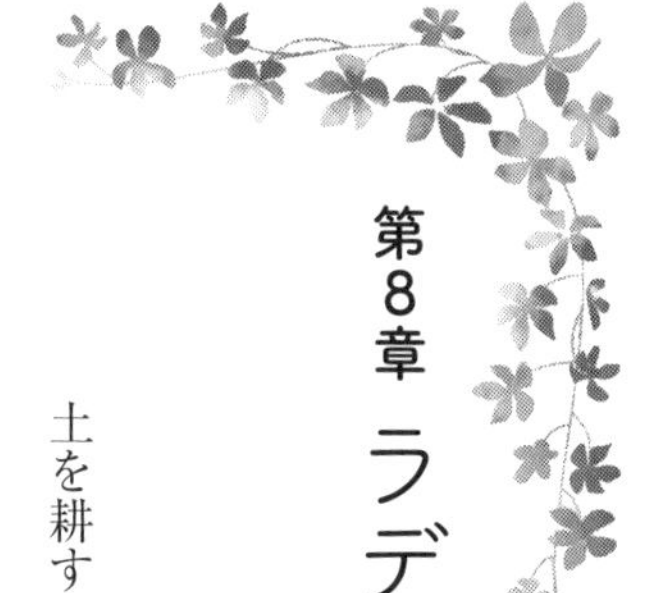

第8章　ラディカルな食料栽培

土を耕すのを忘れるということは、自分自身を忘れるということだ。
――マハトマ・ガンディー（一八六九－一九四八年）

秋がやってくる。オーリキュラの世話をしないと、手遅れになってしまう。毎年この時期になると、オーリキュラは傷みが見え、みすぼらしくなり、そのうえそれぞれの株もとから新しい葉が出てきて不格好になってくるのだ。この若芽、新しく株分かれした部分は急速に成長し、根の一番上から伸び出して、そのままにしておくと混み合ってくる。植え替えは、小さい根を傷つけないようにしながら慎重に親株から分けなければならない。すぐに分かれるものもあるが、ぴたりと親株にくっついているのもある。だめになってしまうものも常に出てくるのだが、それぞれの親株から通常三つから四つの新しい株が取れる。だから、コレクションはどんどん増殖するのだ。

オーリキュラが自生している山の斜面は年間の大半が比較的乾燥しているので、開花期が過ぎると必要な水の量はぐっと少なくなる。どのくらい水を少なくするのかわかるまでに数年かかったので、その結果、一部の株が枯れ始めた。さらなる観察の末に根腐れの兆候がわかってきた。唯一の治療法としては、枯れてきた組織を取り除くことだった。何とか救助したくて、外科用メスに、外科用アルコール、「硫黄華」〔硫黄の蒸気を急冷し固化させて得られる黄色の粉末。殺菌・殺虫作用がある〕と呼ばれている黄色い粉末の入った容器をそろえて、株分け用作業台の上にクリニックをつくる。腐った先端部を切り取り、ニンジンのような根の残った部分の表面を保護粉末で覆うという、医者と庭師の役割の両方を担う作業は、不思議とやりがいを感じる。

この植物の手術は一回限りのものだ。テラコッタ製の鉢を手に入れたところ、私のオーリキュラは状態がぐんとよくなったからだ。小さな鉢が三箱分、オンラインのオークションに出ていたので、落札したら北部イングランドを三〇〇マイル〔四八〇キロメートル超〕の往復になることをよく計算もしないまま、私は値をつけた。一週間ほどの後、私は高速道路をシェフィールドへ向かって走っていた。その住所に到着してみると――市の郊外の広い現代風の住宅団地にある小さなテラスハウスだった――玄関のところで一人の無口な男性が出迎えてくれた。

埃だらけの木箱にいっぱい、きれいに積み重なった鉢を彼と私はすぐに私の車に積みこんだ。私は思いきってこの男性に鉢の由来を聞いてみた。すると、最近亡くなった熱心に庭づくりをしていた彼の父親のものだったことがわかった。何に使うつもりかと聞かれて、「オーリキュラの栽培」と答えて、私はさらに彼の父について聞いてみた。オーリキュラは父の趣味だったのだという。彼は二か月かけて父の持ち物の整理をしていた。これで終わりだ、この鉢が片付ける最後の品物なんだという。彼の態度は温かみを帯びてきた。私がディーラーではないことがわかってほっとしたと言った。ばらばらにして売りさばいたりされないからだ。「良い家へ行く」のだと彼は言った。家路に向かいながら、私は遺産を託されたかのように感じた。彼の父を頭の中に描いた。自分の祖父が温室で静かな美しい植物を育てているところを空想した。私がこの素敵な古い鉢と一緒に働く中で体験する長く続く喜びの大きな部分は、この鉢が前の代から次の代へと受け継がれてきたことからくるのだ。

労働者がもたらしたオーリキュラ栽培

あとになって、あの地域では労働者がオーリキュラを栽培する長い伝統があることを知った。[*1] これは十八世紀半ば、産業革命が北部イングランドで始まり、シェフィールドが鉄製品と刃物生産の中心地となったころまでさかのぼる。「刃物師」——と工場労働者たちは呼ばれた——は近隣の工業都市から来た職人たちとともに、園芸の技術で有名だった。実際、この技術は職人たちが手織り機を手放し、田舎から機械化された工場へと移動させられた時に、花に対する愛とともに持ってきたものだった。

労働者たちの背中合わせに建てられた住まいは窮屈だったが、その狭い庭の涼しい日陰はむしろオーリキュラの栽培に適していた。こうした職人栽培家は「ファンシー系」と「エッジ系」という名前で知られている優美な模様の新品種をつくり出し、ベルベット状の深紅と紫が入った「セルフ系」もできるようになった。小麦粉のように葉を覆う白くて細かい埃のような白粉の密度も高めた。もともとの自然環境である山地の薄い空気の中で、この白粉は日焼け止めのような働きをする。太陽の過酷な光から植物を守るのだ。皮肉なことに、この適応は工業の町でも保護の目的を果たして、空気を汚している煤と鼻を突く煙に植物が対処するのを助けた。おそらく相乗作用が働いていたのだろう。移植された花が、同じく故郷から無理やり追い立てられてきた人々に育てられたというわけだ。一方が他方の復活のシンボルとなっていたのだ。大量生産は職人の技術を乱暴に踏み潰し、花を改良し新品種を完成させることは、彼らが自己表現し、創造性を発揮できる場となったのだった。

当時花の栽培として知られていた花卉園芸は、社会生活の中心ともなった。都市部への大規模な人口流出は、人々をコミュニティから分離させて、社会的なつながりを弱体化させた。花卉園芸家の社会ができたことで、アマチュアの園芸家たちが共同作業をしたり、互いに競争したりするようになった。[*2] いろいろな集まりが、多種多様な花に注力した。チューリップやオーリキュラ、カーネーション、ナデシコやパンジーなどだ。刃物師や職人がオーリキュラ栽培に秀でていたように、異なる商売は異なる専門分野を持っているものだ。たとえば、パンジー栽培は特に石炭掘りと関連があった。グースベリー栽培も特にランカシャーで人気があった。グースベリークラブが工業都市のほとんどにあって、年に一度のグースベリー栽培のコンテストは地域の恒例行事になっていた。寒冷な北部の気候は理想的な生育環境で、オーリキュラと同様に、小さな裏庭で賞を取れるような新品種を栽培することも可能だったのである。

自然は私たちの社会構造に何の忖度もしない。個人の財産や階級にかかわりなく、花は咲き、果実を成し、野菜が育つ。植物は大部分が自己繁殖するので、常時庭にお金をつぎこまなければならないということもない。だが、ガーデニングをやろうとすると、まずは小さくても土地がいる。初期の産業の中心地の多くでは、食料を育てるための市民農園という形で土地が用意された。内科医であり著述家でもあったウィリアム・バカンは一七六九年にシェフィールドを訪れて、次のような文章を書き残している。「日雇いの刃物職人で庭として耕す土地を所有していない者はいない」。また、彼らの庭は「健康によい効果がいろいろある」という。[*3] 低賃金で働く労働者にとって、栄養豊富な食料の貴重な供給源であったし、工場の騒音と単調な工場労働にもかかわらず、庭仕事が健康的な運動ともなった。「まさに大地と新鮮なハーブの香りが精神を生き返らせ、元気づける」とバカンは書いている。「何かが成長しつつあるという永続する期待が心を喜ばせ楽しませるからだ」。土地を耕す仕事は、自身の尊厳を感じさせる源泉となっていたのだ。

植物について学ぶことは、また別の方法で自然とのつながりを持続させていた。[*4] 産業の中心地の一つ、マンチェスターの工場労働者の中に、休日になると決まって田舎へ出かけ、自分たちの植物の専門知識を使って標本を集める人々がいた。他方で、都市部の園芸は十九世紀がゆっくりと過ぎていく間に、工業化によって、砂漠のようになってしまった。工場生産が拡大するにつれて、人間が増えすぎて、中庭や菜園のための空間をどんどん埋めつくしていった。まだ自然が残っているところでは、人々の目の前で次々に荒らされていった。わずかに生き残った樹木は生気を失い、煤で黒くなっていた。ビクトリア朝時代の大作家、エリザベス・ギャスケルはマンチェスターの様子を嘆いて、次のような記述を残している。「ああ、花は一輪もない」。[*5] 自然に飢えた人々は、各地で大人気の娯楽だったフラワー・ショーで満足していた。この現象は一八六〇年代に最高潮に達し、マンチェスターだけでも一年間に八回も行われた。花の王国に束の間でも浸ることで、美しいものが持つ生命力を手に入れる機会としていた。

人間が美的感覚を維持する必要性はしばしば過小評価されがちだ。しかしカール・ユングは次のように述べている。「我々は皆、精神への栄養を必要としている。小さくても緑の土地や花の咲く樹木一本もないような都会の家に住んでいては、そのような栄養分を得ることは不可能だ」[*6]。工業化に伴って、労働から人間が受ける栄養分も枯渇している。製造ラインは作業工程を細分化し、人々は製品のうちのほんの小さな一部分にのみ責任を持つという働き方になった。これに対して、手工業がさかんだった時代には、「自分の仕事によって出来上がったものを見ることで満足感を得ていた。そのような仕事の中に自己表現が十分にできたのだ」と、ユングは言う。自然への近さと達成感を与えてくれる労働という、立脚点と心の拠り所のバランスを保つための二つの根本的な源が失われていったのだ。その結果は「根なし草のような意識の状態」に表れるとユングは考えた。その考えではこれは「誇張された自己評価」か、その反対、すなわち「劣等感」に行きつくというのだ。「私は人間の存在は土に根づいているべきだと強く信じている」と、ユングは述べている。ユングは、活力を満たしてくれる労働の一つの形式としてのガーデニングの支持者だった。「檻に入れられた動物は自由な世界へ戻ることはできない。しかし、労働者は戻ることができる。都市の内外の市民農園で人々がやっているのがこれだ。このような菜園は自然と自分の土地に対する愛の表現だ」という。

町中が食べられる庭――インクレディブル・エディブル

都会でのガーデニングの活動は、今日再燃しつつある。ユングが表現した不快な状況の多くは、現代も同じだ。自然からの断絶、悲惨な都市環境、それに意義の感じられる仕事の欠如だ。

都市文明が始まった時とよく似て、社会や技術が進歩し、それと同時に不平等の度合いがどんどん高くなるといった時代に、私たちは生きている。今日、かつての産業中心地の多くは不振に陥っており、人々は自分たちを支えるために大地に目を向けるようになってきた。工業化に反対するというのではなく、それが残した荒廃に立ち向かうためだ。

トッドモーデンの町を例に取ろう。この町はマンチェスターの北二〇マイル〔約三二キロメートル〕、三つの渓谷の合流地点にある。かつては繊維産業がさかんだったが、工場や関連の製造所はすでに長年にわたって閉鎖されて、一万五〇〇〇人いる住人の失業率は何十年も高いままだ。二〇〇八年の金融危機の際、市内には誰もいなくなって廃墟となった建物が続出し、それまで以上に復興の望みを持つことが難しくなった。緊縮の結果はすぐに表れた。公共サービスはカットされ、町中にごみの山ができた。ある友人同士のグループがキッチンでテーブルを囲んで、目の当たりにしているどんどん悪くなっていく状況について不安な気持ちで話し合った。次の世代にもっと良い未来をつくり出したかったのだ。どのようにしたら、もっと持続可能なコミュニティをつくれるのだろうか。

一つだけ初めからはっきりしていることがあった。焦点は食べる物でなければならなかった。誰しも

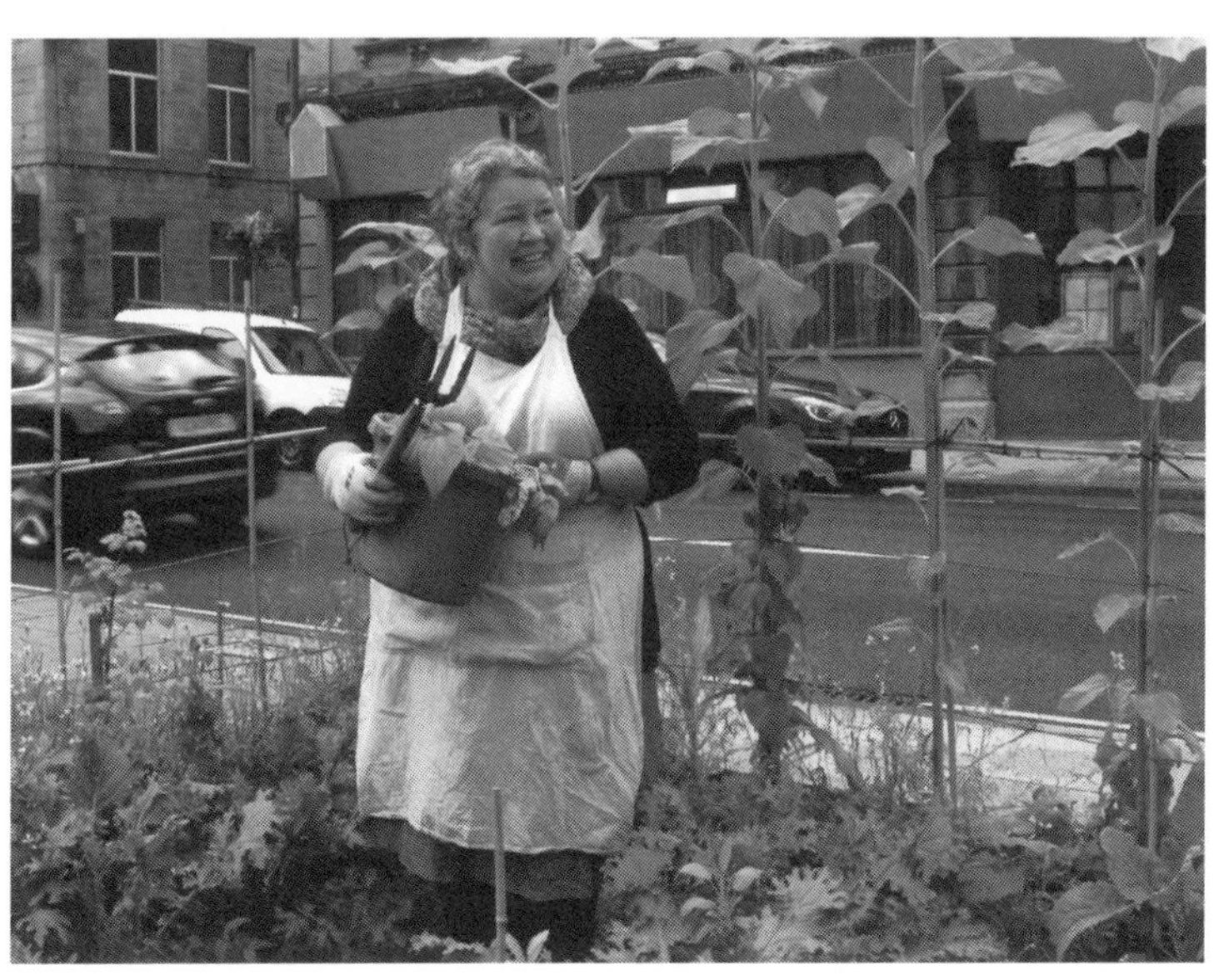

インクレディブル・エディブルの共同設立者メアリー・クリア。トッドモーデンにて

食べなければ生きていけないからだ。彼らが掲げたスローガンは「食べるなら参加」というもので、大勢を巻きこむという目標を反映していた。人々が「食べられる風景」の中に住んでいて、そこで働いているとしたらどんなふうだろうかと、彼らはイメージしようとした。実験精神で、インゲンマメやその他の野菜の種を、町の真ん中に傷痕のように立っている荒廃した健康センターの土地に蒔くことから始めた。収穫できる時期になって、彼らは大きな立札を立てて、「ご自由にどうぞ」と書いた。これが二人の女性パム・ワーハーストとメアリー・クリアの主導で始まった「インクレディブル・エディブル（食べられるって素晴らしい）」として知られる運動の始まりだった。地域集会を開いた時には、運動を支持する強烈なうねりが生まれていた。

人々はボランティアとして参加し、町中のいたるところに野菜を植えるのを手伝った。「インクレディブル・エディブル」運動は、灰色で見捨てられた風景になった場所に緑を取りこんできた。トッドモーデン中にさまざまな植物が必要に応じて栽培されている。高齢者施設のそばにはイチゴが植えられている。入居者の多くが自分の歯を失っているけれど、柔らかい果物ならまだ楽しむことができるのだ。精肉店の外にはローズマリーやセージ、タイムなどが植えられていて、店主は客に自由に持っていっていいよと言える。この地域特有の歴史を持った植物もある。たとえばグースベリー。土地の方言で「グースゴッグ」という。これは店で買うことができないため人気があり、摘んできてはパイに入れる。

トッドモーデンの新しい健康センターのまわりの花壇には、とげのある低木がたくさん植えられていた。「これはどんなメッセージなのだろうか。健康センターは健康な食べ物を育てちゃいけないってわけ?」とインクレディブル・エディブルは考えた。今そこは小さな薬草園となって、カモミールやラベンダー、エキナセアといったハーブが植えられ、門の外には果実を収穫するためのサクラとナシの木がある。

合計で七〇か所以上の食べ物を栽培する区画が町中に散在し、誰でも、何でも自由に収穫することができる。どこを見ても、プランターや花壇、あるいは小さな畑があって、耕されている。私は食用になる植物が植えられた運河沿いの道「エディブル・トウパス」を歩き、運河の端を渡って、明るい色彩の巨大なインクレディブル・エディブルの壁を過ぎ、果物の木の植えられた健康センター、ハーブを植えた精肉店、プランターのある交番を見て、そして最後はインクレディブル・エディブルが議会にかけ合って「送粉通り（ポリネーション・ストリート）」と名前を変えさせた道に出た。コミュニティ・ガーデニングが通常のガーデンの枠から外されていることに私は驚かされた。トッドモーデンは都市の急進的な食料採集の実験例だ。

ラディカル（急進的）な政治と食料の栽培は、両者を合わせるとうまくいく。「ラディカル：radical」という語はそれ自体がそもそも植物の世界の言葉から派生している。Radixとはラテン語の「根」であり、「ラディカル」という語は広範囲にわたる社会的あるいは政治的変化を意味するようになってきたが、この語は根に関する大事な事柄を扱うという語感を残しているのだ。新鮮な食料品が手に入らないことはトッドモーデンの悩みだったが、食べ物の栽培は解決策としてそれほど意図されていたわけではなく、変革に影響を与える媒介となればと考えられていた。実ったものが収穫されて、料理され、分け合う時、会話が活発になり、きっかけを与えられた人々は、何を食べ、どう生きるかについて、それまでとは違ったふうに考えるようになるだろうという希望があった。インクレディブル・エディブルは食べ物や園芸に関する地域活動を運営するようになり、地域の学校にも関わるようになった。ワーハーストとクリアは「プロパガンダ・ガーデニング」という言葉を使っているが、これはまさに適切な表現だ。「プロパガンダ」という語もまた植物の世界に起源を持つ用語だからだ。インクレディブル・エディブルの実験からは、植物を繁殖させることはコミュニケーションの形式として非常に効果的だと証明された。

ほどなくして地域のコミュニティに変化が表れた。最初の変化は反社会的な行動と破壊行為が減ってきたことだ。クリアが言うように、「人は食べ物を尊重する。食べ物に攻撃はしない」。しだいに大通りから板囲いをして閉まっている商店は姿を消していった。カフェやレストランが開店し、地域で栽培された産品が買えるマーケットが繁盛するようになった。学校でガーデニングが始まり、中等教育の学校には果樹園ができ、菜園が併設され、ミツバチもやってくるようになった。園芸の資格を取りたいと考えている若い人向けに、新しい訓練コースが開設された。地方自治体がプロジェクトを後援し、使われていない土地を見直し、食物を栽培するのに使えるところはないかを検討することになった。背中合わせに建てられた住宅地には限られた市民農園しかなく、二〇〇八年には一五か所しか貸し出せるところがなかったので、これは大きな進歩だった。変化の程度はといえば、最近の調査では、トッドモーデンの住人の四分の三が、何らかの作物を栽培していることがわかった。

メアリー・クリアの話では、このプロジェクトの支援の中心になっている活動家たちは「ある一定の年齢の女性で、みんな社会正義に突き動かされている人たち」だという。さらに、「私たちはこれまでにないくらい一生懸命働いている」という。実際、私が彼女たちに会った時、クリアとその友人のエステル・ブラウンは、クリアのキッチンの窓辺に置かれたトレイに、野菜、花、ハーブの種を五〇〇〇粒ちょうど蒔き終わったところだった。この運動は外部のいかなる資金にも依存していない。その代わり、主宰者たちは住民の協力と「誠意の流通」でどこまでいけるか見届けたいと考えている。「一度補助を受けると、それに見合う成果を求められる」とクリアは言う。インクレディブル・エディブルは強力な絆を町の議会、警察、学校などとの間に築いてきたが、ほとんどの場合許可を受けて活動しているのではない。何層にもわたった官僚構造があることをよく知っているからだ。「役所の人はだめだと言いたがっているんじゃない。ただ、どうぞという言い方を知らないだけなのだ」とクリアは言う。ほとんど反対は起きないけれども、もしもそうなったら、ごめんなさいと言うだけなのだそうだ。

トッドモーデンの一斉ガーデニングは隔週の日曜日に行われ、通常三〇人ほど集まる。ボランティアの年齢は三~七十三歳で、さまざまな階層の人々だ。少人数ずつのグループに分かれて、町内のいろいろな場所で活動する。ごみを集める人もいれば庭作業をする人もいる。そのあと、使われなくなった教会の中での簡単な昼食に集まる。ボランティアのうち、特に介護用住宅や町の介護ホームに住んでいる人にとっては、二週間ごとのこの行事は社会生活の頼みの綱といえる。クリアはこの活動の本質的特性について、「みんなにそれぞれの時間にそれぞれのやり方でやってもらうところ」だと言う。「何かが変わる時の目印は、前にはしゃべっていなかったけれどしゃべるようになった、とか、もっと単純なことかもしれない。コートを脱ぐとか」とクリアは説明している。彼女はこれを「人々が成長している」と表現した。

クリアは孤独という疫病と闘うことについて語る。[*7] これはこの時代の特徴といえる。四人に一人が孤立感に苦しんでおり、孤独が現代ほど広がった時代はかつてない。最近まで、その悪影響はおもに心理的な面だと考えられていたが、今では身体的な健康問題でもあることが知られている。社会とのつながりの欠如は、すべての原因による早期死亡のリスクが三〇パーセント高まる。[*8] この増加は肥満や一日に一五本のタバコを吸うのと同様だ。孤独は公衆衛生上の大きな問題となっているのだ。

時代を超えて、人間はどんなに過酷な気候や地形でも何とか工夫して住み着いてきた。しかし、北極であろうが、高地であろうが、ジャングルでも砂漠でも、常に小さな団結したグループの中で生きてきた。世界人口の大部分が、自然からも、人間同士の間でも断絶された状態で生きているというのは、私たちの種の歴史上で今が初めてのことだ。コミュニティ・ガーデニングは両方の断絶状態に焦点を合わせている。人々はある場所につながり、またあるグループに所属することができる。そのどちらにも所属意識が持てる。現代生活の危機の根本は、所属意識の危機なのである。

インクレディブル・エディブルの活動モデルはトッドモーデンにとどまらず、はるか遠くまで広がっている。一二〇の新しい同様の非営利団体が英国にはあり、すべてが同じ名称を使っている。世界全体を見れば、インクレディブル・エディブルはすべての大陸で手本とされて、一〇〇〇を超えるグループが現在活動中だ。フランスではこのコンセプトは特に人気を博して「レ・ザンクロワヤーブル・コメスチーブル：Les Incroyables Comestibles」と呼ばれ、スローガンは「ヌリチュール・ア・パルタジェ：Nourriture a partager」すなわち「分け合う食べ物」だ。インクレディブル・エディブルのネットワークは緩い提携関係にある。異なるグループは異なるやり方で活動するが、人に優しく、緑が多い、より良いつながりのあるコミュニティをつくり出すという同じ目標をどこの団体も持っている。

園芸運動がイングランドのこの地方から、これほどの熱量を持って成長したことはおそらく偶然ではない。ここはそもそも産業革命の起こった場所だ。工業化が先駆的に始まった世界のこの一角が、ポスト工業化の衰退という苦境に取り組む最前線にいるというのは、当然のことのように見える。都会の園芸は当時と今日とで、かなり共通する面も多いが、一つの違いが際立って見える。当時の社会的な活動は、非常に人気のあったこの地のショーやコンテストに焦点があった。今日では、競争が生活の隅々に至るまで溢れかえっている。コミュニティ・ガーデニングはそれとは異なる必要性を埋めている。多くの人が競争から少し休みたいと思っており、それとは対極にあたる現代の生活に不足しているものを求めている。それが協働である。

ケープタウンの都市農園

歴史を振り返ってみると、私たちが土地を耕すことに対しておいている価値は、人間がつくり出した経済の動きに追い越されている。不景気と急速な変化の時には、人々は土地に戻る。ガーデニングが地球規模で社会運動になったことは、私たちが生きているこの時代の兆候なのだ。都市化に関する問題と、テクノロジーが製造業にとって代わることによる影響は世界中で起きている。コミュニティ・ガーデニングの活動家マーク・ハーディングは、産業から放り出されても「自然の中には常に居場所がある」と述べている。

ハーディングは二〇一四年から、ケープタウンのオランイェツィットで都市農園の運営を手伝っている。[*9]それ以前は二十年溶接の仕事をしていたが、リストラされた。農場で働き始めるまでの三年間、失業とうつ病が続いた。若いころは「都会の幻想」に惹かれていたが、問題は「都会の生活は頼れるものを何も残してくれないことだ」とハーディングは説明した。最近はもっと地に足が着いた感じで、「今、自分にはこれが現実だと呼べるものがある」と言う。大地に触れながら働くことから、回復力を感じ、自分のスキルはいつでも役に立つのだという安心感を得たのだ。「私は食べ物を育てる能力があり、この才能を持ってどこにでも行ける」と言う。

オランイェツィットの都市農園はケープタウンの郊外の古いローンボウリング場の跡地にある。ここは使用されなくなって、ごみ捨て場になっていた。このプロジェクトには教育的な目的があり、一〇〇

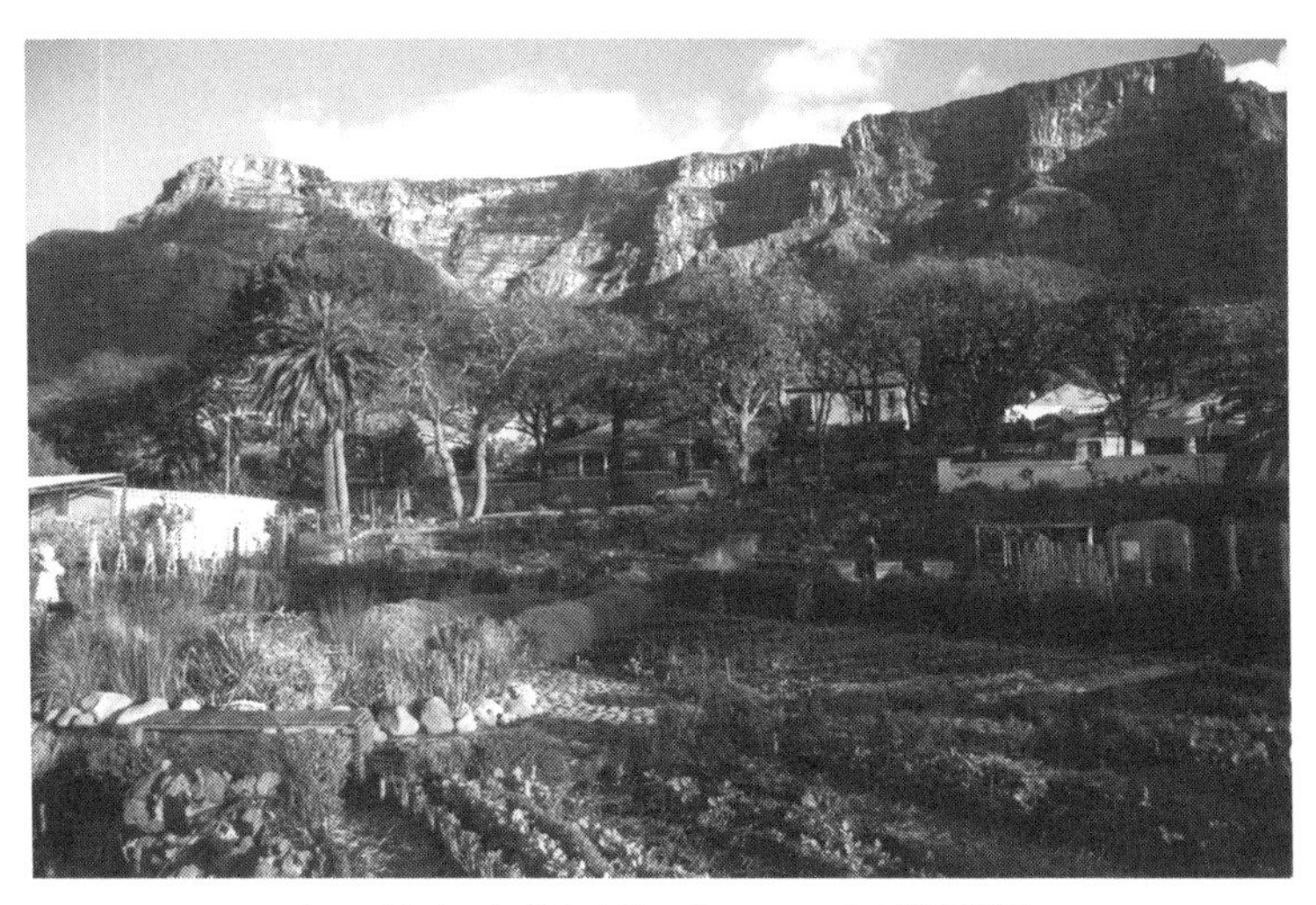

ケープタウンにあるオランイェツィットの都市農園
放置されていたローンボウリング場跡に2012年につくられた

〇人の子どもたちが毎年やってきて、種まきやコンポストづくり、栄養について学ぶ。ケープタウンでは急速な都市化が進み、失業率も高い。多国籍企業の店が脂肪と砂糖を多く含んだ安いファストフードを販売して繁盛していた。その結果、都市部の貧困は、肥満や糖尿病、心臓疾患などとの関連が高まっている。都市農園は、購入しやすい値段の有機作物を栽培して、地域の人々に食料政策について考えるようになってもらう、という役割を果たしている。ひどい干ばつが続いて被害を受けている地域では、作物は季節に応じて栽培する必要があるという考えを、オランイェツィットは広めた。中でも最大の成功はオランイェツィットのフードマーケットだ。農場内で数件の屋台で始まったものが、毎週の大人気のイベントとなり、今や市内の海岸通りで開催されるまでになった。マーケットでは地域の四〇か所を超える大小の有機栽培の農園と、パンやその他の職人手づくりの食品を売る小規模の食品加工業者を支援している。

農園の共同設立者シェリル・オジンスキーは、オランイェツィットの構想がどのようにして出来上がってきたのかについて、次のように述べている。「都市農業は単に野菜を栽培するだけではありません。私たちは住民を教育し、コミュニティをつくり、フードマーケットをどのように運営するかを再考したいのです。郊外の高い壁を壊して、近隣の人々が出会い、交流できる場所をつくり出したい。公共の公園や緑地として使う場所、コミュニティの人々が歩いたり、自転車を走らせたり、バスを使ったりできる場所をつくり出したいのです」。このプロジェクトは人々の間につながりをつくり、人種や社会的階層による障壁を打ち壊そうとするものだ。ハーディングの言葉を借りると、食べ物を栽培することは「健康的な反撃方法」だという。「大企業は賞味期限の長い食品をいろいろそろえているが、栄養価は低い」と、ハーディングは話す。人生後半になってからこのような事実に目覚めたことを後悔していると も言う。農場での仕事を通して、「緑の反逆者」という新しいアイデンティティを手に入れたのだ。

緑の反逆者——フード・デザート（食料砂漠）脱却をめざして

食料政策はコミュニティ・ガーデニングの避けることのできない側面となってきている。ロン・フィンリーはアフリカ系米国人の芸術家で、ロサンゼルス中南部を拠点にしているガーデニングの活動家で、「緑の反逆者」である。ロサンゼルスのこの地域は、米国国内でも最大の「食料砂漠」で、非常に多くのファストフードの店と酒店があり、生鮮食品は最低限しか手に入らない場所だ。ギャングによる暴力事件や走行射撃（ドライブバイ）が起きている。フィンリーは「ドライブバイ」は報道されるけれど、ファストフードの「ドライブスルー」はもっと多くの人間の健康を損い死亡させていると主張する。被害は明らかだ。住民の肥満率は三〇パーセントを超えている。電動車椅子と透析センターはどんどん増えてきている。

フィンリーは生鮮食品を買うために四十五分も車に乗らなければならないことにすっかり嫌気がさして、家の外の狭い歩道べりに野菜の種を蒔いて果物の木を植えた。以前までごみ捨て場になっていたこの細長い土地から、数か月で野菜が取れるようになった。ケールやトウモロコシ、ピーマン、カボチャ、メロンなどの収穫物を、フィンリーはこの通りに住む他の住人と分け合った。しかし翌年、許可なく市の所有地でガーデニングをしたことに対して令状が送達された。植物は強制的に抜き取られたが、すぐさま彼はもと通りにするように申し立てを行った。

これは二〇一〇年のことで、ファーストレディーのミシェル・オバマがホワイトハウスの南側の芝生を掘り起こして、小学生たちと一緒に野菜を植えて収穫したわずか一年ほどあとのことだった。オバマの「レッツ・ムーブ」運動は子どもたちの肥満と糖尿病の危険な上昇に対処することを目的としていた。時代の流れは変わりつつあった。ロサンゼルス・タイムズ紙はフィンリーの運動を取り上げた。彼の行動は成功し、市当局は都市ガーデニングに関する規則を改正した。フィンリーは今では空地に食物を栽培する人たちを支援するプロジェクトを運営している。「ギャングスター・ガーデナー」と自分自身を呼んで、「シャベルを武器に」というスローガンのもと、ガーデニングはかっこよくてそして重要なものなのだと、庭仕事などしたこともない親や祖父母を持つ子どもたちの世代に伝える努力をしている。

フィンリーのおもな仕事の一つが、土を相手に働くことにつきまとう不名誉な偏見と闘うことだ。米国における農業の歴史は、奴隷制と小作制度を通じた人種的搾取の一例だ。フィンリーの表現を使うと、「何かひどいことが起きたに違いない。だから自分の食べ物を自分でつくらなきゃならないんだ」と、勝手な思いこみが起きる。「自給自足をしているだけなのに」。このような遺産は今日でも姿を現すという。今や人々は自分で自分を食べさせていく基本的な本能を失っており、「チェーンのファストフード店がどうして現在のように繁盛しているのか、誰も疑問に思っていない」と彼は考える。自分の食べ物を栽培するというのは基本的人権ではないかもしれないが、基本的自由だ。「自分が食べる物に自分が関わらないなら、奴隷になっているのと同じだ」とフィンリーは言う。「フード・デザート（食料砂漠）」というが、「フード・プリズン（食料監獄）」と呼ぶほうが正しい。「健康的な食料を見つけたいなら、そこから逃げ出さなきゃならないんだから」。フィンリーは変革の機運を高めたいと考えている。

グリーン・ゲリラ――ニューヨークの空き地をコミュニティ・ガーデンに

ガーデニングは政治的な抵抗の形として長い歴史がある。社会不安と食料品の価格高騰という状況下の十七世紀イングランドで、共有地で食料を栽培する権利を主張したディッガーズ〔英国の清教徒革命における最左翼党派で、土地共有の共産主義的社会の建設をめざし荒れ地の開拓を始め、ディッガーズ（土掘り人）と呼ばれた」までさかのぼることができる。現代のゲリラ・ガーデニングは、破産寸前のニューヨーク市が急速に衰退の一途をたどっていた一九七〇年代の初めに獲得した名称だ。自分たちのことを「グリーン・ゲリラ」と呼んでいるグループが、第一次・第二次世界大戦時、米国の食料生産を担っていた「戦時農園」を援用しながら、荒れるにまかせてあった都会の空き地を再生して、コミュニティ・ガーデンをつくった。ゲリラ・ガーデナーの中には食べ物よりも花を専門としていた人もいた。たとえばリチャード・レイノルズ。今世紀が始まろうとするころ、ロンドン南部の自分の住んでいる高層マンションの外に夜中にこっそり花を植えることによって、ロンドンで運動を始めた。[*10] これに続いて、ボランティアのグループがやってきて、市内の最も荒廃の進んだ地区に自然の美しさをもたらすという企てに加わった。

グリーン・ゲリラは今でもニューヨークで活動している。八〇〇か所を超える庭がこの団体と連携しているが、これは素晴らしい成果だ。インクレディブル・エディブルと同様に、運動は市当局の同意も得た。とはいえ、闘いがそのあとに控えてはいたのだが。コミュニティ・ガーデニングの落とし穴の一つが、高級住宅地化だ。これは魅力的な緑の空間ができると、続いて起きてくる問題だ。最悪の場合、プロジェクトが支援するつもりのまさにその人たちが、締め出されることになる。一九九〇年代にはグリーン・ゲリラはこのような状況を避けるために闘った。市当局が土地をデベロッパーに売却し始め、六〇〇か所のコミュニティ・ガーデンが危険にさらされた。長い闘いの後、ようやくこうしたコミュニティ・ガーデンは保全されたのだった。

グリーン・ゲリラの初代メンバーの一人、テリー・ケラーはニューヨーク植物園との共同作戦を進め、その奉仕活動プロジェクトは非常にうまくいった。ブロンクス・グリーン・アップでサウス・ブロンク

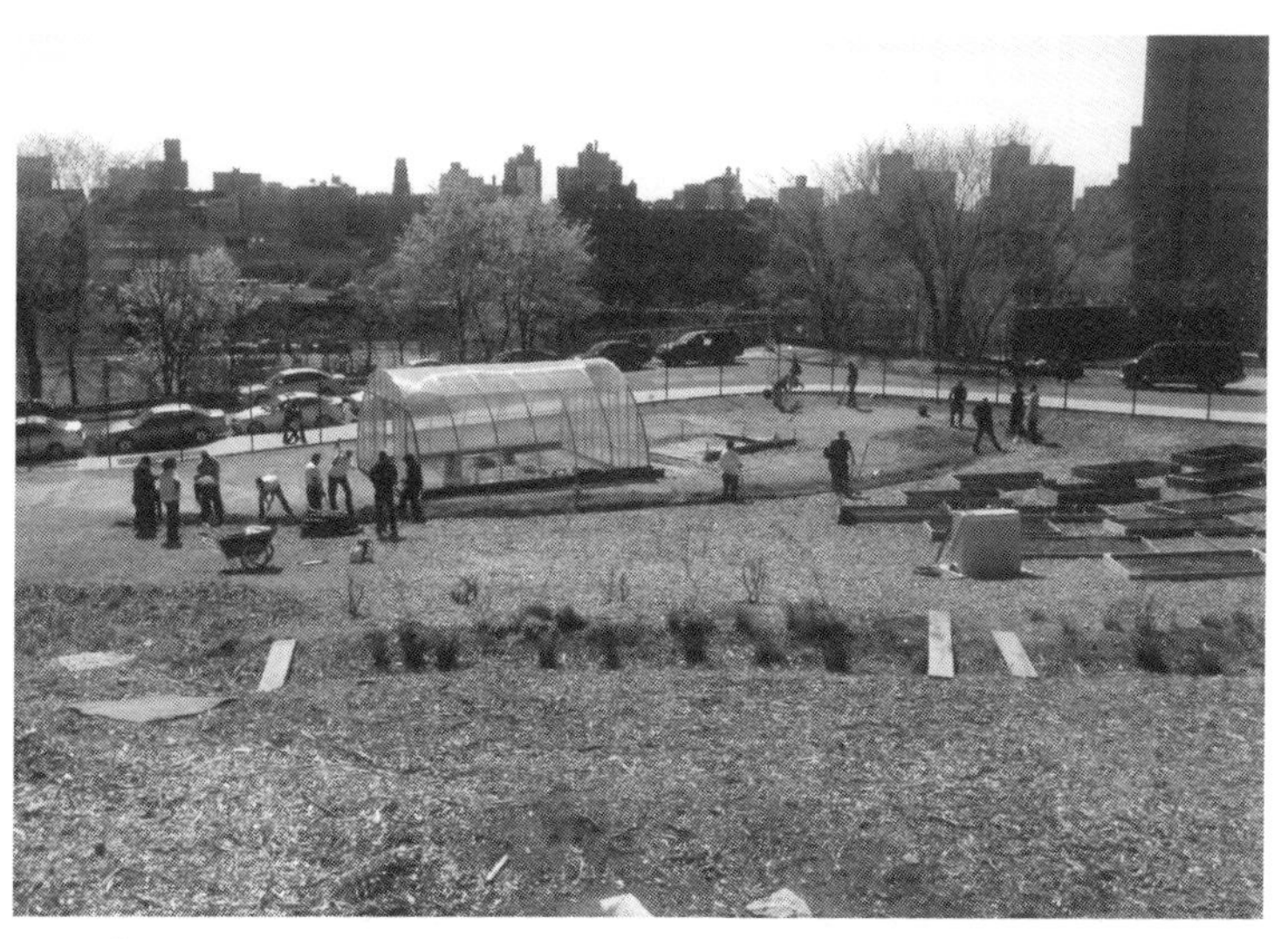

ブロンクスでのニュー・ルーツ・コミュニティ・ファーム建設風景。2013年

スの貧しい地区の空き地を取り戻したのだ。ニュー・ルーツ・コミュニティ・ファームは、ブロンクス地区を貫いて走る大通り、グランドコンコースに並行して最近発展してきた。植物は何も生えていないような荒れ果てた場所だったところを二分の一エーカー〔約〇・二ヘクタール〕の立派な農場に変えるには、相当の労力を伴った。土地は急勾配になっていて、二〇一二年夏の間、大勢のボランティアが参加して、豪雨による雨水を流し、土壌の浸食を防ぐために必要な深い溝を掘った。ニューヨーク市衛生局は大量の堆肥を無料で、またニューヨーク植物園は堆肥をつくる専門知識を提供した。サクラ、イチジク、カキ、ザクロなどの果樹が植えられ、ミツバチの巣箱も置かれた。土づくりにかけたすべての作業が報われ、新しくつくられた立ち上げ花壇にはじきにトマトやケール、スイカ、ピーマンなどがずらりと並んで成長し、収穫を

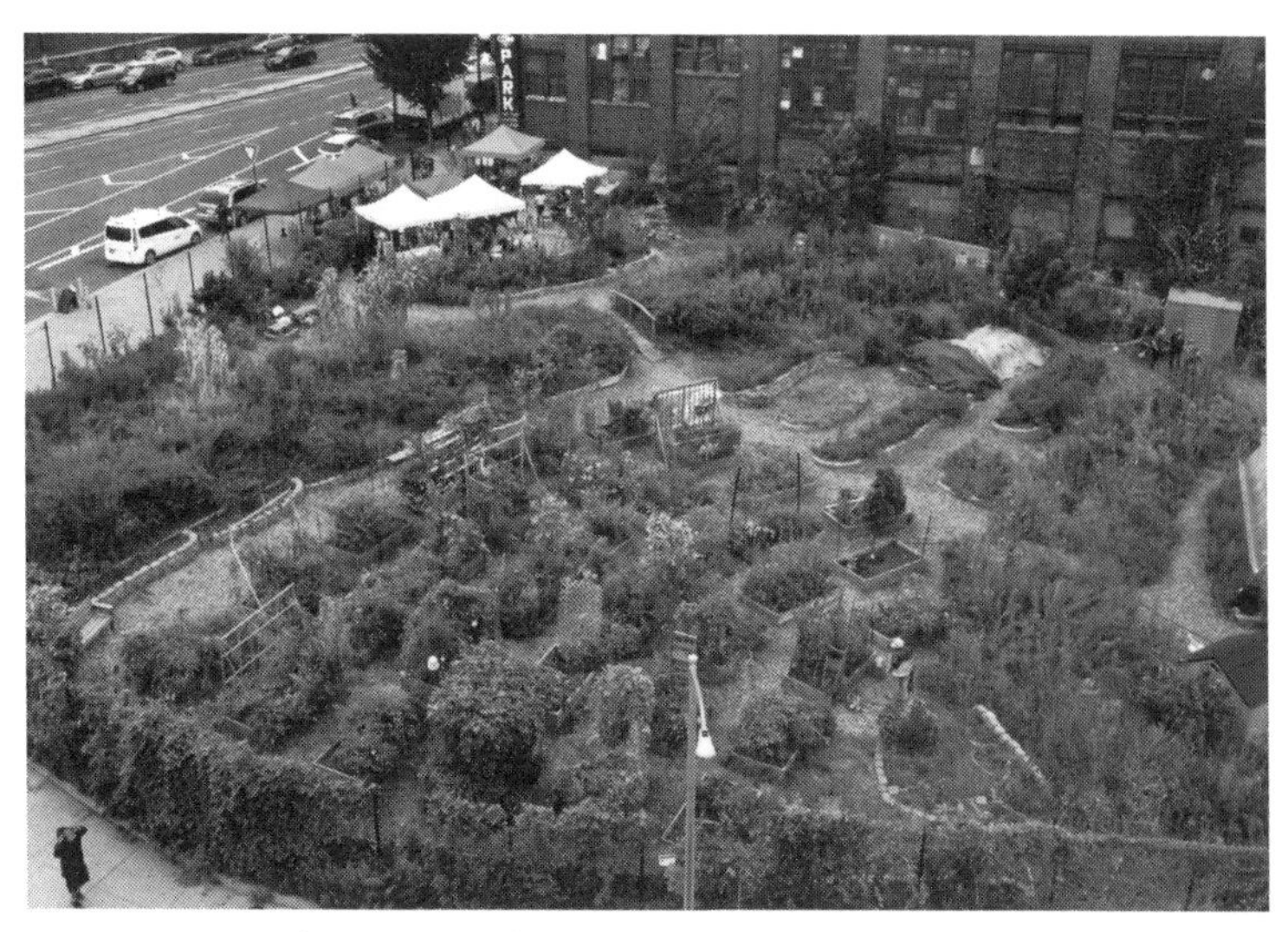

難民の定住支援。国際救済委員会とニューヨーク植物園によって運営されている、完成したニュー・ルーツのプロジェクト

迎えた。野生生物はすぐさまのびのびと動き出した。トンボやヒメアカタテハやクロアゲハ、アカタテハなどのチョウもたくさん現れた。

ブロンクス・グリーン・アップは、難民支援団体の国際救済委員会と協力してこの農場の運営を調整している。プロジェクトはさまざまな出身地、多様な文化背景の人々を集めて活動している。ガンビアやアフガニスタンなどの他国から逃れてきたばかりの人々が、中米やカリブ海沿岸諸国から来て、すでに前からこの場所に落ち着いている住人たちとともに働いている。外国の町にやってきたばかりの人が直面する課題は非常に大きい。ニュー・ルーツに来ている難民の多くのように、心的外傷や抑うつ症状のある人たちならなおさらだ。ガーデニングはさまざまなレベルでこれらの人々を支援できるが、中でも彼らの居場所を提供できるという点が大きい。

研究によるとこのような都市農園は社会的統合を促進する効果が大きく、近隣地域の文化的社会的中心となり、安全な「第三の場所」を家庭や職場の外に提供して、コミュニティの緊張感を和らげることができる。コミュニティの団結を育成する役割は、民族的に多様な人々が住む地域の集まりでは特に貴重だ。こうした場所でなければ達成することは困難だ。ボルティモアに本拠地をおいているジョンズホプキンズ住みよい未来センターによれば、この効果の中心は食べ物だという。「食物の栽培、料理、そしてそれを分け合うことをめぐる強い社会的文化的価値観は、社会の架け橋としての庭の働きを促進させる」という。[*11] 都市農園は協力する文化をつくる。産物を分け合うことを通じてというよりも、喜びを分け合うことを通じて。人々の間の関係を変え、社会の変化を引き起こすガーデニングの力は、大部分が相互の利益という効果から始まっているのだ。

都市の緑化と犯罪

あらゆる生物は基本的な生物学的欲求があり自分の環境を形づくるのだが、都市ではその逆順だ。なぜなら、人間は自分のまわりの環境を変える力を持たされていないからだ。都市の環境が壊れる時には、さまざまなものが手に負えなくなる。都市の手に負えない場所とは、放置された空き家、ごみの山、割れたガラス、錆びた金属、それに人の背丈ほどもある雑草だ。とりわけ危険な地域を意味する。ある一帯の状態が悪化すればするほど、住民は屋外で時間を過ごさなくなる。こうして、ギャングたちは通りを支配できるようになるのだ。状態がもっと悪くなるにつれて、暴力事件が増加し、悪循環が定着していく。

唯一の救済策は環境の改善だ。米国国内の大都市の多くでは銃を用いた犯罪を減少させることが最優先だ。人口統計学上はっきりしているのは、命に関わる発砲事件は最も貧しく、最も荒廃した地域に集中しているということだ。たとえばシカゴでは、暴力事件はおもに市内の南側と西側に集中している。この地域は失業率が高く、アフリカ系米国人コミュニティが何十年と公共サービスへの投資の削減に苦しんでいるところだ。二〇一四年には二万か所の空き地がシカゴ市内にあり、そのうちの一万三〇〇〇か所は市の所有地だった。二〇一四年に試行され、二〇一六年に開始されたラージ・ロッツ・プログラムは最もひどい地域に向けて行われた。最低五年間は売却しないことと、その間はその空き地を耕作するという条件で、住人が自宅近くの空き地を一ドルで買えるようにした。荒廃した土地を庭に変えることで周辺の分断されたコミュニティの活力を高めるという目標で、シカゴ中の合計四〇〇〇か所の空き地がこうして分配された。

このような都市の「クリーニング・アンド・グリーニング（清掃と緑化）」プロジェクトは、この二十年の間にフィラデルフィアで行われた一連の革新的な研究に後押しされている。[*12] この研究はコロンビア大学疫学教授チャールズ・ブラナスがリーダーとなって行われたもので、都市で行われた唯一の環境上の操作に関する無作為の比較試験かもしれない。フィラデルフィアのランド・ケア・プログラムはペンシルベニア園芸協会の協力のもと一九九九年に立ち上げられた。[*13][*14] それ以降、ボランティアは市内の何百という荒廃した場所や放置された空き地からごみや瓦礫を取り除き、きれいに片付け、芝生の種を蒔き、樹木を植え、低い木製フェンスを立てた。こうした介入から恩恵を受ける地域は、無作為に割り当てるというプロセスを経て決定された。

この長期にわたった研究プロジェクトでは、同じような人口構成の地域の犯罪率を比較した。空地を改良して緑化した通りと、手をつけられていない通りとの対比は驚くべきものだ。二〇一八年に発表された最新の研究では、貧困地域でその有効性が最大だとわかった。犯罪率は一三パーセント以上減少し、銃による暴力事件はほぼ三〇パーセントの減少が見られたのである。同市全体を観察して、研究者たちはこうした減少が本物であると立証した。問題が単に近隣の町や市へと移ったという話ではなかったのである。

研究の過程で、ある特定のアプローチが有効であることがわかった。金網のフェンスが空き地を守るのに使用されていると、人は阻害されたかのように感じて、空き地をごみを投げ入れる場所として使い始めたのだ。対照的に、木製の柵が使われている場合は、社交性に明らかな効果があった。背の低いフェンスは簡単に登ることができ、横木の上に座ることも可能だ。その結果、人々はこのスペースでリラックスしたり、また社交の場として使用するようになったという。近所の人たちもこれがなければお互いに視線を交わすこともなかったのに、会話をするようになり、地域の子どもたちは屋外で遊べる安全な場所を見つけたのだった。庭を芝生と数本の樹木のある基本のレイアウトに保つことで、見晴らしが良くなった。潜在的に争いの多い地域では重要な点だ。シンプルであるがゆえに、変化させる余地があり、人々はそこに力を注ぎ始めるようになった。

ブラナスの研究チームは、新しく緑化された場所の近くに住んでいる人の六〇パーセントが、外出は前より怖くなくなったと感じていることを発見した。この大きな反応は、同じ研究チームが行った他の研究と一致している。その研究では、家のすぐ近所の荒れた空き地を歩いて通り過ぎると、心拍数が急に一分間に九回上昇することを見出した。結果からわかったのは、住民は都会の荒れ果てた場所に慣れているのではなく、むしろそういった場所が恒常的に恐怖を感じさせる背景をつくっているということだ。また、荒れ放題の環境は、自己評価を下げ、誰も気にかけてくれないのだという感情を引き起こす鏡のような働きをする。自分は見捨てられている、忘れられているという感情がしつこくまとわりついてくると、抑うつ状態になりやすくなる。実際、追跡調査からもこれは確認できている。新たに植物を植えて改良された空き地の近くに住んでいる人の抑うつ状態と精神の不健康の程度はほぼ半分までに軽減されたのである。これらは、どのような基準で見ても大きな効果がある。しかしながら、都市計画は近隣の緑地を求める住民の必要性を繰り返し無視して行われてきている。フィラデルフィアの研究は、比較的低コストでも景観へ介入することは、健康と犯罪に対して深い影響を及ぼす可能性を示している。

貧困地区の若者向けのガーデニング

市内の貧困を助長する暴力と薬物依存を断ち切るには、安全な緑地が近くにあることは特に若者にとって重要だ。都市農園の若者向けプロジェクトは、この目的のためには非常に有効な方法だ。たとえばシカゴ植物園は長年、コミュニティの奉仕活動に取り組んでいる。過去十五年間に、健康と教育の不平

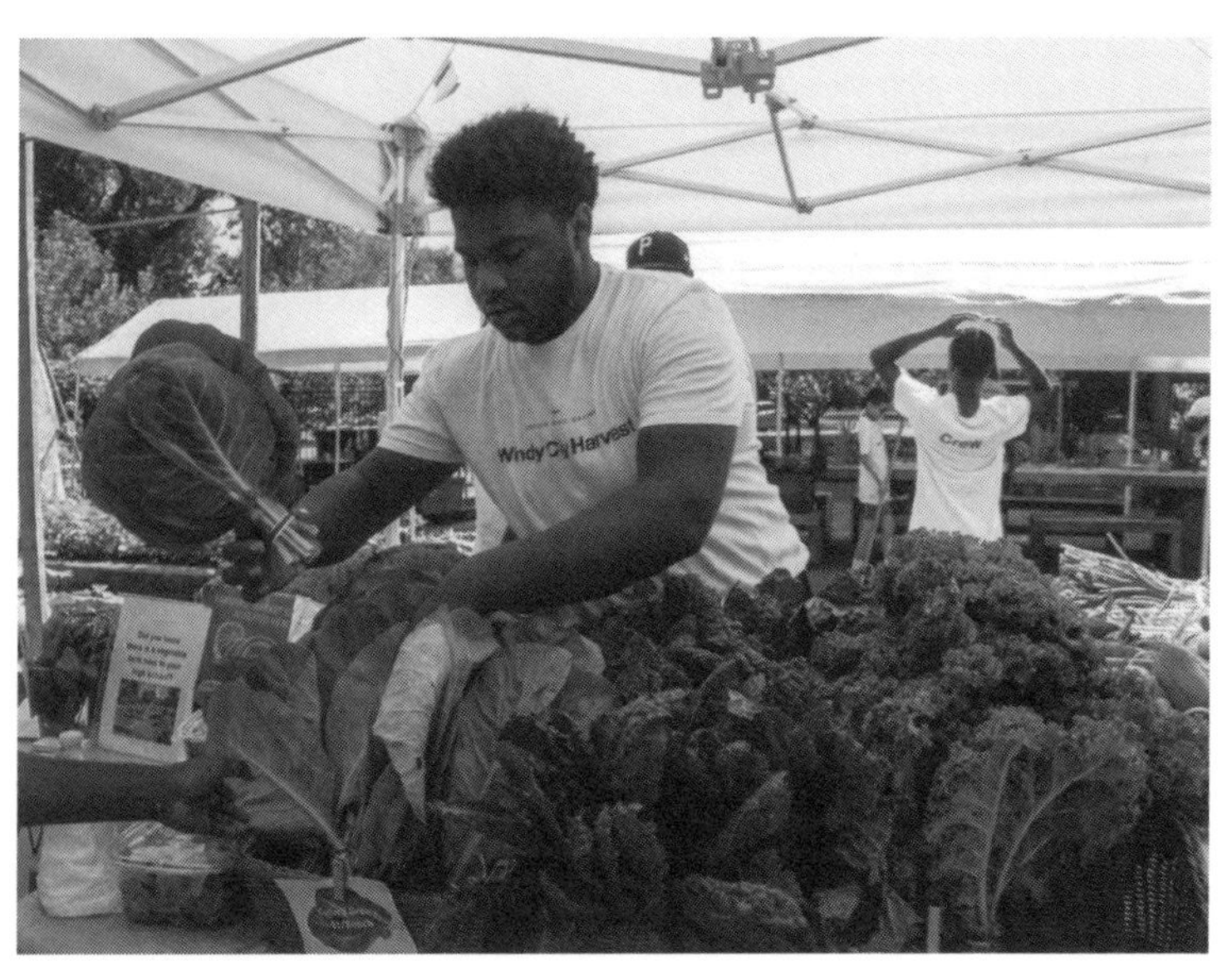

ウィンディ・シティ・ハーベスト・ユース・ファーム・プログラムの参加者が週1回のマーケットで作物を売っている

等に対処する目的で、シカゴ市内の貧困地区に一一か所の農園を開いた。その中の何か所かは、食べ物を栽培してビジネスを始めたいという、義務教育を修了する予定の若者たちに対するトレーニングのプログラムを提供している。その他はもっと年齢が下の若者向けだ。毎年五月から十月まで、十五〜十八歳の一〇〇人の生徒を採用して、ウィンディ・シティ・ハーベスト・ユース・ファーム・プログラムのトレーニングに従事させている。

ユース・プログラムの管理者、エライザ・フォニエは、十代の子どもたちがプログラムに参加する時は、ほとんどの子が「植物が見えない」状態だと説明する。多くの子どもは家に庭がなく、屋外にスペースもない。植物を相手に働くのが好

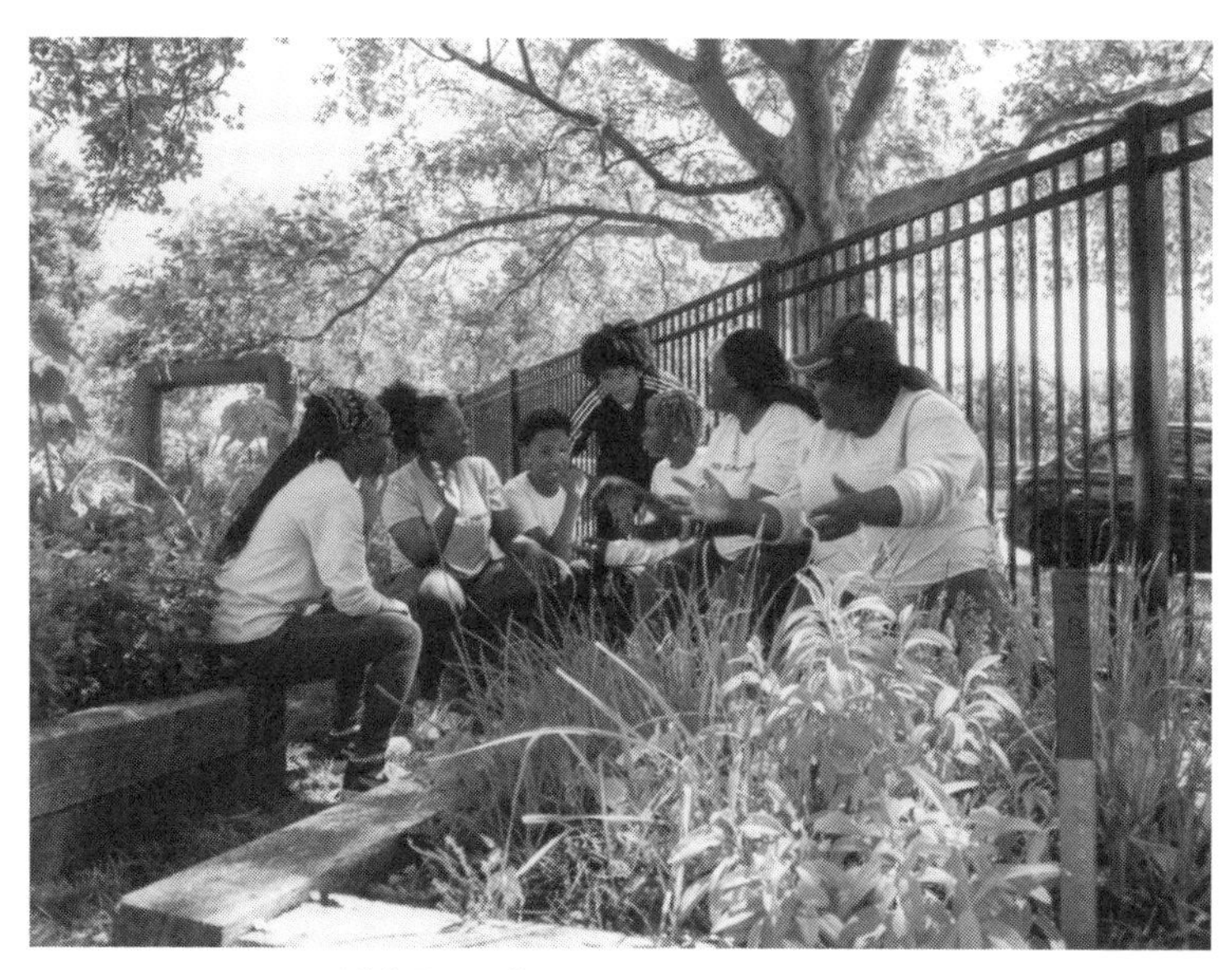

シカゴ植物園が運営しているワシントン・パーク内の
ウィンディ・シティ・ハーベスト・ユース・ファーム

きかどうか想像もできない子どもたちばかりだ。やってきたばかりの子どもたちにフォニエが最初にする質問の一つは、「君たち、ピッツァは好き?」だ。子どもたちはもちろんピッツァが大好きだ。「ピッツァが好きなら、植物も好きだよ」とフォニエは言って、すべての食べ物が最終的には植物の命から始まっていることを子どもたちに説明する。自分の手を土の中に入れるのは、ほとんどの参加者にとって初めての体験だ。「土から出てきた食べ物は身体に良い」とある女の子が表現したが、この考えに慣れるには少し時間がかかる。

ワシントン・パークは市内のサウスサイドにあるフード・デザート地域の一つだ。ここのユース・ファームは公園内の鋳鉄製の柵に囲まれた一角にある。まわりには背の高い樹木が並び、芝生の中には立ち上げ花壇があり、都市農園というよりは庭といった感じだ。ティーンエージャーの子どもたちはどんどん健康になり、身体に良いものを食べるようになってぃるとフォニエは言う。彼女が重要だと考えているのは、「働くだけでなく、子どもらしく過ごすこと」だ。各セッションの初めにグループづくりのための簡単なゲームをしたり、楽しむ機会もある。

安全であることは基本的なことだが、満たされていない子どもが多い。銃による暴力で亡くなった同年齢の子どもたちを追悼するために、庭の境界に沿って果物の木が植えられている。多くの参加者は危険な地域に住んでいるというだけでなく、家庭も安全ではなく、カウチサーフィング〔他人の家を泊まり歩くこと〕でなんとかしのいでいる実質的にはホームレスという子どももいる。ファームは子どもたちの安全な居場所となって、彼らも助けが必要な時にはスタッフが話を聞いてくれることを知っている。このような緑の避難場所で働くことは、「より良い環境」効果を引き起こし、ストレスを軽減し、学びを推進し、社交性を向上させている。少人数のグループでのガーデニングを通して、生徒たちは協力して働くことと、対立が起きた時にはどのように解決するかを学ぶ。夏が来て毎週のマーケットが始まると、一般の人々との関係についても学ぶ。各シーズンの終わりには、それぞれの子どもたちは自分の仕事について一対一の「率直な話し合い」によるフィードバックをスタッフから受ける。ほとんどの子どもたちはそれまで、これほど手厚く心を配ってもらう経験をしたことがない。しだいに自信を持つようになり、防衛的な態度が減ってくる。

このプロジェクトのさらに大きい目標は、社会的、感情的な学びを、ガーデニングを通して推し進めることだ。このようなプロジェクトによって人生は変えられる、暴力や薬物依存、十代の妊娠などの発生件数は減少させられると考えるのには理由がある。このような成果を正確に評価するのは難しいが、驚くべきことに、ウィンディ・シティ・ハーベスト・ユース・ファームのプログラムに参加した子どもたちの九一パーセントが、そのあとも学業を続けているか、あるいは職業訓練に進んでいるという統計が出ている。これらの数字は、この人口統計グループから予想される数値よりもはるかに高い。

イリノイ大学は最近、異なるタイプの若者向けプログラムの評価を行った。結論は、ウィンディ・シティ・ハーベスト・ユース・ファームは、職業機会を創出し、家族の絆を強めながら、生活技術を身につけさせることに優れているというものだった。家族の絆を強めるという点は、効果の幅広さを示している。フォニエは次のように述べている。「植物のケアをすることは、誰かのケアをすることについて語る有意義な方法だ」。ティーンエージャーたちに今の自分とは違った人生を切り開くことも可能なのだと、庭はその手本として機能する。

どんな種類の生き物も、人間のようなやり方で食べ物を分け合うことはできない。進化の観点からすると、それは人間であることの中心的な意味だが、現代の生活は人と人を結びつけるはずのこの強力な源泉をしだいに壊してきた。便利な食事が増え、多忙でストレスの多い生活スタイルとあいまって、家族で一緒に食卓を囲むことは以前とくらべてはるかに少なくなった。食べ物がどれほど「偉大な連結装置」なのか、したがって食べ物がプログラムの中で中心的な役割を果たしているのだとフォニエは強調する。週に一度、セッションの終わりに参加者が庭で食事をつくり、一緒に食べて楽しむ。多くの子どもにとって、新しい食べ物を食べてみるチャンスだが、他にも重要な何かが同時に起きているのだ。

人間は、比較的小さなグループの中で暮らすことに慣れている種だ。規模が大きくなりすぎると、私たちを生かしている、生命を保つのに必要なつながりを失ってしまう。これは私たちの感情面での健康に密接な関係があるばかりか、「ナチュラル・ペダゴジー」理論〔他者から情報や知識を獲得するためにはコミュニケーションを介した社会的学習が重要であるとする理論〕によれば、認知的な発達にも重要だ。[*15] この理論を唱えた認知科学の研究者ギョールジ・ゲルゲリーとゲルゲリー・チブラは、あるグループや種族内の近しいメンバー間で知識を共有することは生存のために非常に重要で、脳内に「特別な通路」が生まれて、文化情報の伝達のための急行路線のように機能する。信頼できると感じる時にこの特別な通路は開け、脳に新しい知識を取り入れるように教えこむのだ。ゲルゲリーとチブラはこの現象を「認識的信頼」と呼び、これこそが、私たちの遠い祖先に道具づくり、食べ物の準備や料理などといった洗練された技能を習得させたものだと考えた。

社会的学習（ソーシャル・ラーニング）は強力な道具で、危険や恐怖と隣り合わせで育った子どもたちは、何事にも興味を持たないようにすることを学習している。誰も信用できないといった状況で生活しているので、他人から目をそらし、まわりの人から何かを学ぶということもない。一方、もしも信頼が再構築されるなら、脳は新しい神経ネットワークを生み出すことができるようになる。ウィンディ・シティ・ハーベスト・ユース・ファームのような土を相手にするプログラムは、栽培から収穫、食べ物を分け合うことまでを含んでおり、基本的な生きる技術を使う活動の繰り返しから、多くの力を手に入れることができる。それを通じて社会的学習が進んでいくのである。

今日の標準的な教育は、社会的な絆が学習を促進するにあたって果たしている役割を過小評価しすぎている。[*16] 自分たちの生物学上のルーツの重要性を正しく理解できていないという状況は、人間は自分で自分を新しくつくり直すことができるという現代的な考えと並んで起こってきたものだ。「植物や動物は自分で自分をつくっているのだと言うと、人は笑うだろう。しかし、心理や、あるいは心が自分自身をつくり出し、それによって存在するようになると信じている人は多い」とユングは指摘している。確かに脳は数千年にわたる適応に次ぐ適応の産物だ。「心は現在の意識の状態になるまで成長してきたのだ。どんぐりが成長してオークの木になるように」とユングは書いている。[*17]

植物が子どもたちをエンパワーメントする

狩猟採集民だった祖先にとって、その地の植物を識別し、どれが食用になるか、薬として有用か、あるいは有毒なものかを理解することは、複雑な知識の最初の基礎を形成する。このような文化的な情報は世代から世代へと引き継がれて、知識を蓄積し洗練していくことができるのだ。しかし、このつながりが切れると、人間は同様に知識や技術を失いやすくなってしまう。それもほんの一世代か二世代の問題だ。弱者を守る文化や労働の文化が、いかにあっという間に変化してきたことか。いかに急速に土地と人間のつながりが失われてしまったことか。

十九世紀に非常に人気があった植物学研究は、二十世紀以降衰退してきた。多くの人は都会で育ち、植物は人間とは無関係なものとなり、ほぼ完全に価値を失った。フォニエが使っていた「植物が見えない」状態という表現は、一九九八年に二人の米国人植物学者ジェームズ・ワンダーシーとエリザベス・

シュスラーがつくり出したものだった。[*18] 自然からの断絶が進むことは、植物が人間の生命維持で担っている基本的な役割が私たちの集合意識から欠落していくことを意味していると、二人は危惧したのだった。この状況は脳が意識から植物を取り除いてしまう傾向があることも手伝っていると彼らは考えている。私たちの知覚システムはある種のパターンに対して非常に鋭くて、特に人間の顔に似たものにはよく反応する。花はこうして私たちの注意をわしづかみにするが、ほとんどの植物にはこの種の特徴はない。さらに、視覚野での優先順位の高い刺激は、動いているものや潜在的に恐怖を感じさせるものだ。植物は比較的静止していて変化もゆっくりなため、背景の中に隠れてしまう。つまり、誰かが目を開けてやらないと、植物の王国は人間にとって閉じられたままになるということだ。

ワンダーシーとシュスラーの観察によると、植物に対する愛情は「植物の先生」の影響を通じて生まれるという。すでに植物の価値を知っていて、よく理解している誰かによって、植物の世界へと案内される必要がある。コミュニティ・ガーデンのプロジェクトについて、インタビューしたダニエルという若者は、私にそんな経験を語ってくれた。彼は十代のほとんどをオンラインゲームに明け暮れ、しばらくの間道に迷ったように感じていたという。自宅から数本先の通りにあるコミュニティ・ガーデンへ初めて来た時、一体どうしていいかわからない気持ちだったそうだ。彼にとって、植物は「きれいだけど知らない世界」のように見えて、どう関わればいいかわからなかった。コーディネーターの一人、ダニエルよりも二、三歳年上の男性が担当になり、土に触れさせたり植物の世話の基本を手ほどきしてくれた。ダニエルの表現を使うと、この時のプロセスは「自分の心を開いてくれた」という。そのあと、ダニエルは植物が大好きになった。彼は、ガーデンにやってきたある日のことを鮮明に思い出す。「働くってどうすることなのか、今自分は理解できる」と感じ、その結果、彼はここで過ごす時間がどんどん増えていったのだ。彼を動かした大きな力は、ゲームとは対照的だった。ガーデニングがくれたのは「本物」の何かだった。植物とともに働くことはダニエルに変化する力をくれたのだ。彼はしばらくの間外国でボランティアとして活動し、ギリシャの難民キャンプ内の急ごしらえの学校でガーデニングを教えるようになった。彼自身が植物の先生になったのだった。ガーデニングを通じて、自分も重要な何かをすることができると気がついたのだ。

テクノロジーの世界になじんでいたダニエルにとって、自然は「異質な世界」だった。成長する過程でゲームの世界に自分の居場所を見つけていたが、生きることにはいつも失望していた。男の子の多くに与えられた今日の選択肢は、オンラインでいろいろな形の戦いをして時間を過ごすか、ギャングや暴力がまぎれもない現実となって登場する通りに出てぶらぶらするかだ。都市の環境には、特に低所得層の家庭の子どもたちにとっては、それほど多くの選択肢がない。私がウィンディ・シティ・ハーベスト・ユース・ファームの子どもたちに、もしこのプログラムに参加していなかったら、何をしていると思うか聞いてみると、特に多かった答えは次の三つだった。ベッドでごろごろしているか、オンラインゲームか、またはトラブルに巻きこまれているか。

少年たちはガーデニングをやりたがらないことがある。男性向きというよりも、保育か何かのように見てしまうからだ。若い人向けのプロジェクトをガーデンではなくファームと呼ぶのは、この問題を乗り越えるためだ。しかし、名前はどうであれ、土を耕すのは育てることと同時に性的な能力と関わる。だから、古代ギリシャでは、生殖の男神プリアーポスが果物と野菜、ブドウ畑の守護神であり、巨大な陰茎と畑の産物とがともに描かれることがあるのだ。[*19]

ジャックと豆の木の物語の中に、野菜のエンパワーメント（能力開化）が見られる。[*20] これは古い英国のおとぎ話で、その起源は五千年前の神話にある。おそらく「魔法の」種子だと思われるが、ジャックは貧しい母親の最後のお金で、この種を買う。愚かでだまされやすい少年に見えるが、豆は芽を出すと巨大な豆の木となるのだ。木を登っていくと、暴虐な巨人に出会う。そして自分の家族から盗まれていたものすべてを取り返す。この話は社会的正義の寓話であると同時に、自分の潜在能力に気がつくことを通じて大人へと成長する少年の旅がテーマだ。根本的な解決方法という意味で、さまざまな「暴虐な巨人」がいて、ガーデニングがその制圧に力を貸すのだ。たとえば分断されたコミュニティ、新鮮な食料が手に入らない事情、都市の荒廃といった社会や経済の問題に対するストレスや無気力などだ。これらは世界のいたるところで、都市農園プロジェクトが解決をめざしている問題だ。食べ物を栽培することはより良い社会を育てる一つの方法になりうるということを、こうしたプロジェクトは示している。

土を耕すことは力を与え、産物を分け合うことは信頼感と協力関係を他の何よりも効果的に強める。私たちは誰もが自分の中の潜在能力を感じ、育て、育てられることが必要なのだ。人間の性質に関するこの二元的な観点は、ガーデニングの錬金術を通じて同時にもたらされる。単純な真理はこうだ。もしもすべての市や町がガーデンとして考えられるなら、そして、人々が自分の近所の土地の一部分を耕すことが許され、それが奨励されるなら、植物ばかりか人間も繁栄するチャンスは十分にある。

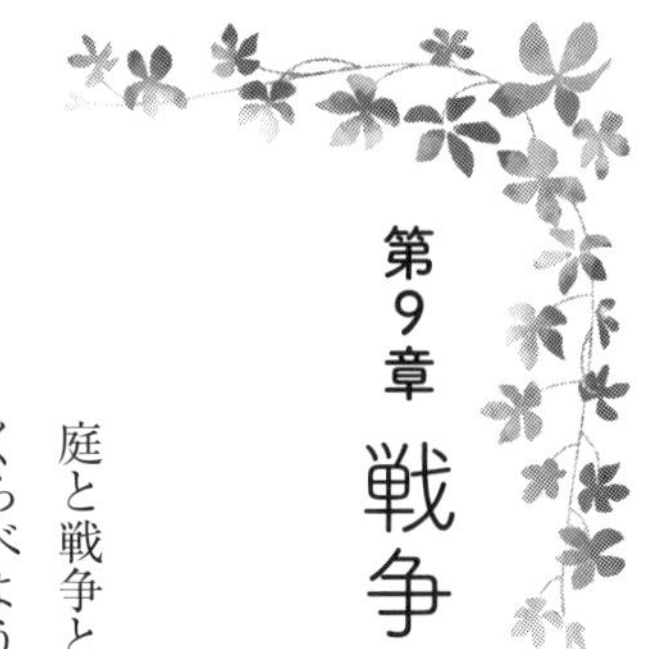

第9章 戦争とガーデニング

庭と戦争とを
くらべようじゃないか
小さな模型の企て
礼儀正しさと丁寧さをもって
恐ろしい荒れ地に立ち向かおう
——ヴィタ・サックヴィル＝ウェスト（一八九二－一九六二年）

本書の執筆中に、トムは日の光の下、屋外で庭の仕事を続けている一方で、自分は仕事机に向かっていることが悔しいような気持ちになることが一度ならずあった。ある年の秋、この気持ちが特別に強くなった。

夏の間中、私は、第一次世界大戦との関連で園芸療法の起源について研究をしていた。工業製品が活躍する戦争がそれまでになかった規模で展開され、戦争による衝撃的な結果から、人々は土を相手にする仕事に戻る必要があるという考えが強まった。また、私は祖父テッド・メイの人生についても調査していた。トルコで戦争捕虜たちが受けた劣悪で残虐な待遇について知ったことに、私は心底打ちのめされた。秋が訪れるころには、戦争についてあまりにも多くの時間を費やして考えたため、悪い影響が表れ始めた。研究はいったん脇へおいて、庭で過ごす時間が必要だと気がついたのだ。

球根の入った大きな箱が倉庫の中にいくつも積み上がっていたので、私はツルボの袋をいくつか持って、大きな花壇の一つで仕事をしているトムのところに行った。自分の手で土に触れてみてなんとほっとしたことか。苗植え穴掘り器で仕事をしながら、掘り上げたばかりのきれいな土の匂いを嗅ぐと、じきに私はリズムを見つけて、作業に没頭した。一年のうちの穏やかな気候のころで、背中を這い上がってくるような寒気を太陽の暖かさが追い払ってくれた。作業を続けていると、球根を植えるのは希望という時限爆弾を仕掛けているようだと思った。冬の間中、暗い土の中に横たわり、春になると静かに爆発する。地面は輝くような青の破片で埋めつくされるのだ。

種や球根、球茎が地中から伸び上がってきて、一見命の宿っていないようだったものから、姿を変えていく。私たちはこの変化を当たり前のことだと思っている。しかし、戦争という体験の中では、何一つ当たり前と思えるものはない。生命を成り立たせているように見えるあらゆる前提が疑問にさらされるのだ。同時に、自然の美しさや人の優しさがもたらす効果は強く表れる。前線で直面したり、戦争捕虜として耐え抜いたりした極限的な状況は、生命というものをまさに剝き出しにし、体験しないと見えないかもしれない生命の価値を露わにするのだ。

戦争とガーデニングは多くの点で正反対だ。どちらも土地に関係があり、一つはそれをめぐって攻撃したり防御したりし、もう一つはそれを耕すのだ。一方の活動が他方の活動を埋め合わせるという考え方は古代からある。メソポタミアの大文明では、戦闘と農耕に関わる技術はどちらも同じだけの重要性を持っていた。紀元前三二九年の記録で、クセノフォン〔紀元前四三〇~紀元前三五四年ころの古代ギリシャの軍人・文筆家。ソクラテスの門人の一人〕はペルシャ王たちのために、戦争の技術と畜産の技術がどれほど「高貴で必要な仕事」だと考えられるのかを説明した。[*1] たとえば小キュロス（紀元前四二四-紀元前四〇一年）〔アケメネス朝ペルシャの王子でサルディス総督〕は自分の庭を自ら設計したばかりか、自分で植物の栽培を行い、樹木の多くを自ら植えた。

戦士と農耕者は、人間の性質の二極を表している。攻撃性と破壊性に対して、平和と創造だ。一九一八年、第一次世界大戦中、ウィンストン・チャーチルは詩人シーグフリード・サスーンからインタビューを受けて、その応答にこの古代の二分法を引いてきた。[*2] サスーンは戦闘の中で示した勇気に対して勲章を受けていたが、反戦の意見を述べるスポークスマンとしてもよく知られていた。チャーチルはこの当時、軍需大臣で戦争末期の時期のある会議にサスーンを招聘した。インタビューが進むにつれて、チャーチルは「自分と決着をつけようとしている」と、サスーンは気づいた。彼らの言葉の応酬は一時間も続き、最高潮に達した時、チャーチルは大きなシガーを口角にくわえ、声高に「軍国主義の強気の弁明」をしながら部屋の中を歩きまわっていたという。この対面の時のことを後に思い出しながらサスーンは書いている。「『戦争は人間の通常の仕事である』と言った時、彼は心底真剣に言ったのだろうかと私は思った。彼は実際にはその発言を和らげて『戦争、それとガーデニングは』とつけ加えた」

チャーチルは、戦争に対してもガーデニングに対しても真剣だった。[*3] 庭づくりは、彼にとって人生を通じて重要だった。この二年前に、ダーダネルス海峡での作戦とガリポリ上陸作戦の大失敗のあと、チャーチルは海軍大臣としてのポストから降格されていた。その年の夏、本人の表現だが、「殺戮と破滅」は彼の心を苦しめた。サリー州にあるホウ・ファームの自分の庭が救いの命綱だった。

西部戦線の塹壕ガーデン

自然は戦争からの小休止を用意するという働きをすることがあるが、戦争の真っただ中で庭をつくるというのはまた別次元の話だ。しかし、これは、西部戦線での長く引き延ばされた戦闘の期間中に起きたことだ。砲弾がいたるところに落ちてくる時、美しい花は些細なものに見えるかもしれない。だが、荒廃状態の最たる景色の中で、自然の美しさ、特に花の美しさは、それ以外の何物にも代えがたい精神的な救いの命綱となってくれたのだ。兵士や従軍司祭、医者や看護師が庭をつくった。[*4] 小さなものから、立派なもの、花のある装飾的な庭や、生産的な庭もあった。フランスやフランダース地方の条件がよかったこともあった。気候、地味豊かな土、長い膠着状態と戦闘がない期間など、すべてが結びついて庭づくりを可能にしたのだ。塹壕戦のただ中で、人間の心の最奥に潜んでいた生きたいという希望に、庭が鮮やかに応答したのだった。

西部戦線にあった数々の庭のうちの一つは、第二一現場救護所に所属していた司祭ジョン・スタンホ

食べ物と体のつながりを考える本

土が変わるとお腹も変わる

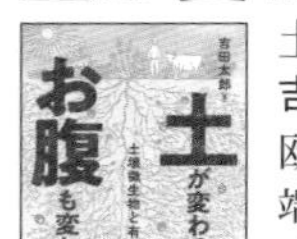

土壌微生物と有機農業

吉田太郎［著］　2000円＋税

欧米からインドや台湾まで広がる、最先端の有機農業研究を紹介しながら、土壌と微生物、食べ物、そして気候変動との深い関係性を根底から問いかける。

オーガニック　有機農法、自然食ビジネス、認証制度から産直市場まで

ロビン・オサリバン［著］

浜本隆三＋藤原崇＋星野玲奈［訳］

3600円＋税

農業者も、消費者もハッピーなオーガニックの在り方を描き、これからの日本の自然食の在り方を浮き彫りにする。

コロナ後の食と農

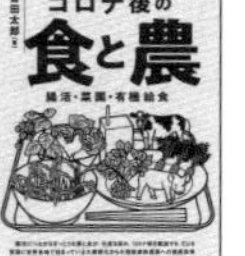

腸活・菜園・有機給食

吉田太郎［著］　2000円＋税

世界の潮流に逆行する奇妙な日本の農政や食品安全政策に対して、パンデミックと自然生態系、腸活と食べ物との深いつながりから警鐘を鳴らす。

タネと内臓

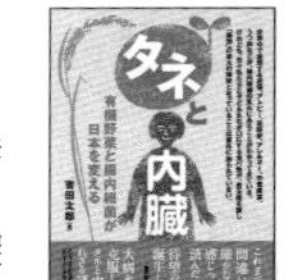

有機野菜と腸内細菌が日本を変える

吉田太郎［著］　1600円＋税

世界の潮流に逆行する奇妙な日本の農政や食品安全政策に対して、タネと内臓の深いつながりへの気づきから警鐘を鳴らす。

土と内臓　微生物がつくる世界

D・モントゴメリー＋A・ビクレー［著］

片岡夏実［訳］　2700円＋税

農地と人の内臓にすむ微生物への、医学、農学による無差別攻撃の正当性を疑い、微生物研究と人間の歴史を振り返る。

天然発酵の世界

サンダー・E・キャッツ［著］

きはらちあき［訳］　2400円＋税

時代と空間を超えて脈々と受け継がれる発酵食。100種近い世界各地の発酵食と作り方を紹介、その奥深さと味わいを

真髄　孤独を癒す庭

スー・スチュアート・スミス［著］
和田佐規子［訳］　3200円＋税
人はなぜ土に触れると癒されるのか。庭仕事は人の心にどのような働きかけをするのか。庭仕事で自分を取り戻した人びとの物語を描いた全英ベストセラー。

英国貴族、領地を野生に戻す

野生動物の復活と自然の大遷移
イザベラ・トゥリー［著］　三木直子［訳］
2700円＋税
中世から名が残る美しい南イングランドの農地 1400ha を再野生化する様子を、驚きとともに農場主の妻が描くノンフィクション。

地域を楽しむ本

家中・足軽の幕末変革記

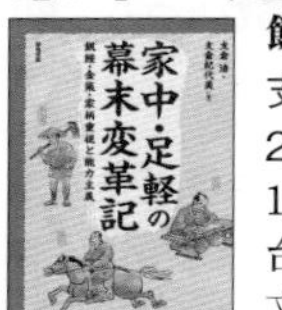

飢饉・金策・家柄重視と能力主義
支倉清＋支倉紀代美［著］
2400円＋税
19世紀の地方社会の変化と闘争を、仙台藩前谷地村で60年にわたり記された文書『山岸氏御用留』から読み解く。

下級武士の田舎暮らし日記

奉公・金策・獣害対策
支倉清＋支倉紀代美［著］
2400円＋税
仕事、災害、冠婚葬祭……。仙台藩下級武士が40年間つづった日記から読み解く、江戸時代中期の村の暮らし。

気仙大工が教える木を楽しむ家づくり

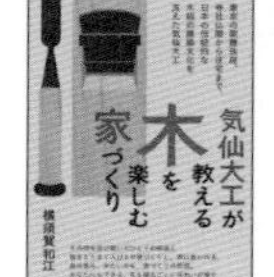

横須賀和江［著］　1800円＋税
日本の伝統的な木組の建築文化を支えた気仙大工。その技を受け継いだ棟梁と彼をとりまく人びとの家づくりと、森の恵み、木のいのち、家づくりの思想。

半農半林で暮らしを立てる

資金ゼロからのＩターン田舎暮らし入門
市井晴也［著］　1800円＋税
『動物たちに囲まれて、大自然に抱かれて、ゆったり子育て、通勤ラッシュなし（腰痛はあり）』。新潟・魚沼の山村で得た25年の経験と暮らしぶりを描く。

価格は、本体価格に別途消費税がかかります。価格は2023年1月現在のものです。

ープ・ウォーカーがソンム川沿いにつくったものだ。ウォーカーは一九一五年十二月に着任し、翌春には避難場所として庭をつくり始めた。[*5] 一九一六年七月初め、ソンム攻撃が始まり、現場救護所はあっという間に犠牲となった兵士たちでいっぱいになった。一〇〇〇人もの深手を負った兵士が連日運びこまれ、三か月の間にそのうちの九〇〇人をウォーカーは埋葬した。百四十一日間戦闘が続いて、ソンム攻撃は歴史上最も悲惨な戦いの一つとなった。ここで戦った三〇〇万人のうち、一〇〇万人以上が戦死か大怪我をした。

家に宛てた手紙でウォーカーは、いかに現場救護所が困難に直面して何もできないかを書き送っている。怪我人は「文字通り積み上げられている。ベッドはない。テントの下や小屋、中庭に場所があったら幸運だ」という。昼夜を問わず働き続けられるだけ働いた。「ひどい傷で横たわって苦しんでいる男、我慢強いやつも多いが、不平を言う者もいる。担架のところまで行って額に手を当ててみると、冷たい。マッチを擦ってみると、死んでいるんだ。こっちで聖体拝領があったかと思うと、あっちでは罪の許しを、飲み物を、頭がおかしくなった男がいるぞ、湯たんぽを、などなど」。このような状況に直面して、彼が植えた花は真価を発揮した。「庭は本当に素晴らしい。テントの側面の幕が外されたので、患者たちは庭をただ眺めている」

これほどまで破壊された人間性を見つめながら働くことで、ウォーカーは断続的にひどい無力感に襲われた。回復期の患者のほんのわずかしか彼の礼拝に出席しようとせず落胆した。ウォーカーの説教は傷病兵たちの興味をひかなかったが、彼のつくった庭には関心が集まった。七月半ば、彼はこう書いている。「庭は花々で本当に輝く明るさだ。エンドウマメの最初の一列はもう食べられる。血まみれの兵士たちが皆、大きな豆の鞘を大いに褒めてくれる。緑のトマトは形になってきたし、それに小さなカボチャ、ニンジンはとてもいいものができた」。彼の庭への称賛は他の宿舎からも届いた。特に、軍医総監サー・アントニー・ボウルビィが庭を評価してくれたことがウォーカーには特別うれしかった。「総監は私の花に非常に感銘を受けて、私のインゲンマメとエンドウマメの大きさも素晴らしいと殊勲報告書に書いてもらおうと言ってくれた」

八月、英国軍が前進していったあと、ウォーカーと同僚は一日休暇をもらって、戦場となった場所へ初めて行ってみた。「なんという光景なんだろう。大勢の人間が何マイルにもわたって散りぢりになっている」。ごく最近まで無人の土地だったところだ。「戦争の巨大さが目の前に広がっていた。破壊の完全なる感覚」だとウォーカーは書いた。「何マイルも何マイルも続く砲撃を受けた田舎の風景は人間の認識をはるかに超えている」という。ウォーカーたちはさらに歩いて、新規に占領した領土内に入った。「ドイツ兵の塹壕は何度も猛撃され、土と有刺鉄線の塊になっている。爆撃による巨大なクレーターがミニチュアの湖と山の地形をつくっている。こっちの、煉瓦とモルタルがでたらめに泥と一緒になって混ざり合っているところはフリクール〔フランス北部の第一次世界大戦の激戦地。フリクールから約一キロでマメ〕だ。砲撃で枝が吹き飛ばされた木が突っ立っている向こうの荒涼としたところがマメだ」

ドイツ人の防空壕の中には猛攻撃されても破壊されずに残ったところもあった。二人は下りていって、塹壕の一つに入った。「スイスのシャレー〔スイスアルプス地方に見られる山小屋〕」のように木材で内張りされ、カーペットが敷かれ、小さなベッドもあって、驚くほど居心地よくつくられていた。防空壕の外も手入れされていた。またそこには庭があって、「オーリキュラや低木、バラが、樽とか窓のところに

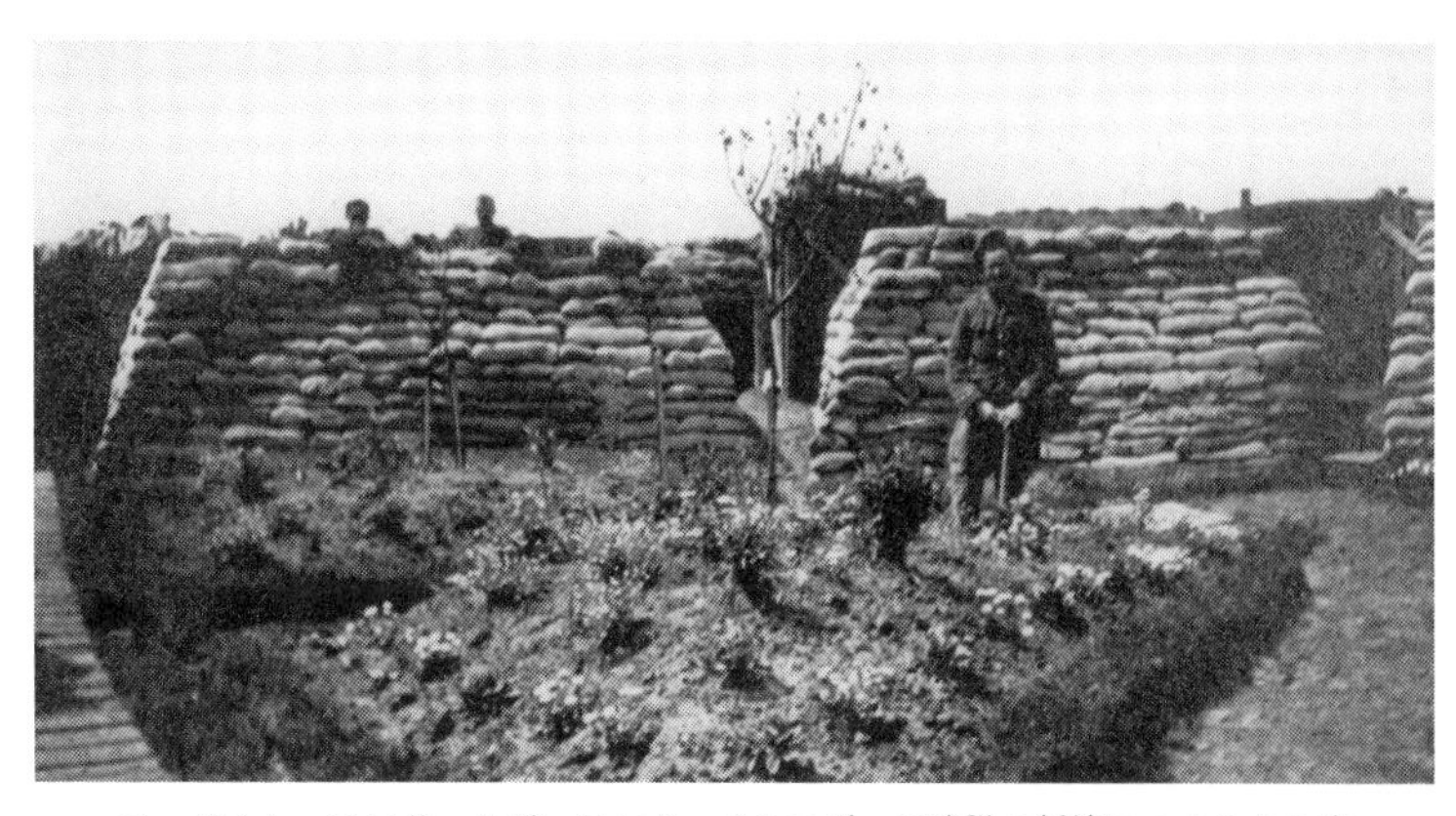

アーガイル・アンド・サザーランドハイランダーズ連隊の塹壕につくられた庭
1915年の春。写真に写っているアーヴィン大尉は撮影から3か月後に戦死

置く植木箱、植木鉢に」植えられていた。ウォーカーが現場救護所につくった庭は戦線の後方だったが、この丁寧に手入れされた小さな土地は、まさに戦闘の最中の場所にあったのだ。

驚かされるのは、庭つきの塹壕は決してめずらしいものではないことと、敵味方両サイドの兵士たちがつくっていたということだ。米国人ジャーナリスト、カリータ・スペンサーはイーペルにほど近いラ・パンネの交戦地帯を訪れて、英国人兵士たちのガーデニング活動の一部を記録している。[*6] 塹壕の後方に小さな庭が並べてつくってあった。「まず、小さな菜園、その隣は美しさのために小さな花の庭、そしてその隣は小さな墓地、そしてそれから同じような繰り返しだ」。「毎週毎週爆撃にさらされながら」生きることの意味は、「生と死は新しい関係を持つようになり、死はいつ何時やってくるかもしれないが、生は、生きている間は、生き続けなければならない」と言う。

アーガイル・アンド・サザーランドハイランダーズ連

隊〔スコットランドの歩兵連隊〕で軍務についていた若い将校アレクサンダー・ダグラス・ギレスピーは、一九一五年二月にフランスに到着した。[*7] 弟が作戦中に戦死した直後のことだ。三月には、水をかぶった古い塹壕の土手に生えていたニオイスミレやその他の花を移植してきて庭をつくった。そこからいくらか分けて、ドイツ人が捨てた薬莢（やっきょう）で花鉢をつくって植えた。ギレスピーと仲間たちはその前の週の長雨で惨めな気分だったが、特に薬莢の一つがやる気を起こさせた。「ニオイスミレを植えて、防空壕の外に飾った。スコットランド人はこういうのが大好きなんだ」

ギレスピーは自分の小隊を連れて、いろいろな場所の塹壕へと移動させられたが、この年の春と初夏の間、庭づくりは配置についたほとんどの場所で行われた。彼は両親に頼んでナスタチウムの種を送ってもらって、三月の終わりごろのある晩、暗闇にまぎれて種をばらまいた。初夏になるとマリーゴールドやポピー、ストックなどの種まきをしたことを手紙に書いている。種は他の下級下士官のもとに送られてきたものだ。

野原といい、果樹園や家庭菜園といい、塹壕の列は縦横無尽に掘られ、網状にどこへでも広がっていった。時にはばらまいた花種が塹壕の土壁から芽を出して、下へ向かって伸びてきて、塹壕の中に色を持ちこんでくれることもあった。塹壕の庭自体が、一部は近くの放棄された庭からもらってきた植物によってつくられることもあった。五月の初め、ギレスピーは宿舎が割り当てられた村で、ある日の午後の時間を過ごした。「廃墟になった村から植物を掘って、自分たちの塹壕ガーデンに持って帰った。アラセイトウ、シャクヤク、パンジーなど、他にもいろいろ。移植することは少々残酷かもしれなかったが、まだたくさん残っていたので」。新しい場所では育たなかったものもあったが、何よりも、それを

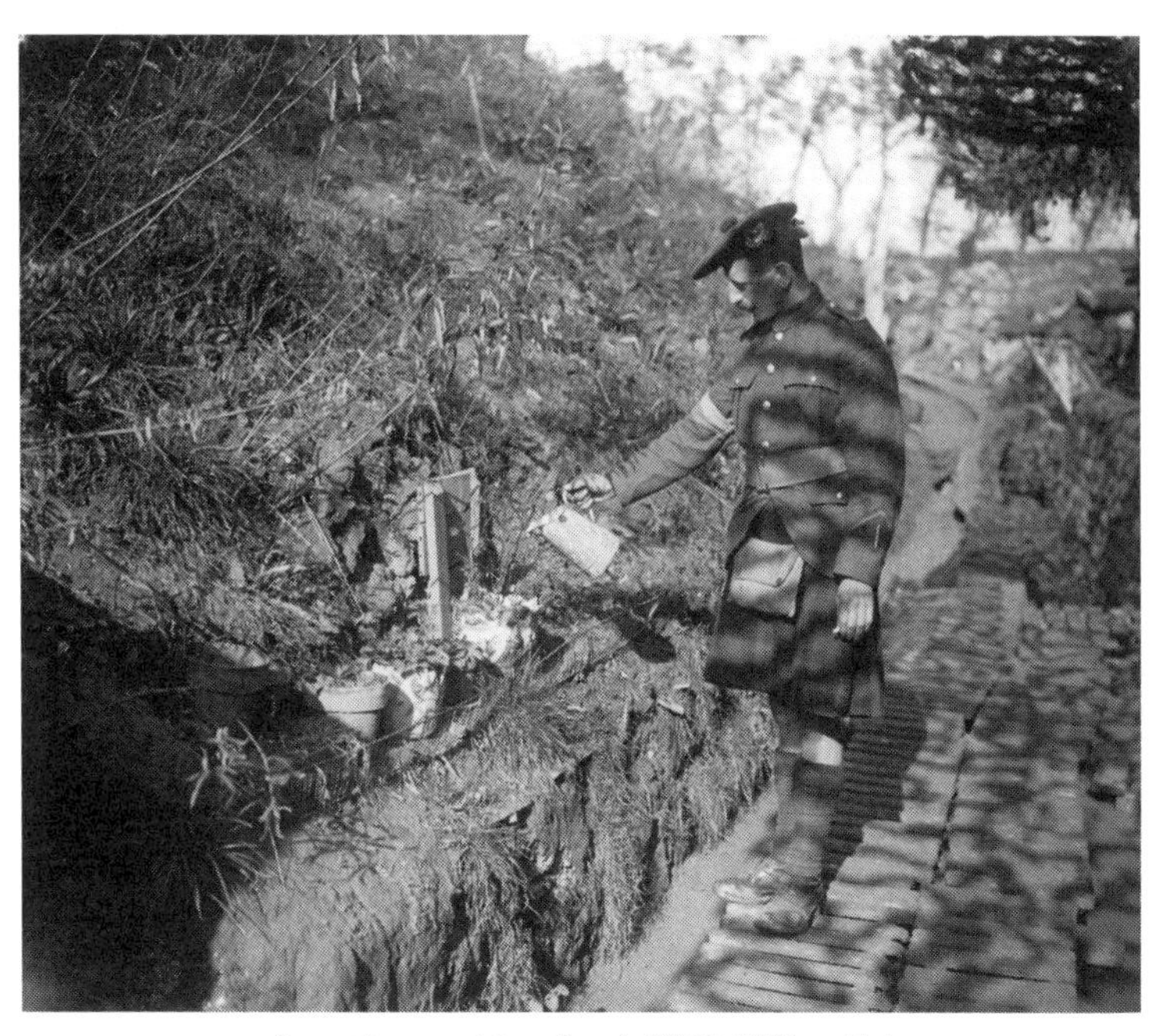

ゴールデン・ハイランダーズ（第51部隊）の兵士
塹壕の庭の世話をしている。フランスのエニエルで、1917年10月23日

実行することが大事だったのだ。

数日後、塹壕に帰るとすぐに、「毒ガスが吹き下ろされてくると危険なので、防毒マスクを首のまわりにつけて、風の様子を見ていた。庭は花盛りだ。スズラン、パンジー、ワスレナグサなど、おなじみの花がたくさん。水やりで忙しい」とギレスピーは書いている。

六月半ば、ギレスピーの小隊はドイツとの前線に非常に近い塹壕へと移った。そこは爆撃の度合いからいって、ガーデニングは不可能なところだった。しかし、数週間後には前にいた塹壕へと後退した。そこは場所によってはドイツ戦線が三五〇ヤード〔約三二〇メートル〕しか離れていないところだったが、両軍の塹壕から「血のように赤いポピー畑」が続いているのが見えた。ギレスピーがつくった庭はここでも花盛りだったのだ。「私たちの塹壕は庭にマドンナリリーの咲く素晴らしい塹壕だ。朝や夕方の薄明かりの中で何がユリを輝かせるのだろうかと思ったが、わからなかった。しかし、マドンナリリーはその時ちょうど満開で、まさに輝いているのだ」。それから、ちょうど署名をする前に、ハエが群れをなして飛んできたのでハエ取り紙を送ってくれるように頼んだ。それから悪い知らせを伝えた。「今日、穏やかな陽光溢れる午後の真っ盛りに大きな爆弾が突然どこからともなく塹壕に落ちてきた。五人死亡、四人負傷」

生と死が隣り合っていることの不思議さは避けようがない。悲惨な爆撃の真ん中にユリの美しさ。だが、それは外から見た時に不思議に見えるだけなのではないか？　なぜなら、兵士は塹壕で母と庭の夢を見たといわれているからだ。その夢は安全な家へのあこがれを表していたのだ。花は親しみと正気の連想を戦争の狂気と恐怖の中に持ちこんでくる。そしてこのような極限的な心的外傷と疎外という環境に、心理的な命綱となってくれていたのだ。

九月、ギレスピーは現地の村に宿舎を割り当てられ、弟のトムが死ぬ直前に過ごしたという庭を探しに行った。数マイル歩いたところで、その大きな邸宅を発見し、まだ人が住んでいることを知った。ベランダからの庭の眺めは弟が最後に家に書き送った葉書に描いてあった絵と一致した。前年滞在していたトムに「とても親切にしてくれた」ことに対して、その家を所有している女性に礼を述べた。「とても素敵な場所で、……池にはアヒルやカモが泳いでいて、花壇がいくつかあった」とギレスピーは書いている。ここはギレスピーにとっても塹壕を出て過ごした最後の休暇となった。その後まもなく彼は戦死する。二十六歳。ルースの戦いの初日、戦闘を率いての死だった。

死ぬ少し前、前隊長に宛てて書いた手紙の中で、ギレスピーは戦場跡地の再生活動を提案していた。[*8] これは現在実現されつつある西部戦線ウォークと呼ばれる百年がかりのプロジェクトだ。ギレスピーの提案は、平和が訪れたあかつきには、軍事的中立地帯に日陰をつくってくれる樹木や果樹を植え、スイスから英国海峡までの巡礼の道をつくるというものだった。「この道が世界一美しい道になること」、そしてその道を歩きながら人々は「戦争の意味を考え、学ぶこと」ができる、というのが彼の構想だった。

戦争が三年目に入った時、軍は自発的に始まるガーデニング活動を利用し始めた。戦線の後方に野菜畑が大規模につくられたので、一九一八年には西部戦線は新鮮な産物を自給自足できるようになった。戦争一年目の春につくられた塹壕ガーデンは食料を生産するという必要性をはるかに超えて意欲的なものだった。庭とは「品位と礼儀正しさを保つための」企てだとヴィタ・サックヴィル＝ウェストは叙事詩「The Garden」の中で表現した。[*9] 庭は希望を表現しているのだ。人間であると感じ、文明に触れていたい、泥だらけの穴の中にいる動物や、巨大な戦争をする機械の一個の歯車以上の存在でありたいという意志の表現だったのだ。

塹壕ガーデンは彼らのやり方では、剣を鍛えて鋤をつくるという行動だったのだ。石油缶は水やりのじょうろにつくり変えられ、銃剣は土地を耕す道具としても使われた。庭が表しているすべての価値は戦争の対極にあるものだ。そして歴史家ケネス・ヘルファンドは、その中に、潜在的な反戦メッセージがあると指摘している。彼は著書『挑戦的な庭（*Defiant Gardens*）』の中で、次のように述べている。「平和とは単に戦争がないというだけではない。胸を張って主張するものだ。庭は単なる避難や小休止ではなく、積極的に目標を、手本を示すものだ」。戦時中のガーデニングの役割は、「美化し、快適にし、生きる意味を伝えるという、庭の持つ変化を起こす力」を改めて認識することだと、ヘルファンドは主張している。[*10]

何が家庭的な感じがするか、希望を与えてくれるのは何か、美しいものとして何が目を捉えるのか。すべては自分のいる場所の環境によって決まる。戦場という文脈の中で、土を耕すことは庭の力を際立たせる。そして修復が間に合わないほどに状況がひどい時には、何かをより良い方向へと変えることができるというのは、きわめて重要だ。

社会生態学者キース・ティッドボールは著書『レッドゾーンを緑化する（*Greening in the Red Zone*）』の中で、紛争地帯の中や自然災害のあと、人々が本能的にどのように自然に向かっていくかを述べている。[*11]「直感に反するように見える」のは人々がこうした状況下で、「ガーデニングや植樹、その他の緑化活動のような単純な行動に打ちこむことだ」と言う。だが、「自然の持つ治癒を促す性質から益を受けている」ことを観察している説明は多い。ティッドボールはこの衝動を「緊急に必要とするバイオフィリア」と呼んだ。

自然の愛を今すぐここで生き生きと輝かせなければならないということは、転じて、生きることへの愛だ。これこそが、塹壕での恐怖に直面していた多くの兵士にとって重要な生存のための戦略だったのだ。フロイトがタナトスに対置させたエロスについてもそうだったが、花はこのような男たちにとって、恐怖と絶望に対抗するための兵器となっていたのである。これが彼らに与える心的外傷の長期的な影響を軽減するのに貢献していたのかどうかを判断するのは不可能だ。完全に不公平な戦いだったからだ。

これほど多くの死や破壊にさらされていることで、多くの兵士は人間の忍耐の限界線を超えてしまったのだった。

心の幻影に向き合う

偉大な戦争詩人ウィルフレッド・オーエンは、神経衰弱に陥る数か月前に母に手紙を書いている。[*12] 凍える寒さにも他の大変な苦労や不快さにも耐えることはできるが、「不自然で、壊された、爆弾で吹き飛ばされた」景観の中で「普遍的に蔓延する」醜さはそれよりもはるかに耐えがたいのだという。中でも最悪なのは、「死者のゆがめられた状態、その遺体が埋葬されないまま塹壕の外に一日中放置されている状況。これこそが兵士の精神を搾り取っていくものだ」と続けている。

オーエンの詩「メンタルケース」は彼自身の経験にもとづいている。[*13] 一九一七年五月、彼はガイイの現場救護所に送られた。彼は混乱していて、震えがきていて、発話に吃音もあった。詩の中の苦しんでいる人は自然の中には何の慰めも見つけられなかった。昇ってくる朝日に対しても。「夜明けは新たな血が流れる傷口のように開く」。恐ろしい悪夢に苦しめられながら、時々彼は自然の法則から疎外されていると思いこんでいた。

翌月、エディンバラ近郊のクレイグロックハート戦時病院に移送され、「神経衰弱」と診断された。この言葉はその数十年前にジョージ・ミラー・ビアードが、都市に住む知識人たちが経験していた気力を失う不調に対して命名したものだ。今や、戦争の結果として、新しい言葉があてられることになった。「戦争神経症」という語は感情に訴える。人々の想像力をかき立てた。戦争が長引くにつれて、軍医たちはこの言葉を使用しないように指導されるようになる。神経衰弱は心的外傷を受けた兵士に対する包括的な診断となった。しかし、神経の弱さを含意することは、彼らの状況を正当に評価していなかった。ストレスや恐怖にさらされる時間が長くなることで、彼らは生きる力を吸い取られてしまったのだ。多くのケースで心の平和は完全に打ち砕かれてもとに戻ることができないのだった。

クレイグロックハートにたどり着くことができて、オーエンは幸運だった。他の軍の病院で行われていた電気刺激療法も安静療法、ミルクダイエット療法も受けずにすんだ。一方、クレイグロックハートの養生法は、自然とのつながりに治療的効果があるという信念にもとづいていた。[*14] オーエンの担当内科医アーサー・ブロックは「自然に機会を与える」ことが重要だと考えていた。[*15] 戦争による心的外傷は周囲の世界からの激しい孤立を招き、周囲の環境と物理的に関わることが回復には必要だと確信していた。治療方針の中心は病院の敷地内につくられた共同の菜園で、ここで患者たちは治療の一環として野菜を育てたり、鶏を飼ったりしていた。この病院はかつて水治療法〔水を使用した物理療法の一つで、精神疾患患者に対する鎮静効果を期待して行うこともある〕の施設で、ガーデニング活動にはその敷地の世話も含まれていて、テニスコートやクロッケーの芝生のコート、ローンボウリング用の芝生もあり、これらは余暇に利用されていた。ブロックは患者たちに、それ以外のやり方でも周囲の環境と関わるように勧めた。ペントランド・ヒルズの散策や、この地方の植物や地質の野外研究などだ。

ブロックの考えは、友人であり指導者でもあるスコットランド人の社会改革主義者、環境教育と都市計画の両方でパイオニア的存在でもあった、パトリック・ゲデスの考え方に依拠していた。[*16] ガーデニングはゲデスの手法の中心に位置するものだった。戦前には、荒れ放題の空き地にコミュニティ・ガーデンをつくることで、エディンバラのスラムに活気を取り戻す仕事をした。人間はヴォルテールの格言「我々は自身の庭を耕さなければならない」を指針に生きていかなければならないと信じていた。人間と土地を耕すことは、ゲデスの「場所と仕事と人間」という三者の関係の概念に要約されていた。これを彼は社会を組み立てる基本的な単位だと考えていた。工業化と都市生活とが組み合わさって人間と場所のつながりが弱くなったのだ。そしてその結果、社会全体の健康にも一人ひとりの健康にも悪影響を及ぼすようになったのだ。ゲデスの論では、ガーデニングという仕事はこのような関係を再創出するのだという。

クレイグロックハートは、ジークムント・フロイトからの影響も受けていた。ブロックの同僚のウィリアム・リヴァーズは、心的外傷を引き起こすような夢を心から消し去るためによく行われていた助言では、患者の回復を長引かせるだけだと考えた。そうではなく、患者たちに、自分が耐えられる方法で嫌な出来事の記憶を直視するように勧めた。フロイトに宛てた手紙の中で、ブロックは書いている。「神経衰弱の最も特徴的な点は……この統一性の欠如、このばらばらに分断されていることです」。それから続けて、自分の患者たちがいかにコミュニティの中でうまく機能できないのかを説明する。なぜなら、「心がばらばらになり、それぞれ別の部品のように、空間でも時間でもつながることができなくなってしまうからなのです」。

コミュニティに貢献することによって、人間は自尊心を取り戻し、統合感を体験できるとブロックは考え、患者の関心と技能にもとづいて、さまざまな活動を盛りこんだ一人ひとりの治療計画を練った。当時の考えとしてはめずらしく、医者の最重要課題は患者が自分の力でできるように手助けをすることだと、ブロックは考えていた（とはいえ、早朝の散歩のために強制的にベッドから引っ張り出したという報告もある）。ブロックが治療用のコミュニティをつくったのに対して、彼よりもカリスマ的だと言われたリヴァーズは個人の心理療法に焦点を合わせていた。手法の違いに関係なく、クレイグロックハートでの治療の目標は、患者たちを現実に向き合わせることだった。したがって、シネマ療法〔映画が与えるカタルシスがうつ病を和らげるために有効ではないかという試み〕などのような逃避の形態は退けられた。「映画館は助けにもならない現実よりも明るい見通しを与えている」とブロックは考えた。

心の闘いは物理的な戦争が終わったあともずっと長く続く。日中、さまざまな活動や知的な刺激が提供されていても、クレイグロックハートの患者の多くには夜になると厳しい試練が待っていた。暗闇ではトラウマや恐怖が再び訪れるのだった。古典主義者のブロックはこのような苦しい闘いに威厳をつけるためにアンタイオスの神話を利用していた。巨人アンタイオスは恐ろしい強さを持っていたが、誰にも打ち負かされないのは、彼の足が地面に接している時だけだった。ヘラクレスはその秘密を見つけ出すと、格闘中にアンタイオスを空中に持ち上げて打ち負かした。ブロックの説明によると、「クレイグロックハートにやってくる将校たちは皆、ある意味で自分は母なる大地から切り離されたアンタイオスで、戦争という巨人や戦闘用の機械によって、ほとんど圧死させられていると認識している。……アンタイオスはクレイグロックハートでの職業療法を象徴している。この巨人の物語は私たちの活動を正当化してくれている」。

屋外での肉体を使う作業に従事したり、さまざまなやり方で環境に影響を与えたりすることはすべて、ブロックが言うところの「心の幻影」に向き合う力を、患者たちに与える過程の、重要な一部だったのだ。ブロックが説明した環境からの断絶とは、今日私たちが解離と呼んでいるものだ。心的外傷の後遺症に、グラウンディング〔大地に根を張るように地に足をつける、大地や自然とつながって身体や心を癒す療法〕の治療効果が認められるようになった。肉体を使う活動や身体的な気づきは、疎外感と解離が起きている非現実感を回復させるのに有効な場合がある。ボストンのトラウマ・センターの精神医学の教授であり、所長のベッセル・ヴァン・デア・コークは次のように論じている。心的外傷を受けるような経験は根本的に人間の力を奪うもので、したがって心的な外傷から回復するためには、患者は自分に生物学的な有機体として肉体的な能力があると感じられるようになる必要がある。

ウィルフレッド・オーエンの伝記の中で、ドミニク・ヒバードは次のように述べている。眠っている間に迫撃砲で空中に吹き飛ばされたというオーエンの経験から、再びグラウンディングすることが必要なのだとするブロックの理論が理解できた。[*17] オーエンの母は熱心にガーデニングをしており、オーエン自身も子どものころ祖父と一緒に庭いじりをしていた。「植物は思考するか?」というタイトルで、記憶を頼りに野外研究会で講義ができるくらいの知識は持ち合わせていた。その中で、植物が太陽の光と水と気温に敏感であることから、人間の感覚システムに類似した何かを植物は持っているのだと論じている。また、オーエンは「土壌、土壌空気、土壌水分、根からの吸収、肥沃度の分類」というタイトルの研究発表をしている。

オーエンはクレイグロックハートで四か月過ごしたが、その初めから、ブロックは彼の芸術的精神に気がついており、アンタイオスを詩作のテーマに取り上げるようにと提案した。「格闘する者たち（The Wrestlers）」と題して後に出版された詩は、「大地の秘密の効力」を吸い上げる植物の根としてアンタイオスの足を描いている。オーエンの詩作が進んでいくにつれて、ブロックは自分自身の戦争体験をもとに書くようにオーエンに勧めた。それによって、彼の心的な外傷と悪夢を創作に生かそうというわけだ。オーエンの偉大な友人、シークフリート・サスーンは後に思い出して、「オーエンの担当医のブロック医師は、精神のバランスを復活させることに完全に成功した」と述べている。[*18] オーエン自身が説明したように、「危険なくらいに元気になって」、問題は前線への復帰が避けられないことだった。彼の場合遅れたものの、戦争終結のわずか一週間前に、作戦の展開中に戦死したのだった。

祖父テッドの捕虜体験

塹壕戦は唯一ではなかったとしても、第一次世界大戦の典型的な特徴の一つだ。私はウィルフレッド・オーエンが戦ったような戦争については理解しながら大人になったのだったが、祖父テッドが経験したような戦争は、ほとんど知らないままだった。子どものころ、祖父が戦争捕虜になっていたことは知っていたが、その事実を知っているというだけだった。その言葉の後ろに隠されていたかもしれないものについては、ほとんど気がつかなかった。また、潜水艦の乗組員だったということが何を意味するのか、ほとんど何も理解していなかった。

一九一〇年、テッドは弱冠十五歳で英国海軍に入った。熱意溢れて入隊したに違いない。父親を説得して、実際の年齢より一歳年上に書いてもらったという。翌年、マルコーニの無線電信通信士として訓練を受けた。鉱石ラジオと電気火花によるモールス信号の変換機は新しい通信時代の幕開けだった。テッドが人生のその時期に庭師になるつもりだったとは、まったく思えない。それどころか、土を相手にするような仕事はとにかく避けようとしていたのではないかと私は推測している。当時の最新の技術や海上での生活は、はるかに魅力的な選択肢だったのだろう。

無線電信と同様に潜水艦も新発明だった。その戦時使用は試されておらず、海軍内部で議論の的だった。英国海軍の第一海軍卿アーサー・ウィルソン提督はその配備に異を唱えた。なぜなら、彼の考えからすると、潜水艦とは「秘密に行われ、不公平で、いまいましくも英国らしくない」からだった。[19]ウィルソンとチャーチルは潜水艦乗組員を海賊とみなしていたと伝えられる。そして同様に、潜水艦乗組員は向こう見ずなイメージで、型にはまらないことで悪名高かった。潜水艦員になるには生きるか死ぬかの覚悟を持っていなければならなかった。もしも沖合の深い海の中で敵艦を相手に戦うとなれば、生き残ることはまず望めない。戦争中、三人に一人の乗組員は生還できなかった。ラドヤード・キップリングは、彼らを称賛してその偉業を書いた詩「潜水艦乗り」で、汚れた白いウールの仕事着を身につけた下層階級の運転手のようだと、潜水艦の将校たちを表現した。

初期の時代の潜水艦は非常に原始的なもので、エンジンは恐ろしく音がうるさかった。[20]潜水が始まるとすぐに艦内の温度は上昇し、空気はよどみ、油と汗とディーゼルの匂いがした。トイレの設備はなく、油をいっぱいにしたバケツがあるだけ。内部は艦のバッテリーで薄暗く照らされていた。乗組員たちは沖に出ている時は歯を磨かなかったし、便秘と酸素不足による頭痛は日常茶飯事だった。難しい状況の中で、三〇人のクルーは潜水艦と格闘しなければならなかった。常に揺れている中で「圧力を上げる作業」――艦は急降下するのだ――をして二〇フィート〔約六メートル〕まで下降する。そうした閉鎖空間で、空気も少ない状況で働いていると強い友情が生まれ、後に耐忍を余儀なくされる艦内とはまったく違う監禁状態を生き延びる助けになったのかもしれない。

色の失せたテッドの小さな手帳は、北海でE9潜水艦無線電信通信士として働き始めた戦争の初めから、鉛筆で丁寧に記述されている。一九一四年、E9はヘルゴラント海戦とクックスハーフェン空襲から戦闘に加わった。同艦はドイツ戦艦を沈没させた最初の潜水艦となる。一九一五年の初め、テッドはE15潜水艦に異動させられた。英仏の大艦隊がダーダネルス海峡を支配下に入れようとしている中、テッドの艦はマルタ島とギリシャの島々の近海を巡回していた。この三五マイル〔約五六キロメートル〕幅の狭隘な曲がりくねった海峡は、エーゲ海からマルマラ海とボスポラス海峡を経由して黒海へとつながる、第一次世界大戦の戦略上のカギとなる重要な地点だった。

ダーダネルスの海岸は強固に防備され、海峡自体に機雷が多数仕掛けられていた。一九一五年三月十八日、連合軍による海峡の攻撃が最高潮に達して大海戦となった。これによって英仏大艦隊は大きな痛手を被った。三隻の軍艦が沈没、別の三隻は大破して戦列を離れ、そして兵士一〇〇〇人の命が失われた。この時、英国のEクラス潜水艦〔英国海軍の航洋型潜水艦。一九一三年から一九一六年にかけて五五隻が建造され第一次世界大戦で活躍した。E9とE15もそれに含まれる〕のうちの一隻が海峡を突破してガリポリまで一気に攻めこんで、トルコ戦線の通信を破壊することができるのではないか、という作戦の提案が上がってきた。フランスの潜水艦一隻がすでに数か月前に機雷に接触して沈没しており、その運命を避けるならば、九〇フィート〔約二七メートル〕の深さに配備された一〇か所の機雷のさらに深いところを航行しなければならない。

E15の艦長セオドア・ブロディがその任務に名乗りを上げた。任務開始の数時間前にブロディの双子の兄弟、チャールズ・ブロディ少佐が別れの挨拶にやってきた。E15は「三週間の巡航のための装備と食料で取り散らかっており」、チャールズ・ブロディは「無秩序の悪夢」だと驚いた。[*21] 彼の目には、乗組員たちは「一晩中働き詰めで疲労困憊、身なりはだらしなく乱れているが、士気は高い」と映った。テッドは最年少だった。海峡の通過には六時間、チャールズ・ブロディの表現を借りるなら、「目隠しされたままの死」だろうと思ったという。ほとんどの時間潜水したままの状態で、乗組員は勘と音だけを頼りに潜水艦を操縦することになるのだろう。もし万一、船体が機雷の鎖に触れて、ガチャガチャいう音がしたらすぐに方向を変えるのだ。しかし、機雷だけが唯一の障害というわけではなかった。この海峡は流れが速く乱流でよく知られている。真水が上の層、塩水が下の層と二層になっており、それぞれが違うスピードで流れているのだ。

一九一五年四月十七日の夜明け、E15はまだ海峡の三分の一しか入って進んでいないところ、ケフェスポイントで激しい渦に捕まった。[*22] ダルダノス砦の砲台の真下だ。テッドの日記によると、艦は「すぐに座礁」。魚雷艇が即座に彼らに向けられ、「トルコの砲列が私たちに向けて火を噴いた。大きな砲弾が司令塔に撃ちこまれて、艦橋に向かおうとしていた艦長が撃たれた。何発かの砲弾が貫通した。一発はエンジンに当たって何本かの送油管を破壊し、船尾方面から黒い煙が上がり始めたが、何がどうなっているのかを見ることはできなかった」。バッテリーの中の酸が水に落ちて塩素ガスが発生し、六人の乗組員が死亡した。

生き残った乗組員は火災から逃れただけではすまず、四分の三マイル〔約一・二キロメートル〕の距離を岸まで泳がなければならなかった。テッドの記録によると「数名は泳ごうとはしなかった。怪我を負った者が多かったからだと思う」。岸に上がると、「着ていたものはすべて脱がされ、古い兵士の制服の上下を与えられた。汚くてシラミがうようよしていた。それから靴もなし、帽子も下着もないまま、歩くように言われた。負傷している者は病院行きの荷馬車で運ばれた」。コンスタンチノープル〔現・イスタンブール〕内を見せしめに歩きまわらされたあと、イスタンブール刑務所に連れていかれた。四月二十五日のことで、この日、ガリポリの浜辺に連合軍が上陸したが、トルコ軍の猛攻撃に遭い、その後の運命は暗い。

翌週、捕虜となった潜水艦乗組員たちはアフィヨンカラヒサール——「ケシの黒い砦」——に移された。列車で三日かかるアナトリア高地の中の町だ。「カラ」とテッドはこの町を呼んでいたが、開けた土地で、捕虜の収容所への振り分けと輸送の中心地だった。「ここで私たちは一部屋に入れられた。言語に絶する場所だ」とテッドは書いている。「馬小屋や豚小屋は見たことがあるが、こんな場所に人間が入れられているのは見たことがない」。彼らは家具一つない、寝床もない小さな部屋に一日二十三時間監禁された。シラミやハエ、ノミなどが群れているような場所だ。このような状態でひと月閉じこめられたあと、労働させられた。一日に十一〜十二時間、路上の石を割るのだ。

収容所を監督していたトルコ海軍将校は、捕虜のほんの小さな違反に対しても牛革の鞭を振るうことで知られた人物だった。捕虜たちは食べ物も衣類も自分で買わなければならなかった。配給の小さな乾いた黒パン以外のすべてだ。日記によると、米国の大使が捕虜一人に一トルコポンド〔一トルコポンド／リラ＝一二・八円（二〇二一年八月）〕を送ったとのことで、「ほんの少しのお金にこれほど感謝する人間はいないだろうと思う」と書いている。テッドが最後に記録した出来事は、最初の夏の中ごろに起きた。捕虜たちは田舎に向けて徒歩で出発するように命令され、暗くなるまで起伏の多い荒地を歩かされた。夜は野外で過ごした。「私たちの中で、ちゃんとした服や左右そろった靴を用意することができた者がいたとは思えない」。戦争はこの時点からまだ三年以上も続き、テッドが記録したあの長くて寒い野外で過ごした夜は、保護されることのない恐ろしいその後の年月を予兆していた。

一万六〇〇〇人を超える英国人兵士とインド人兵士が捕虜となったのだが、トルコで戦争捕虜たちが経験したことはあまり記録に残されていない。[*23] しかし、数は多くないものの、捕虜になった兵士の日記が残っていたので、そこからいくつかの情報を集めることはできた。[*24][25] 一九一六年の一月中、E15とオーストラリアのAE2潜水艦の乗組員は四日間の強行軍を命じられた。一日二〇マイル〔約三二キロメートル〕を歩かなければならず、しかも植物もまばらで厳しい環境の土地だった。恐ろしく寒く、ほとんどの捕虜が裸足で、古い靴やトルコ式のスリッパを履いている者や、ぼろきれを見つけて足に巻きつけている者もいた。飢えに苦しみながら、ほとんど凍死しかかっていた。しょっちゅう足を滑らせては、水たまりや泥の中に足を突っこんだ。道端に倒れこむ者もいた。そしてとうとう、捕虜たちはアンゴラ〔現・アンカラ〕に着いた。三〇〇〇フィート〔約九一〇メートル〕の高地で、最も良い季節でも厳しい気候の場所だ。その年、雪は深かった。そこから多くの捕虜はベレメディクの村へ移送され、鉄道のトンネル工事の仕事が始まった。トルコ南部のトロス山脈の地下を貫いて、ベルリンからバグダッドまでを結ぶ新しい路線だ。ベレメディクで数か月が過ぎる中、マラリアやチフスが発生し、赤痢が流行した。戦争終結までに、トルコ国内に抑留されていた連合軍の戦争捕虜のうち、七〇パーセント近くが死亡した。[*26]

いかなる形でも書いた記録を持っているのは非常に危険が高かったので、日記は工夫を凝らして隠してあった。テッドは書き続けるのをやめても、この小冊子を手放さなかった。彼の過去の日々のお守りとして、安全に保存することが絶対に必要だったに違いない。無慈悲にもはぎ取られていたアイデンティティを保つための方法だったのだ。冊子には、幸せな時間もまた記録されていた。北海でのE9の成功に自分が加わっていたことを誇りに思っていた。ギリシャの島々で素晴らしい気候を楽しんだこと。マルタで書いた冒険譚。「私は浜辺まで行って、大いに楽しんだ」とある。

脱走の計画は人々の間に士気を高め、希望の明かりを灯すことにもなった。監視人の目をごまかして逃げ出すのはそう難しくなかったが、周囲を取り囲んでいる広大で山の多い土地を横断していくほうがより困難だった。地図はなく、飲み水も食料も非常に少なかった。たまに脱走兵が出ても結局数週間後に自分から降伏することになった。戦争中にテッドが死亡したと二回も報告されていたのは、脱走して姿をくらましていたからかもしれない。結局失敗したのだが。

戦争最後の年、テッドはマルマラ海岸のゲブゼにある収容所にいて、三年半前に捕まって捕虜となった場所から近い、セメント工場で使役されていた。そして、小さなグループをつくってテッドはこの場所からとうとう小舟で脱出し、二十三日間生き残って水の上をたった一隻でさまよった。どこかの海上でテッドは病院船、聖マーガレット・オブ・スコットランド号に拾われて、船は地中海の東部に接岸した。

　テッドが聖マーガレット号に無事に乗りこんだ直後、米国人が大きな缶入りスープを持ってきちんとした姿で現れた時、彼はベッドに寝ていた。静かに缶を開けるとスープ鍋を探しに出ていくところをじっと見ていた。飢えている人間は絶好の機会を逃しはしない。がばっと跳び起きると、缶をつかんで一気に飲み下した。量は多すぎたし、急ぎすぎた。彼の身体はスープを押し出しながら、激しい痙攣に襲われた。後に語ったところによると、今までに一度も感じたことのないものだったという。この経験を思い出しては、あの日どんなに気分が悪かったかを母に伝えたそうだ。しかし、数年間の強制労働の日々、どれほどの労苦を経験したか、どれほどの恐怖を目撃したかについては語らなかったという。

　そのうちテッドは病院船で体力を回復し、大陸経由で帰国の途についた。そして婚約者のファニーと再び会うことができた。痩せ衰えて、老人のようになって、使い古されてくたくたのレインコートを着て頭にはトルコ帽をかぶったテッドが現れた時、ファニーがどう感じたか、想像に難くない。数年にわたった重労働と栄養不良の後に、四〇〇〇マイル〔約六五〇〇キロメートル〕もの長旅が続き、ほとんど瀕死の危機になるまで体力を失っていた。あれほどの極限的な体験のあと、身体がもと通りになること自体も難しいかもしれないが、心をうまく導いてもとに戻すことのほうが時間がかかる。ファニーの忍耐強い看病のおかげで体重は増え始めたが、一九一九年九月、彼は神経衰弱という診断で、海軍から除隊されたのだった。

復員兵士の回復・再建と農業・園芸

戦争の恐怖や栄光の数々は記述されて残っているが、長い痛みを伴うその後の回復と、再建の過程についてはあまり語られてはこなかった。時間がかかるのは当然で、あまりに多くのことを急ぎすぎるのは避けなければならないからだ。ちょうどテッドの飢餓にさらされていた身体がスープを飲みこんだショックで、痛みとともに痙攣を起こしたのと同様に、心的外傷を受けた心はあまりに多くの刺激に対処できないのだ。急激な何か、予期していなかった何かに出会うと、直接的な認知は限界を超えてしまい、ほんの少しのあいまいさがあると誤解する傾向が強くなり、フラッシュバックや精神的なシャットダウンを引き起こしてしまうのだ。シェルターがあって安心感が持てることはきわめて重要だ。新しい経験は恐怖を呼び起こさない、簡単に消化できる形でなければならず、その場合にだけ力になるのだ。

戦争中、スイス人内科医アドルフ・フィッシャーは英国とドイツの戦争捕虜の収容所を訪問した。[*27] 彼は、収容所に特徴的に見られるこの、混乱、記憶の欠落、やる気の低下、体を衰弱させる不安といった症状を「有刺鉄線症候群」と呼んだ。恥の意識と生き残ったことの罪悪感を伴うどうしていいかわからない無力感は、捕虜だった者の心をやすやすと蝕んだ。有刺鉄線症候群は砲弾ショックと同様に、神経衰弱の一形式と考えられた。

故郷に帰ってみると、多くの仲間が身体に障害が残ったり、死亡したりしていて、解放された戦争捕虜たちは、自分たちの苦しみを当然だと感じることが困難だった。第一次世界大戦の戦争捕虜に関する長期的な調査結果は特に少なく、一九二〇年代から一九三〇年代にかけての死亡率は、その他の時期の復員兵たちの五倍高かった。栄養不良と感染症によって多くの元兵士は身体的に不健康な状態が続いて、抑うつ状態や躁鬱、不安障害に陥りがちで、自殺に至ることもあった。

こうした症状の人を、以前の生命力のいくらかでも回復できるように支援する場合、できるだけ早い機会に家族と合流すること以外に何らかの仕事に戻る必要があった。製造業については「楽しみのない単調さ」を理由に奨励しなかったが、農業は「無限の価値」がある、とフィッシャーは考えた。「元捕虜にとって理想的な仕事」であり、その理由は「人間を母なる大地に結びつけるからだ。偶然の出会いで集められた存在ではないし、扇動もされない。他の人間からの影響も受けない」と述べている。ブロックのように、フィッシャーも生きることへの愛着のプロセスが再び始まる必要があると考えていた。

戦争捕虜も戦役からの復員兵たちも同様に、回復のための数々の調整が行われた。出征中彼らを支えてくれた故郷の家の記憶は固定化し、理想化してしまうことは避けられない。そして彼らが戻っていく現実は、それとは異なるのが常なのだ。加えて、戦争は相当な社会的文化的な変化を引き起こす。家はまったく違った場所だった。戦争の前の家か、死んでしまった戦友に対するものか、役にも立たない郷愁が湧き起こるといった状況になった。生きることへの愛着状態が新しくつくり出されない限り、このような人々は、仕事にも就けない状態で、社会的に孤立してしまい、生きることからすっかり手を引いてしまう危険があった。実際、一九二〇年代には復員兵の窮状や、その病気と失業率の高さという苦境に関して国家的関心が高まった。英国の新聞は、彼らを新しい役割につけるために訓練するリハビリテーション計画とコースについて常に報道を続けていた。

労働省と、救世軍や英国カウンティ・ホームステッド協会などの慈善団体は、職業訓練の計画を練り上げたが、その多くが園芸や農業に関するものだった。目的は復員兵たちの「健康と将来」を改善することだった。アーサー・グリフィス＝ボスカウェン卿は農業委員会の政務次官として、ケント州に新しい訓練センターを開設した。[*28]「我々の勇敢な兵士たちに土地に関わる仕事に就く準備をさせる」という彼の言葉には、当時の時代の雰囲気を伝えるものがある。「美しい国で、新鮮な空気の中での生活」にある健康を増進させる特徴に目を向けさせた。そして、「この人々は小さな農地で農業をすることを切に希望していた。そのために戦ってきたのだ。したがって、適切な訓練が最重要なのである」と宣言した。

一九二〇年の初夏、テッドはこうした訓練の一つに参加した。彼のリハビリテーションに関して、私が入手していた手がかりの中心は、何度も折りたたまれた手書きの手紙で、一九二一年五月二十四日付、W・H・コールと署名があった。サザンプトンに近い、ソールズベリー・コートにある園芸部でテッドを教えた教官だ。十二か月にわたる「園芸のすべての部門」における訓練で、「耐寒性の果物、野菜、ワイン用のブドウ、モモ、温室でトマト、メロン、キュウリ」の栽培のほか、「ハーブ類とバラの栽培技術において」確かな実用的知識を取得したことが認定されたというものだった。

ソールズベリー・コートの大邸宅（ホーリー・ヒル・ハウスという名称でも知られる）は戦争中は米国政府が所有しており、軍の病院として運営され、サザンプトン港から下船して直接運ばれてくる傷病兵を受け入れていた。[*29]戦争が終結すると英国政府がこれを買い戻して、労働省が復員兵士向けにここでさまざまな合宿講習を開催した。この施設には広い庭があり、一八五一年のロンドン万国博覧会でクリスタル・パレスをデザインしたことで有名な、ジョセフ・パクストンによって十九世紀中葉に整備されたと考えられている。敷地はハンブル川の岸まで続いており、テラスつきの湖がいくつもあり、他には滝や洞窟、壁に囲まれた大きな庭もあった。

一九二七年以降の販売カタログを見ると、テッドがここに滞在していた時の庭の様子が想像できる。一〇室の温室が掲載されていて、暖房つきの部屋でさまざまな外来植物が育てられている。モモ園二棟、ブドウ園二棟、そのうちの一棟は「ブラック・ハンブルク」ブドウを蒔いたもの、ヤシの木園、トマト園、キュウリ園、それにカーネーション園だ。他にマッシュルーム園と果物の貯蔵部屋があった。庭は合計で四・五エーカー〔約一・八ヘクタール〕、そこに「灌木に実がなる果物や樹木がたくさん植えられた庭」と書かれている、壁で囲まれた二・二五エーカー〔約〇・九ヘクタール〕の庭があった。

今日では、この場所はホーリー・ヒルと呼ばれて、公園になっている。壁に囲まれていた庭は、そこに建物が建てられ、温室はかなり以前に取り壊されているが、木々は元気に繁茂している。滝があり、木生シダに覆われた島もあり、湖のまわりを歩くのは私にとって心を深く静めてくれる効果があった。私がこの場所を立ち去る直前のこと、私はサンクンガーデンと呼ばれる場所に偶然入りこんだ。二本の満開の見事なツバキがその真ん中に立っていた。そのツバキは、私が立って濃いピンク色の花を見上げるほど高かった。その時、扇形の葉のヤシがそのまわりに植えられているのに目がいって、ここが暖房の入っていた温室の一つだったと私は気がついた。

テッドがソールズベリー・コートでこの訓練を始めた時、このような温室内の温かさと明るさがどれほどうれしかったことだろうと思った。大地の実りに囲まれた庭で、その実りに人間が手を貸す方法を学びながらの労働が、いかに回復力を持っていたことか。貪欲に生きようとする本能を持った人間として、私はテッドのことを思った。ダーダネルスの危険な水の中へ飛びこむことも厭わず、スープの缶詰をぐいと飲みこんだり、遠い道のりを故郷をめざして進む若者。彼はここでの体験にも素早く飛びついたのだと私は思った。

長期的に見れば、ソールズベリー・コートでの一年は、園芸の分野での就職にはつながらなかった。しかし、短いスパンで考えるなら、成功したのだ。その直後、テッドはコールの手紙を携えてカナダへと旅立った。その手紙には次のような推薦の言葉が連ねられていた。「彼は知的で、仕事熱心で、信頼のおける、そして謹厳な人物であり、したがって、よい人物を求めているどなたに対しても、彼を推薦できることを私は光栄に存じます」。テッドは一九二三年の夏、ウィニペグに到着し、収穫期を働いて過ごし、その後アルバータ州バーミリオンで庭師としての仕事を見つけた。そこでの二年にわたる屋外での仕事のおかげで、体力と再び立ち上がる力、レジリエンスを取り戻したのだった。

ブロックやフィッシャーのような臨床医なら、土を耕す仕事がテッドのような人間に特に効果があると考えたのは当然だ。しかし、そうした治療の有効性を確かめるための戦後の追跡調査はほとんど行われなかった。さらに厄介なのは、農業に携わるという夢は、経済状況が芳しくなく危ういものとなった。戦時中、植民地では食料増産に注力し、そのおかげで安価な食料が過剰供給の状態に陥り、一九二〇年代には食料品の価格崩壊を招いた。その結果、小規模農家は生活に窮するところが多かった。農作業は重労働で、つらく厳しい仕事に戦間期には希望を失ってしまう農家もあった。

農業の有効性に関して最も明らかな証明をしたのは米国人内科医ノーマン・フェントンで、一九一七年フランスの基地病院の一つで働いていた医師だった。一九二四年から一九五五年にかけての時期に、神経衰弱と診断して治療にあたった七五〇の症例を調べた。フェントンの研究からは、戦後七年が経過しても、患者はまだ健康ではなく、神経の不調に苦しんでいる人が多いと判明した。家に戻った時にどれくらいの支援があったかで、回復の度合いに大きな違いが表れていた。感情面への支援を受けて、意欲が湧いてくれれば、そうでない場合よりずっとうまくいっていた。フェントンは市民生活を送る際に、最も適切な職種は何かという点に特に関心を向けた。答えは「他のものからずば抜けて農業」だった。[*30]彼が収集した情報からわかったことは、「町や市で製造業に就いて働くことが難しくても、農業分野の労働では、再適応がうまくいく人が多い。また自立できるなど、よりよい成果が表れて、しだいに症状がすべて消える場合もある」という。

二年後カナダから帰国すると、テッドの野外での仕事は終わりを迎えた。園芸分野での求人はどう見ても不足しており、通信の訓練を受けていたおかげで郵政事業での職を得た。数年後、テッドとファニーは小さな農場を手に入れた。家族と一緒に二人の農場を訪問したのは子どものころだったが、兄と私の興味をひいたのはテッドが育てた花や野菜ではなかった。私たちが大好きだったのは時々入らせてもらった大きな鳥小屋だった。テッドが庭に自分で建てたもので、鳥たちに餌をやる手伝いをしたり、孵（かえ）ったばかりの雛たちを覗いたりしたことだった。今振り返ってみると、このような小さな捕らわれものたちに対するテッドの世話の仕方は、自身の戦争捕虜としての体験とは対照的だった。

心的外傷は、土台から根こそぎ動かしてしまうようなやり方で、心の中の風景を変えてしまう。ガーデニングで身体を使って動くことは、その意味で重要なのだ。爪の下に泥が入りこむ、自分自身を土の中に植えこむような感じ、そしてその過程で、その場所へ、そして命へとつながっているという感覚を再構築するのだ。モモ園やブドウ園、ヤシの木園、トマトやキュウリのハウスと貯蔵部屋のあったソールズベリー・コートでの一年は、生活を一変させるもので、植物の栽培と土を耕すことへの情熱に火をつけた。庭には、ガーデニングには、再びつくるという意味がある。私たちの心身に刻みこまれ元気づけてくれる、もう一つの場所を回復させる試みとなる場合が多い。テッドが働きながら、しだいに健康を取り戻していったソールズベリー・コートの温室の数々は、後の専門知識と温室やランへの傾倒、また植物のために使用して大成功を収めた水蒸気噴霧装置、マクペニー・ミスト・プロパゲーターにこめた誇らしい気持ちをよく物語っている。

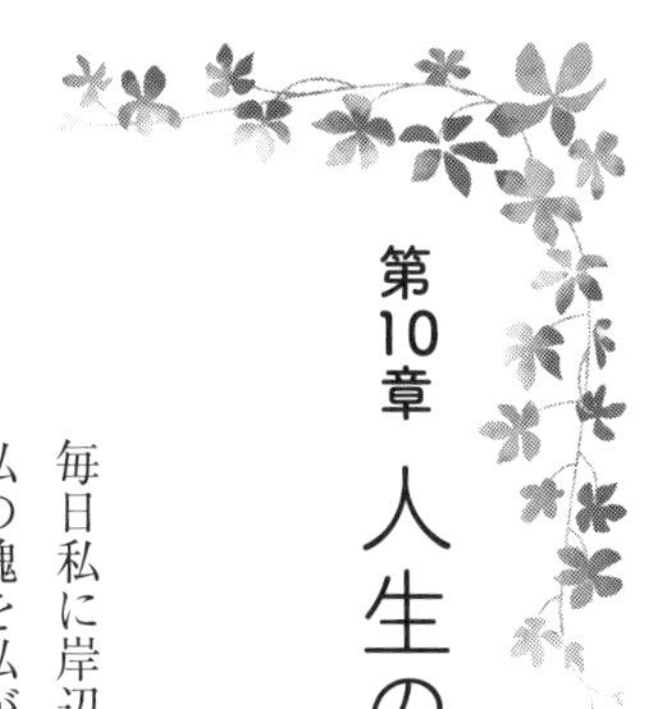

第10章　人生の最後の季節

毎日私に岸辺を歩かせてください。
私の魂を私が植えた木々の梢に憩わせてください。
私のシカモアイチジクの木陰で回復させてください。
——エジプト人の墓碑銘（紀元前一四〇〇年ごろ）

暗い冬の日々、庭の四分の三は眠っている。手放す季節、忘れる時間だ。世話を必要とする生命の闘いは力を緩めてはいるが、そう長い時間ではない。じきに新たな成長が始まり、世話をして育てていくのだ。まだ十二月だというのに、もう地面を押し上げてきている。死んで落ちてしまった木の葉の中で、生まれたばかりの緑の新芽が大地の中から立ち上がってきているのだ。

一年の時間の流れの中で、植物は生命のすべてのステージを通過する。種子から発生、そして死。だが、その死は人間が経験するような種類のものではない。植物は復活の名人だからだ。人間が死を免れないということは、時間の連続を断ち切られるということだ。未来は失われ、私たちの愛するすべてのものがもぎ取られてしまうのだ。人生から死を追い払おうとするのも不思議ではない。しかし、十六世紀の偉大な随筆家で哲学者のモンテーニュが論じているように、これは間違いだ。私たちの死に対する恐怖を増大させるだけなのだ。死を戦場で戦う敵と見るのではなく、もっと日常的なものとして、死を経験する必要があるのだとモンテーニュは考えた。「私たちはよそ者を見るような見方をやめて、もっと死に慣れなければならない」という。モンテーニュ自身このことを簡単に発見したのではなかった。その反対だ。若いころは、死の恐怖から生きる喜びが失われてしまうほどだった。

自分の人生の終わりについて熟慮してみて、モンテーニュは自分の庭で死を迎えたいと考えた。「キャベツを植えているところで、死が自分を見つけてくれるといい。死には無頓着で、まだ終わっていない畑仕事のことを考えているところを」[*1]。だが彼にはわかっていた。生きるとは常に過程であって、いくらそうあってほしいと願っても、何一つ決まったものはないのだと。私たちの人生は長かろうが短かろうが、自分がこうしようと計画したり希望したりしたことのすべてを完結できる人間は一人もいないのだ。しかし、モンテーニュのキャベツ畑は最後まで完成していない人生を象徴しているのと同様に、命の継続性をも呼び起こす。なぜなら、あたかも文章の途中で書きやめたかのように、私たちの言葉や思考は、現実のキャベツ、あるいは比喩としてのキャベツを通して私たちが死んだあとも生き続けるからだ。

人は死すべき運命にある――生命の連鎖

私が医師の資格を得た翌年、モンテーニュと、キャベツ畑で死にたいという彼の望みを連想させる事件があった。私は心臓疾患のユニットで働いていたのだが、私の病棟での通常の業務は、救急患者が次々に運ばれてくるためにしばしば中断された。その日の午前も例外ではなかった。七十代後半の男性が心臓発作を起こして救急外来へ向かっていると知らせる警報音が鳴った時、私はまっすぐに救急蘇生室へと降りていった。救命医たちの救急蘇生チームの他のメンバーはすでに集まっていて、壁の時計が貴重な時間を刻んで音を立てている中、私たちは立ったままで救急車の到着を待っていた。

それから、救急隊員が勢いよく飛びこんできて、部屋は急に動き始めた。運んできたストレッチャーには白髪に長い灰色の髭の高齢男性が載せられていた。私の目には、絵本から出てきた「時の翁」のように見えた。さっきまでの彼の活動の証拠は、くっきりと私の印象に残っている。死はこの人が芝生を刈っているところを見つけたのだ。彼は刈ったばかりの芝の上に横たわっていたに違いない。上着にもズボンにもゴム長靴にも細かい芝がたくさんついていたからだ。ストレッチャーから移動用ベッドに移された時、緑色の草が床に落ち、それから服が切り取られた時にさらに床の上に広がった。刈った芝の匂いが室内に立ちこめた。その一方で私たちは正確に、事務的に時間を計測しながら、蘇生術のいつもの手順に注意を集中した。

その後、研修医が男性の妻のところへ話に行った時、私はちらっと妻を見た。彼女は小柄で今にも壊れそうで、誰か若い人をそばに連れていた。おそらく娘なのだろう。男性が庭にいた時、彼女は昼食の支度でもしていたのだろうか。あっと思う間もなく残酷な別れが来るなど何の予兆もない、まったくいつもと同じ日だったのだろう。

あの日、白い無菌の部屋の中に芝の切れ端が散らばった時、死について二通りの解釈が目の前に並べられたように思われた。ハイテクのスクリーンやビービーと鳴る機械類を備えて、命を消してしまおうとしている力に打ち勝つために装備された空間で、私たちはその身体を壊れかかっている機械のように扱っていた。しかし、人間が最終的に帰っていく場所は土であり、芝生の緑色の葉は、目の前にある現実の避けることのできない自然さを強く主張していたのである。

私たちは自然からじつに遠く離れてしまった。自分たちが広大な生命の連続体の一部で、身体をつくっている原子は大地の産物から生まれ出てきたこと、そして結局また生命の連鎖の中に帰っていくのだということを忘れてしまうほどに。私たちと自然界の連続性は死の中にあるだけではない。日々生きていく中でさえ、私たちの身体から落ちていく皮膚はちりや埃となり、私たちが吐き出す二酸化炭素は植物の成長に役立っている。私たちはテクノロジーの時代に生きていて、機械の後ろに隠れているけれど、こうした理解を自分のものとすることが難しいのは現代に始まった現象ではない。死が自然であるのだとは直感的に理解されないし、おそらくこれまでもそうではなかったのだろう。より強力でより洗練されたやり方を見つけては、死から距離を取ろうとしてきたのだ。

人間が自然の一部であるというこのような考えに初めて出会った時、ジークムント・フロイトにはそれが深遠な驚きに満ちたものに思えた。わずか六歳の時のことだった。人間は誰も皆大地からできている、だから、大地に戻らなければならないのだと、母は彼に説明した。彼は断固として母の言葉を信じようとしなかった。息子を説得するために母は両方の手のひらをこすり合わせた。スープに入れるだんごの生地をつくる時にする動作で、この時は皮膚と皮膚をこすり合わせていた。それから母は「摩擦によって生じた黒みがかった皮膚の薄片を私たちが土からできた証拠だよと言って見せてくれた」と、フロイトは述べている。母の行為は思い通りの効果を表した。「神託のようなこの証拠を見た時の私の驚きは限りなく大きかった。私は黙ってこの信念に従った。『お前は自然に対して、一つの死を負っている(必ず死ぬのが自然との約束)』と、後にこんな表現も聞いた」とフロイトは言う。[*2]

その四年前、フロイトがやっと二歳というころのこと、まだ赤ちゃんだった弟ユリウスが亡くなった。フロイトは彼の表現でいうところの「死の不安」に繰り返し襲われ、生涯苦しんだ。[*3] この恐怖感が「殺すか殺されるか」という本能にどれほど関連しているか、彼は理解するようになった。狩猟採集民の間では、死は自然のプロセスだと認識されていたとは限らず、敵の行動が原因で起きるか、悪霊が原因とされたとフロイトは記している。[*4]

また、自分の死は無意識の中に描かれないので、深いところでは、人間は不死を信じているとも考えた。「すべての人間は死ななければならない」という論理的な言明は、自分自身に当てはめる時には意味がない。自分が死んでいるところを想像する時でも、自分は観察者としてそこにいるわけだからだ。イスラエルのバル・イラン大学の最近の研究によって、この現象が実際に起きていることが示された。[*5] 一連の研究の中で研究者が観察したのは、脳内の予測システムは、死を自分に対してではなく他人に起きるものとして分類する傾向があるということだった。死が自分に直接関係があるという考えに抗うことで強烈な不安から守られる一方で、人間は死ぬべき運命を否定しながら人生のほとんどの時間を生きていくのだ。死を無視するか、不安の中で生きるか。難しいのはそのちょうど中間点だ。死ぬことばかり考えていると、生きることを疎かにしてしまうが、死についてまったく考えないと、心の準備ができていなくて危険すぎる。

人は常に人間の誕生と死を自然なものとして説明しようと努力してきた。地上の最初の人間が土と粘土から形づくられたことを物語る数多くの神話を見るとよくわかる。古代ギリシャの神話では、プロメテウスは人間を泥からつくり、アテナがその人の形をしたものに命を吹きこんだと言われている。一方聖書では神が地上の埃からアダムを創造したという。これらの物語は人間がどのようにしてこの世界に生まれてきたのかを説明しているだけではない。フロイトの母親が伝えようとしたメッセージも同じく伝えられている。土とも植物の命ともどれほど違っていようと、人間も同じものからつくられていて、もといた場所に帰らなければならないのだ。

死と宗教と植物

こうした死についての理解は、先史時代の農耕の始まりにまでさかのぼることができる。考古学者、ティモシー・テイラーは、園芸はこれまでとは異なる生活様式をもたらしたばかりではなく、新しい象徴であると論じている。「土が広く母なる大地とみなされるようになった始まりがここで、春を待っている種のように、死人を横たえる子宮を大地は備えている」のだという。[*6] 著書『埋められた魂（*The Buried Soul*）』の中でテイラーは、死後の世界についての信念の出現と種子の発芽の観察とを関連づけている。「乾いた種が地面に置かれても、太陽や雨の『神々』が適度に働かないと復活しない。同様に、死者が復活するためには神々の同意が必要なのだ」という。言い換えれば、種子の復活は人間の復活と再生の可能性についての考察を発展させる手本となったのではないか。

種子の発芽を死後の世界と関連づける比喩は聖書の中にも見えるが、考え方は多くが暗示的だ。しかし、それよりもずっと古い時代の古代エジプトの宗教ではもっと明確だ。たとえばルクソールの西岸の壁にブドウが描かれた墓では、「彼の死せる身体が種のように死者の国で芽を出しますように」と、碑銘に刻まれている。[*7] この優美に飾られた墓は、町の庭の監督をまかされていた貴族センネフェルのものだ。庭師の墓と呼ばれている所以である。この碑銘は、死者を地下の国へと案内する神だと信じられているオシリスに向けて刻まれたものだ。オシリスは植物の成長と結びつけられており、種の発芽を伴う儀式は、春に起きるオシリスの復活を象徴していた。

墓所内の狭い階段を下りていくと、この人目につかない地下空間の天井全体にブドウの蔓と枝が描かれているのを目にする。絵はとてもよく保存されていて、ブドウは低いところに下がっていて、ほとんど摘むこともできそうなほどだ。美しく飾られた柱石にはセンネフェルの生涯からいくつかの場面が描かれている。その一つには、死後の世界にいるセンネフェルが描かれている。彼は聖なるイチジクの木陰に座って、ハスの花の匂いを嗅いでいる。墓はエジプト人の信仰に満ちている死に対する強烈な関心をよく表している。

古代エジプト人のミイラづくりは腐敗から遺体を守る方法というだけではなく、遺体を殻の中に入っている穀物の種のように墓所内に収める意味もあった。本物の種を墓所の中に蒔いて、象徴化はいっそう強められた。オシリスのベッドとして知られている土を入れる容器は、オシリス神をかたどってつくられていた。[*8] 大きさはさまざまで、ツタンカーメンの墓の大きな箱の中で発見されたような等身大のものもあった。一九二〇年代に墓が開けられた時に、オオムギの新芽が三インチ〔約七センチメートル〕以上成長して、枯れたものが見つかった。

庭を描いた絵も古代エジプトの墓所の壁に見られる。この世の先の世界へ旅する死者のための休憩所と生命維持の源を象徴するものだ。過度に精巧な描写でもないいし、理想化もされていない。長方形の畑に水の流れが引いてあり、彼らの本物の庭に似ていた。典型的なものでは、真ん中の池には魚が泳ぎ、ナツメヤシやイチジク、ザクロなどの木陰に散歩道があり、ブドウの蔓が伸び、花々が咲いていた。

死の恐怖は生存本能によって生まれる原始的な恐怖だ。古代エジプト人たちはその恐怖に対処するために、死んだあとの旅に注目した。しかし、死を受け入れるために、こちらの世界で行わなければならない心理的な旅もここにはある。庭が象徴するものは、その旅をする私たちを慰め、支えてくれる。ガーデニングは、人間と自然、生と死といった異なる力の均衡に関わるものだ。腐敗と分解が避けられないことを熟考すると、庭の持つ力の多くは直接的に土に関わるところから生まれ出てくるのだ。ガーデニングを行わない人なら、土の中をかきまわすことが存在に関わる意味の源になりうるなんておかしなことだと思うかもしれない。しかし、ガーデニングはそれ自身の哲学、花壇の中ですべてはきちんと答えが出るという考え方に行きつくのだ。

死の恐怖からの再生

愛する誰かの死は、心に傷を負わせる鋭い一撃だ。最終的なもの、取り返しのつかないこと、冷酷で理解を超えるものだ。死は時間の連続性とこの人と一緒に過ごす未来を粉々にする。すべてをつくり直さなければならない。ここには、じつに多くの仕事がある。今までやったことのない仕事だ。一つひとつの死が違うものだからだ。このようにして、死を、最も自然で避けることができない生物学的な出来事を、これほど不自然なものと感じるようになったのだと考える。私たちの内なる自然がまるで死はあってはならないことだというように、それに反撃したい衝動を抑えられずに立ち上がるのだ。

米国人の詩人、スタンリー・クニッツは二〇〇五年に素晴らしい作品を世に出した。[*9] 彼の一〇〇回目の誕生日の少し前、彼の妻が亡くなって一年後のことだった。そしてそれは彼自身の死の一年前だった。『自然の組み紐（*The Wild Braid*）』にはインタビューや小作品が入っており、その中で著者は、著作や教育、ガーデニングをして過ごした人生を振り返っている。自分が生まれる前の父親の自殺が、いかに子ども時代に暗い影を投げかけていたか、クニッツは書いている。後に、十代のころに、義理の父が心臓発作で突然亡くなった時、同じように暗い影に再び覆われたという。この衝撃的な喪失を前にして、クニッツは原始的な恐怖に襲われる。彼は眠りに落ちるのが恐ろしかった。無意識になることは死を連想させたからだった。彼の世界の構造は深く大きく揺さぶられて、命がいかに壊れやすいものか、強く気づかせたのだった。「私のまわり、家族の中にはたくさんの死があったので、それと和解しなければ、心理的な苦しみが続くのだ。あの恐怖とともに昼も夜も暮らしていくのは不可能だった」と言う。

義理の父の死後、数年経って、クニッツは近所の農場で働き始めた。土を耕すことは自分自身と「それ以外の自然界」との間につながりを生み出すと、クニッツは書いている。成長と衰退の循環を見守るうちに、「地球上の生命の存在には、死は絶対に不可欠なものだ」と彼は初めて理解したのだ。

モンテーニュが述べているように、生きるという課題は、どれほどの犠牲を払ってでも闘わなければならない相手を死と見るならば、より難しいものとなる。死から異常さを取り除き、もっと普通のものとしていけば、死ぬとはどういうものか見通しが立ち、恐怖心が減る。クニッツは、死とは生命の必要な一部なのだという理解にたどり着き、不安は消え、新たなエネルギーが満ちてくるのを感じた。「このことに気がついた時、私は自分が生まれ変わったように感じた。そしてそれは純粋に意識内の出来事だった」

五十代の終わりにはクニッツはケープコッドのプロビンスタウンで、自宅前の急な砂山の斜面の痩せた土地に庭をつくり始めた。もっと若い時分に突然襲われた死の恐怖から、心の平和を回復するかのように、海のすぐそばで行われた彼の庭づくりは、一つの再生の行為だった。生きることの足場を自分自身のために刻んでいたと言ってもよい。初めに、煉瓦のテラスを三つつくった。それから、貝殻を砕いて通路をつくった。次に、砂地に土と堆肥、さらに海岸から集めてきた海藻も混ぜて、土壌改良に着手した。何年もかかったが、時が経つにつれて、庭には種類の異なる六九種もの植物が育つようになり、同時に野生動物の生息地も出来上がっていった。明るい色彩の花が咲き乱れ、宝石箱にも例えられた。

庭にあるものは死んでいくという事実からは逃れられない。私たちが死すべき運命にあることを、クニッツは「厳しい現実、私たちが必ず考えに入れておかなければならない最も厳しい現実」と表現した。花の咲く期間は「とても短く」、「季節の変化によって短縮されている。人間の経験を圧縮した寓話のように見える」と彼は言う。クニッツの目には、堆肥の山でさえも「人間は皆、堆肥の予備軍だ」ということを思い出させるものなのだ。創造力とは、自分の存在の本質と関わっていくための方法の一つだ。クニッツはガーデニングのプロセスを詩作になぞらえた。実際に、彼は自分の庭を「生きている詩」だと考えている。どちらも私たちにこの世界で生きるための創造力に富んだ方法を示してくれるが、庭とその仕事は肉体を使うものだ。

ガーデニングは人間の力、自然の力、さまざまな力の相互作用を必要とする。クニッツが、自分の庭は「共同制作」だと言った理由はこれだ。彼が庭に対して応えたのと同じだけ、庭も彼に対して応えていた。老年に入って、自分の中の命の力が衰えてきていると感じた時、植物の世話をすることを生殖的な交流の一形態として体験した。「年をとればとるほど、性的衝動と関係するエネルギーを復活させる必要があるのだ」とクニッツは言う。庭は「永遠の仲間」として彼の心の中である形をとるようになった。一種の瞑想である。「私は庭を留守にすることはまったくない。たとえそこにいなくてもだ」と書いている。二〇〇三年、体調をひどく崩して死にかけていた時、自分を回復させてくれたのは自分の庭に戻りたいという強い願いだったのだと、クニッツは確信していた。

庭は現実の存在であるのと同じくらいに、心に思い浮かべる場所である。私たちは自分の庭を夢見て、いつまでもきりなくその計画を練る。多くの人にとっては、庭について考える時間のほうが、そこでのんびり過ごしたり、働いたりする時間よりもはるかに長い。窓下の植木箱の世話でさえ、別世界への扉を開くことができる。

著述家ダイアナ・アットヒルは、六十代でガーデニングを始めた。[*10] 彼女の人生が、回想録執筆者としての第二のキャリアに入ったところだった。思いがけずいとこの庭の世話を頼まれるまで、「ノボロギク一本抜いたことさえなかった」という。責任を負わされて、彼女のガーデニング生活は突然始まった。「人生で初めて何かを植えた時、そしてそれが本当に育ってきた時、私は夢中になって、そのままいつまでも夢中だった」[*11]。七十代も八十代も、活発にガーデニングをした。自分を夢中にさせる、そこが気に入ったのだった。「心配事も何もかも忘れさせ、いつもすっきりとした気持ちにしてくれる、とても有益な経験だ」とアットヒルは述べている。彼女にとってガーデニングの楽しみは二つ。何かを生じさせるということと、「人間と同じように、生命の神秘に満ちた」植物と一緒に時間を過ごすことだった。

私が初めてアットヒルに会ったのは、彼女が九十七歳で、甥のフィルとその妻アナベルと一緒に、盛夏のころ私の家の庭を訪ねてくれた時のことだ。私たちの地所をぐるりと一周するのはかなり大変なので、フィルがアットヒルの車椅子を押し、アナベルは太陽光を遮るためにパラソルを差しかけた。アットヒルはありとあらゆる細部にすぐに気がつくので、私たちはしょっちゅう立ち止まっては一つひとつの植物や樹木を観察した。上品な服装に身を包んだ彼女の率直な意見は時に心を和ませた。年をとるとできなくなる事柄を受け入れる術を手に入れ、できないことがあっても残りの人生がまったく魅力を失っていないと彼女が知っていることに、私は驚かされた。

九十代に入ってから、アットヒルはロンドンの北の緑地の多い地域の高齢者施設に入居した。幸運なことに、そこには大きな庭があり、ちょうど彼女の部屋の窓の外には美しいモクレンの木が植わっていた。彼女の居室にはバルコニーがあり、そこに大きな鉢を二つと窓辺に飾る植木箱が三つあった。彼女の表現だが、「超高齢」になって、庭の楽しみに手をかけられなくなったのは避けられないことだったが、鉢植えの植物の世話は続けた。彼女は花と色彩に「夢中」だと言っていた。アガパンサスやスイートピー、アサガオなどを溢れんばかりに飾っていた。以前は良しとしなかったベゴニアを育てていた。お気に入りは花の中の「ゴージャスなメイ・ウエスト」、赤みがかったとても鮮やかなピンクの花は長持ちし、夏の間ずっとその花のそばに座って、「太陽の光が思いがけず差しこむ瞬間」を楽しんだ。

秋には、ビオラを植えた。「可愛らしい、勇敢なビオラはとても弱々しく見えるのに、十月から五月までずっと休まずに花が咲く。厳しい霜で縮こまってしまうことがあっても、とても雄々しく回復する」[*12]。ちょうどそれはアットヒル自身のように見える。年をとるのは決して簡単ではないけれども、老年になるとできなくなることが増える中で、手放す必要のない喜びを花や木は彼女に与えたのだった。

老いと庭仕事

アットヒルもクニッツもガーデニングを始めたのは人生の後半に差しかかってからで、健康や長寿がガーデニングのおかげだったというのも、ありえないことではない[*13]。だいたい中年のころに起こるように、限りある命という事実に焦りを感じる時に、この二人のように創造的エネルギーの高まりを体験する。発達心理学者であり、精神分析家でもあるエリク・エリクソンはこの現象を「ジェネラティビティ

（生殖性）」と呼んだ[*14]。人生の後半にさまざまな局面でジェネラティブであることは、私たちの感情面での健康にとって重要だと強く主張した。ジェネラティビティという語によって、エリクソンは自分の人生を超えた視野について述べている。創造性という言葉と重なる部分はあるが、これは次の世代へと手渡していく技と知識に関するものだ。また、私たちのいなくなったあとにも生き続けるものであり、前を向いて生きていくように仕向けてくれるものだ。これとは対照的に、時間の経過に「何の意味があるのか」と感じるようなら、人生は意味を失う「停滞」状態に陥る可能性がある。

加齢と生活の質（QOL）の問題に関してこれまで行われた心理学上の最大の研究は、ハーバード・グラント・スタディで、一〇〇〇人を超える人々を巻きこんで、何十年にもわたって行われたものだ[*15]（ハーバード大学に在学した男性を対象に、卒業後も毎年健康診断と心理テストを行うことで、戦争、仕事、結婚や離婚、育児、老後といった人生を追跡調査したハーバード大学の七十五年にわたる研究）。最も驚くべき発見は、五十代でジェネラティブである方法を発展させていれば、八十代になっても活動的でいる可能性は三倍になるというものだ。この結果は研究者を驚かせた。経済的な要素が決定的に大きな役割を果たしているだろうと予測していたからだ。しかし、その相関関係はそれほど強くなかったのだ。同様に驚きだったのは、肉体的な健康自体は、老化に伴う変化や喪失にどう対処するかとあまり結びつかなかったという結果だ。決定的な要因は、生活の中の感情面と関わっている活動の種類だった。孤独や不幸な人間関係、目的意識の喪失は、老年期に生活の質が低いことの最も大きな要因だということが示されたのだった。

このプロジェクトで三十年間研究チームのリーダーを務めてきた精神科医ジョージ・ベイラントは、著書『よく年を重ねる（*Aging Well*）』の中で、私たちに降りかかる不幸の種類ではなく、それにどう対処するかということが大事なのだと述べている。最も重要なのは、一番身近な人間関係を深めることで、これはいくら強調してもしすぎることはない。それは何よりも私たちを支えてくれるものだからだ。次に重要な要因は、時間をどう過ごすかという点だ。生産性はそれほど問題ではなく、ジェネラティブであることとさまざまなタイプの「クリエイティブな遊び」だ。もちろんいろいろなやり方があるが、ガーデニングは間違いなくその一つに数えられるものだ。

ドナルド・ウィニコットは、精神分析の理論にも自身の生活にも、遊びを取り入れたクリエイティブな手法を採用したことで知られている。また彼が植物を育てるのを好んだことも驚くまでもないだろう。ロンドンの自分の家の屋上につくった庭を自慢に思っており、デヴォン州のコテージガーデンの手入れをしていた。妻のクレアは、老年に入っても彼がいかに遊びの才能を持ち続けていたか述べている。坂道をハンドルに足を載せたまま自転車で下っていくという技までやり続けていたという。[*16] 七十歳になるとすぐに、大きな心臓発作が続くようになったのをきっかけに、ウィニコットは自伝に取りかかった。ノートの端の余白にこんな嘆願を書きつけていた。「おお神よ、死す時にどうか生きていますように」[*17]。どれほど多くの人が同じように感じるだろうか。ウィニコットの心の叫びは、この世界を完全に生き抜いて、終末期の衰えに伴って起きる抑うつを体験したくないという願いを表現している。

クレアは、「約六回の心臓発作とそれからの回復」ということがありながら、夫が何かをするのを止められなかったと語った。七十四歳の時、死の数か月前のことだったが、デヴォン州の家の庭にあった一本の木に登っているところを妻が発見した。「そんな高いところで一体何をしているんですか」と聞くと、ウィニコットの答えはこうだ。「この木のてっぺんをいつか切りたいと思っていたんだ。窓からの景色の邪魔になっているじゃないか」。おそらく、それまでずっと時間の余裕がなかったが、とうとう時間切れが近づいてきたので、やり遂げたのだ。しかし、これが象徴するものには驚かされる。彼は死ぬ心づもりができていなかったのだ。もう少し長く、自分の人生の先を眺めていたかった。そして、もちろん、生きがいを感じるためには、少々攻撃的になるに限る。

同じ年の秋、死についての思索はますますウィニコットの心を占めるようになった。何度目かの最終講義の冒頭で、次のような表現で自分のおかれていた困難な状況について話している。「成長の大部分は下へ向かって進むものだ。長く、十分に長い時間生きたら、どんどん小さくなって、死という小さな穴を通り抜けられるくらいまで小さくなるといいなと思う」[*18]。ウィニコットにとって、死という課題には難しいジレンマが含まれていた。どのようにして下へ向かって成長を続けるか、そして同時に十分に生きがいを感じ続けるにはどうしたらいいのかという問題だ。老年と衰えについて選択の幻想を用いて考えたり、人間の最後の出口をこの世界に生まれてきた時の道の反対方向として表現したりすることがあるが、ウィニコットは彼のトレードマークであるユーモアを用いて、そうでもしなければ救いようのない状況をなんとか制御してみせたのだった。

下へ向かって成長を続けるとウィニコットが表現した死には誰もが悩まされ、不可避の喪失感をもたらす。人間が衰えるにつれて、人生というキャンバスがどんどん縮んでいくのは止められない。多くのものが取り上げられたり、手が届かなくなったりする。計画や夢も縮小せざるを得ない。このようなことに直面しても、ガーデニングでは目的意識を保つことができる。この世界での居場所をつかまえる方法にもなりうるし、いくらかでも人生の手がかりをつかんでいると感じるのに役立つ。つまり、少なくとも、自分の思い通りになる「何か」があり、すべてが指の間をすり抜けて失われていくのではないという感じだ。いずれ来るべき死への不安は最も意識していない部分かもしれないが、上に向かって成長していく何か以上に、下へ向かって衰えていくことを埋め合わせてくれるものはない。

ガーデニングがこのように肯定的な意味を持つためには、扱いやすい規模であることが必要だ。かつては誇りの源だった庭が、打ち捨てられたり、伸び放題の状態で窓から見えるなら、庭などないほうがましだ。自分に対処する力のないことを思い出させてつらくなるだけだ。庭を誰かと共有するという計

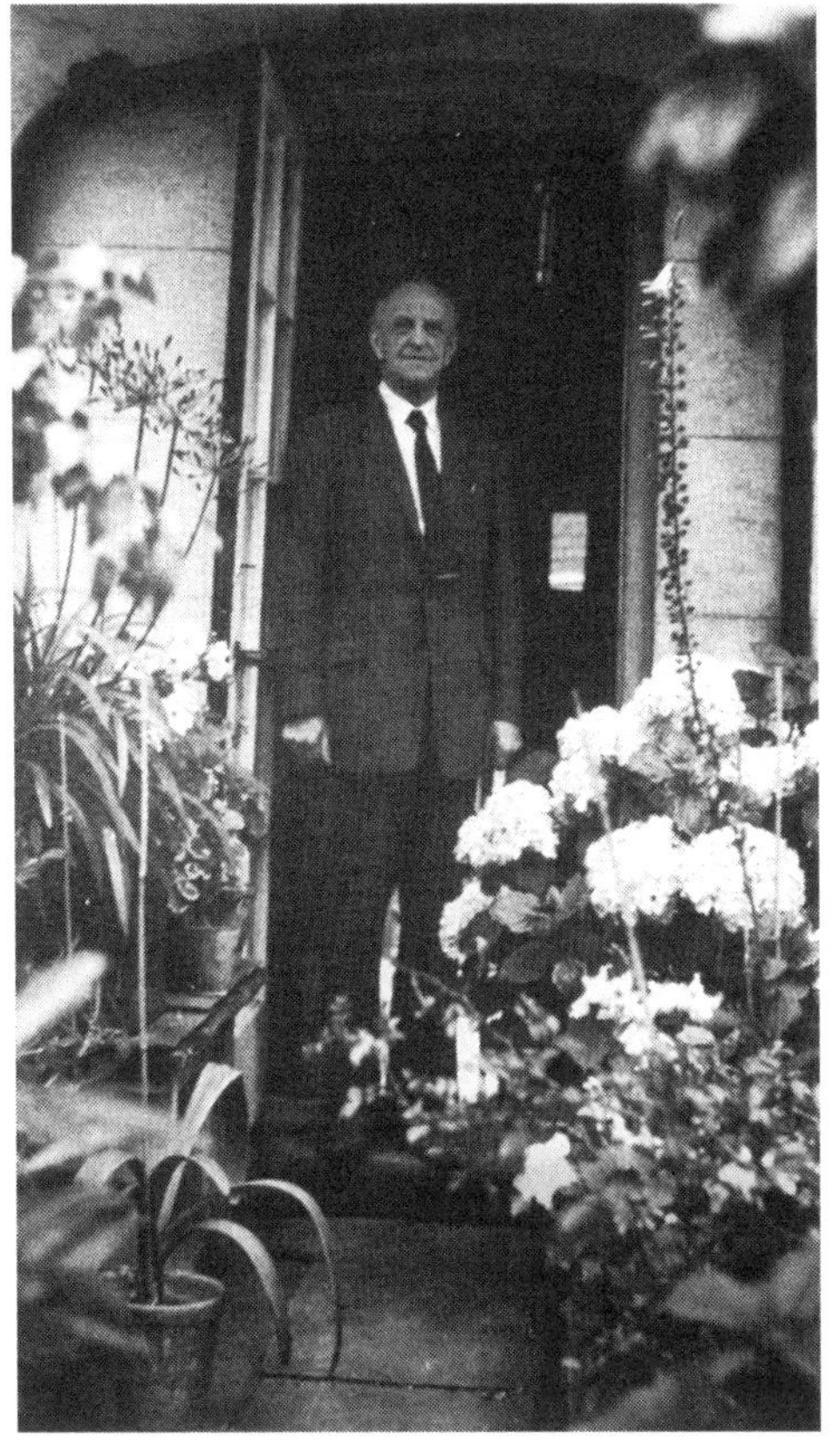

ドナルド・ウィニコット、自宅の屋上の庭にて

画は、この苦しみの解決策となりうる。たとえば、スコットランドのエディンバラ・ガーデン・パートナーズのプログラムは、食料を栽培したいと思っても土地がない人と、自分の力では扱えなくなった庭を手伝ってほしい人とに出会いを提供する。[*19] 両者に明確な利益がある。同じ興味関心を持っていれば、新たな幸福感につながる。友情が育まれると老年期の人々の孤立との闘いに強い味方となりうる。南ロンドンのワンズワースで長年にわたって行われた同様のプログラムについての研究では、老齢の庭所有者たちの生活の質は明らかに向上したという。身体的活動のレベルは上がり、不安や抑うつなどの症状は減少した。

現代社会における高齢化の問題に取り組むには、こうした創造的解決方法を考え出す必要があるが、多くの場合、実行可能なモデルが不足している。[*20] 老年期がしだいに長くなるにつれて、高齢者の世話が今まで以上にいっそう重要となる。もしも生活の質がひどく悪いとしたら、あと十年か二十年生きるなど何の意味があるだろうか。非常に多くの場合、高齢者は脇へ寄せられて、見えないところに「待機」させられるのだ。高齢者が何を必要としているのかに対して敬意が払われていないし、年齢を重ねた人々が持っている人生の知恵や記憶に対して関心が向けられていない。美しい庭がごく身近なところにあり、バルコニーでも植物が楽しめるなら、どれほど幸運であるのか、ダイアナ・アットヒルはよくわかっていた。彼女が住んでいるような高齢者施設は多くはない。ほとんどがそうではないのだ。高齢者施設での生活は、限られた屋内で、どちらかというと魅力的ではない変化に乏しい環境の中で決まった日課を行う毎日だ。生活そのものが縮小し、次の薬の時間、次の食事というように、待つだけになっている。要するに死を待っているのだ。

アトゥール・ガワンデは著書『死すべき定め』〔原井宏明訳、みすず書房〕の中で、生命の末期が近づいている時、人生に意味を与えてくれるものを持っていることが、いかに大切であるかを論じている。悲しいかな、ほとんどの高齢者施設ではそのための支援ができていない。「自分の命の限界が見えてくるにつれて、あまり多くを欲しがらなくなる」とガワンデは言う。[*21]「それ以上の財産を求めないし、権力も欲しがらない。可能な限り、この世界で自分の人生の物語を具体化させることを許してもらいたいと願うだけだ」。施設では普通は非常に個人的な「人生を具体化させる」ことを考慮に入れてはいないが、してはならないというわけではない。続いて、ガワンデはニューヨークのチェイス・メモリアル介護ホームで、ペットの動物や植物が導入された際に、何が起きたのかを述べる。野菜畑や花壇がつくられ、何百もの鉢植えを置いた。ウサギや鶏、インコ、猫や犬が、生命感を施設に添えたのだ。結果は劇的だった。お互いにほとんど口をきかなかった人たちが交流するようになった。活動的でなかった人が新しい活動に没頭するようになった。不安症の人や、攻撃的だった人が前より穏やかになり、楽しそうになったのである。

二年以上にわたってチェイス・メモリアルでの変化の評価が行われ、その結果は近くの普通の介護施設と比較された。チェイス・メモリアルの入居者のほうが抑うつ症状になることが少なく、ぼんやりしていることが少ないというだけではなく、死亡率が一五パーセント下がり、薬の処方も半分に減ったのだ。比較的単純な変化に対して、大きな結果が出た。ガワンデが書いているように、控えめにしていたい気分と疎外されているという感じは逆転していた。「病気や老年の恐怖は、喪失に耐えなければならない恐怖ではなく、孤立の恐怖なのである」

孤独は年齢を重ねていく際、最も痛みを伴う側面となりうる。孤立の悩みが低い状態からでも、有害な効果を健康に及ぼし始めうる。精神分析学者メラニー・クラインが亡くなる一年前に書き上げた最後の論文は、孤独をテーマにしたものだった。[*22] 人間が孤立した時、孤独に感じる程度は、過去の経験を自分がどう思うかによるところが大きい。多くの喜びがもはや手が届かないものだという事実に関する怒りや不満の感情は、人生の空虚さの証明として働き、淋しいという状態を強める結果になる。対照的に、特に過去に対して感謝の気持ちを醸成できる場合には、今よりも幸福だった時の記憶は、感情面の財産になりうる。

フロイトの花への愛

美しいものを楽しむ時、一種の交遊関係が生まれて孤立感が緩和する。哲学者ロジャー・スクルートンは、美の喜びとは「あるものに自分が贈った物が、今度は自分がもらえる贈り物になる」ようなものであると表現している。[*23] さらに「その意味で、これは友人と一緒にいる時に経験する喜びに似ている」という。何かが美しいと感じる時、感謝の気持ちへつながって、その体験はこの世界に居場所があってくつろいで過ごせると感じさせてくれる。花への愛は、フロイトにとって確かにそうだった。米国人の詩人ヒルダ・ドゥリトルに八十歳の時に書き送った書簡には、クリスマスプレゼントとして自分に贈られたチョウセンアサガオに感謝を述べつつ、「私の窓のすぐ外には誇らしげに甘い香りを放つ植物があります。これまでに二回、ガルダ湖のほとりとルガーノの谷で、この花が咲くのを見たことがあるだけです。おかげで、私がまだあちこちに移動できて、南方の自然の太陽の光を訪ねることができた、そのような時代を思い出しました」と書いている。[*24]

フロイトの旅は彼にたくさんの思い出を残した。初めてイタリアを訪れた時、忘れられない庭に出会っている。その旅の終わりも近くなったころ、足が痛み疲れを感じたので、フロイトと弟のアレクサンダーはフィレンツェ郊外の丘にあるトッレデルガッロに到着し、そこに四日間滞在した。マルタへの手紙に、ありふれた休息ではなかったと綴っている。「このような天国の美しさの中にあっては、何にも手がつけられず」、「すっかり虜になってしまう。楽園とはこうあるもの。私たちを誘惑してイチジクの木の下で何時間も眠らせてしまうのだ[*25]」。その場所の持つ官能性はその産物にまで広がっていた。「すべての食事は牛肉以外、すべてが素晴らしい味の畑の産物だ。新鮮なイチジクやモモ、木から取ったばかりのアーモンド。この木と私たちはすでに個人的な知り合いとなったんだよ」。フィレンツェをパノラマのように望むこの地は、自由に散歩して歩きまわるのにちょうどよいサイズにできていて、「南方の国の美しさにめまいを感じるような」、そんな土地だ。

これ以上に贅沢なものがあるだろうか。木からもぎたての熟したモモを、太陽の熱を帯びて香り高いまま、口に運ぶのだ。イチジクの木の下で横になるよりも心休まるものは他にあるだろうか。あてもなく意識の中に入りこんでみたり、無意識の世界に入ったりしながら、とりとめもない思考をめぐらす。なんて穏やかな時間だろう。暑い夏の一日、こんな場所で白昼夢の中に滑りこむ。空気をかき乱すものといえば、小さな虫の羽がうなる優しい音と、ふわりと流れるそよ風だけ。通りには大きな声も聞こえないし、夢想から乱暴に揺り起こされることもない。楽園はこのうえもなく安全で快い時間を過ごさせてくれる。どれほどそれを取り戻したいと願っていることか。人生のごく初めのころにあった、この気持ちよさを私たちは知っているのだ。私たちは確かに体験した。たっぷり栄養をもらって、満たされた穏やかな気持ちで横たわっている、眠くてたまらない赤ちゃんの時だ。いつもの懐かしい声が背景にしだいに溶けて消えていく心地よさ。怖いものは何もないという時間。

フロイトは美に対する欲求を決して失わなかった。年をとるにつれて庭で過ごす時間は少しずつ長くなっていった。六十代の終わりごろ、口腔にできた腫瘍を切除し、医師からは旅行を禁止された。フロイトにとって、身体的な制限を甘んじて受け入れるのは難しく、その時のことを「刑を宣告された」人生と呼んだ。毎年春から夏にはウィーンの郊外に邸宅を借り、フロイトの患者たちはそこまで診察を受けに来るようになった。フロイトの希望はおもに、美しい庭に、楽園にいるような庭に、近くなければならないということだった。ペッツラインスドルフの家は「信じられないくらい美しく、とても静かで自然に近い」とフロイトは思った。[*26] また、ベルヒテスガーデンにあった「田園詩のように静寂で美しい」夏の別荘での時間も楽しんだ。[*27] しかし、グリンツィンクの邸宅は最も素晴らしい環境だった。フロイトは「まるでおとぎ話のように美しい」と表現した。この場所を見つけてからは、それ以外の場所に滞在したいとは言わなくなった。[*28]

息子マルティンの記憶によると、グリンツィンクの家の敷地は「公園と呼んでもいいくらいに広く、道に迷うかもしれないほど」で、「とても良い果樹園があり、味の良い早生（わせ）のアンズが取れた」。[*29] 一〇エーカー〔約四ヘクタール〕の地所が塀に囲まれていて、その先に広がるブドウ畑の景色を見わたすことができた。フロイトは屋外に自分のために特注された天蓋つきのスイングベッドを置いており、ここで読書したり、眠ったり、客の訪問を受けたりした。「美に囲まれて死ぬには」ここは最適の場所だと言っていた。[*30] この段階ではまだ仕事を続けてはいたが、フロイトは公的な生活からは多かれ少なかれ引退していた。病気が進行する中で、顎と口腔に合計三三回の外科的な治療処置が施された。これによって命は長らえたが、しばしば痛みに苦しむことになり、数多くの合併症と感染症を経験した。

七〇回目の誕生日の直後に行われたインタビューで、フロイトは花への愛を語った。聞き手は米国人ジャーナリスト、ジョージ・ヴィーレックで、インタビューは二人で庭の中を歩きながら行われた。[*31]「私にはいろいろな楽しみがありました。妻や子どもたちと仲間だったこと。そして日没とも。春には植物が育っていくのを眺めました」と、フロイトはヴィーレックに語った。加えて、「機嫌よく謙虚さを持って生命を受け入れなさい」と、経験が自分に教えてくれたのだと言う。ヴィーレックはフロイトの話し方に障害が起きていることにショックを受けないわけにはいかなかった。口腔内の腫瘍を取り除く外科手術の結果、フロイトは顎の代わりをする器具を使っていた。この機械の仕組みは貴重なエネルギーを消費するのだとヴィーレックに向かって言った。しかし、このような体調にもかかわらず、自分はこの仕事や家族、さらには庭を楽しめるのだと力強く語った。「私は感謝しています。痛みがない時間に対して、生活の中の小さな喜び、子どもたち、そして花たちに対して感謝しています」。フロイトは自分が残していくものについて話が進んでいくのは気が進まないようだった。ヴィーレックがフロイトを促すと、話をやめて、「そっと、花の咲いた低木を敏感な手で優しく撫でて、『私が死んだあと私に何が起きるのかということよりも、この花のほうに興味があります』と言った」。その他のテーマについて歩いては語り、語ってはまた歩いた。フロイトはインタビューの最後にこの問題に戻ってきた。ヴィーレックへの別れの言葉はこうだ。「花は幸運なことに性格も複雑なところもありません。私は花を愛しています。そして、私は不幸ではありません。少なくとも他の人よりも不幸だということはありません」

老年になっていろいろできなくなったり病気になったりすると、新しい経験の可能性は少なくなる。しかし、庭は近づいてみればみるほど、たくさんのものが見えてくる、そうした場所だ。夜の間に一本の木に花が咲いたり、シャクヤクの一輪目が開いたりする時、私たちはこの世界を新鮮な目で見ないではいられなくなる。フロイトの旧友、ハンス・ザックスが記録した内容によれば、フロイトは「自分の庭のすべての分子まで同じ熱意を持って観察し、そこで起きている出来事について興味深い話をたくさん語った。外国の芸術や文明、そのはるかな過去、もっと元気だったころにその現場で研究した遺物の話をする時と変わるところのない熱心さで」。

八十歳に近くなって体調がいっそう思わしくなくなるにつれて、時折、「さらなる苦しみへの不安」に襲われた。[*32] ナチズムが台頭し、庭の外の世界では急速に恐怖と困惑が広がっていた。フロイトの業績は一九三三年五月の焚書で破壊された。ゲシュタポは書店からフロイトの書物を没収し続けた。「私のまわりのすべてが暗く、恐怖を感じる」とフロイトは書いている。だが、彼は国外へ亡命したいとは思わなかった。友人や同僚の中にはすでに国外へ逃れた人もいたのだが。「このような無力な身体で、私は一体どこを頼ったらよいのだろうか」と、友人のアーノルド・ツヴァイクに聞いたという。[*33] もしも自分と家族のための場所が見つかったとしても、そのような根ごと引き抜くような事態に自分の健康状態が耐えられるのかどうか、自信が持てなかった。それで、少なくともしばらくの間は、「諦めて待つ」ことにしたのだった。

ザックスがグリンツィンクに八十歳の誕生日を迎えたばかりのフロイトを訪ねた時、ずいぶんと変わったと思った。[*34]がんの再発に対する手術が行われてすぐのことで、「身体が曲がり、髪は氷のようなグレイで、皺だらけ」になっていたという。それにもかかわらず、庭を見まわる日課は欠かさなかった。「体調の良い日には、フロイトは、庭内の上りの小道を一歩一歩非常に根気強く歩いた。そうでない日には、車椅子に乗って、私がその脇について歩いた」とザックスは書いている。「彼は自分の仕事についてはほとんど話さなかったけれど、庭には興味深いものがあると指さして教えてくれた」。身体が弱ってきても、フロイトは自分の心を、興味を湧かせてくれるもの、美しいものへ意識的に振り向ける習慣を続けたのである。

人生から締め出される時、未来がもうないという感じが最もつらい。小さなものを最大限に生かし、楽しみにできる些細なことをいろいろ見つける術が必要だ。この戦略はモンテーニュも使っている。[*35]老年になって失ったものに効果的に対処するには「悪いことの前はさっさと通り過ぎて、良いことにしっかりとつかまっているのがよい」という。日課にしていた果樹園の散歩中に、心がネガティブな思考にはまってしまったら、モンテーニュは意識的に自分の周囲の風景に注意を引き戻すようにしていた。暮らしの中の小さな喜びの種はじつはそんなに小さいものではない。それがそこにあって当たり前だと考える習慣になっているだけなのである。

一九三八年の春、フロイトはグリンツィンクの隠れ家に戻ることができなかった。ナチス政権下でベルクガッセの住宅に事実上幽閉されたのだ。フロイトのために外国から複数の抗議が寄せられた。中にはルーズベルト大統領からのものもあった。フロイトは不安定な立場で数か月を耐えて、ついに、六月の初めに近しい家族とともに英国への出国が認められた。三人の姉妹も一緒に伴っていこうとしたが、かなわず、ウィーンに残るように強制されて、後にアウシュビッツで亡くなることになる。

ロンドンに到着した時、フロイトは自分を迎えてくれた寛大さに感激した。ナチスによって貯金を没収されていたが、それと一緒に貴重なコレクションも失ったと聞いた見知らぬ人々から、古代の美術品が届けられた。彼が花を熱烈に愛しているという話も広まった。花屋の小型トラックが植物やブーケを多数運んできて、「私たちは花の中に埋められている」と、フロイト一流のブラックユーモアが出たほどだった。[*36]盛夏のころで、スイス・コテージにあった、一家が借りていたエルスワーシー・ロードの家の庭は、プリムローズ・ヒル公園に隣接していて、色とりどりの花が咲き乱れていた。フロイトにとってそれは大きな喜びの泉となった。「私の部屋にはベランダがあって、そこから花壇が縁どっている庭が見わたせる。そして樹木が点在する大きな公園へと通じている」とフロイトは書いている。彼の偉大な友人マリー・ボナパルトが撮ったホームムービーには、一家がベランダでお茶を飲んでいる様子が写っている。[*37]それから場面は移って、フロイトが二人の孫、ルシアンとステファンと一緒に立っていて、スイレンの池の魚を見つめていた。この庭はフロイトを元気づけるのに大いに役立ったという。水の中に何かを見つけて池の反対側に行く時の足どりの軽さをカメラはしっかりと捉えていた。

外国で亡命者として暮らす時、エルスワーシー・ロードのよく知っている植物や樹木はフロイトに安心感を与えた。「まるでグリンツィンクに住んでいるみたいだ」とフロイトは言っている。[*38]故郷の家と

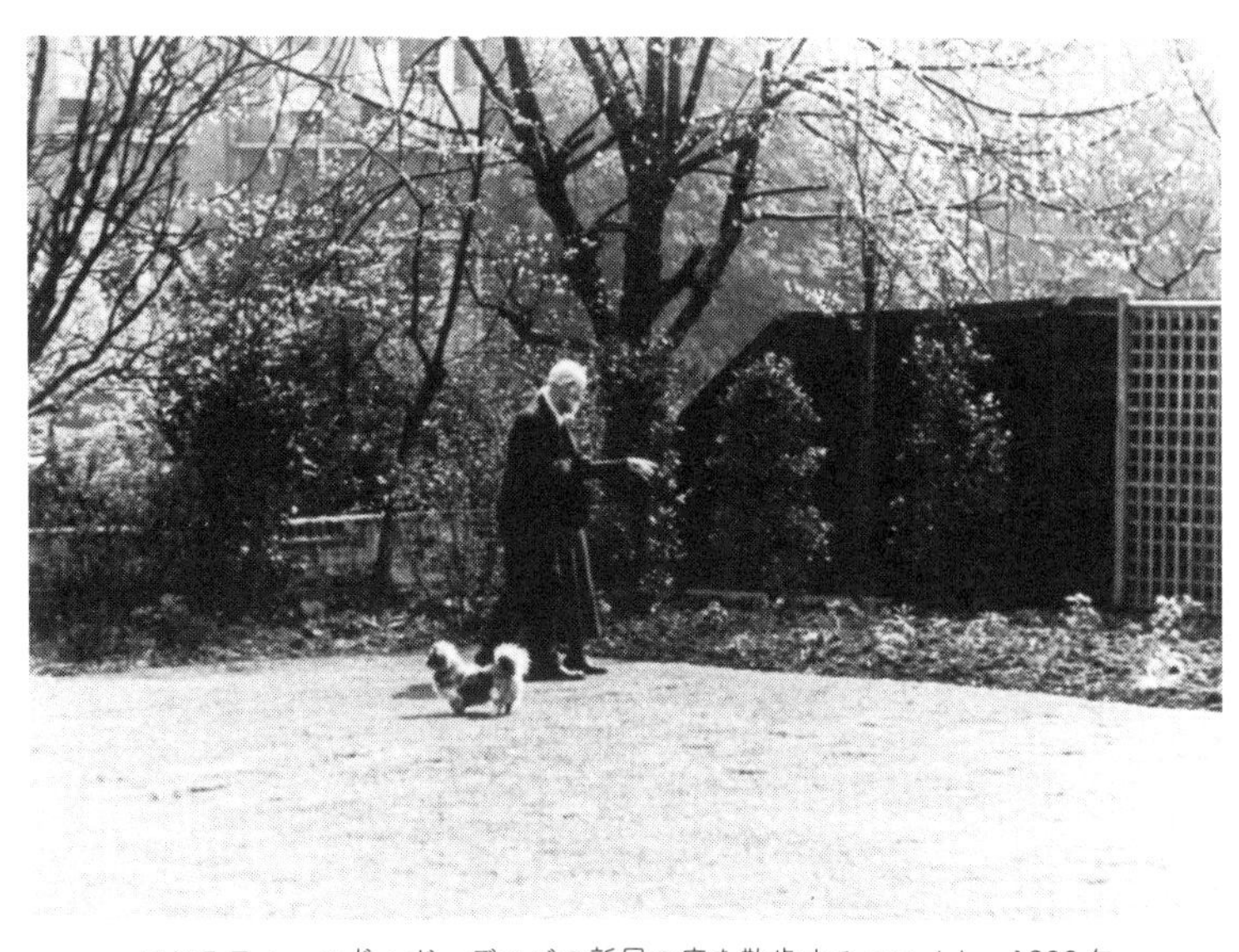

マレスフィールド・ガーデンズの新居の庭を散歩するフロイト。1939年

の絆を与えてくれる鉢植えの植物もあった。私がその存在を聞き知ったのは、友人から挿し木をもらった時で、この鉢からの挿し木だということだった。それはツィマーリンデ、あるいはスパーマニア・アフリカーナ、ハウス菩提樹という名前で知られている植物で、フロイトが英国にやってくる時に、ベルクガッセの住まいにあった温室で大きく育っていたものから一枝切って持ちこんだのだと考えられている。ツィマーリンデは緑の大きな元気な葉と美しい白い花をつけるよく成長する植物だ。私の家の若枝が育つスピードから考えると、翌年の春までにはフロイトのツィマーリンデは数フィートの高さまで成長していたのではないだろうか。

フロイト一家は一九三八年九月に、ハムステッドのマレスフィールド・ガーデンズにある新しい住まいに引っ越した。アーネスト・

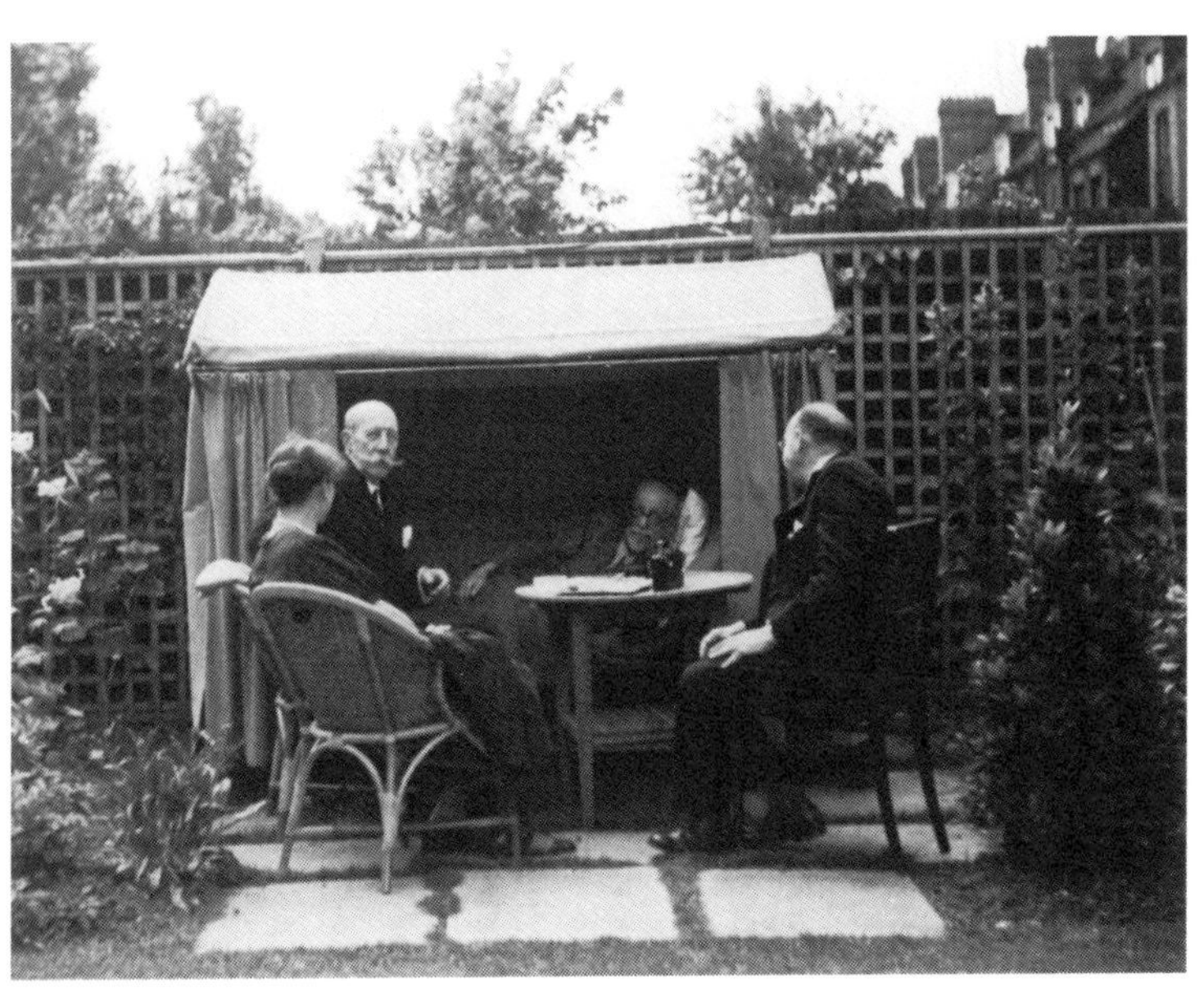

ジークムント・フロイト。庭のベッドに横になっている。1939年8月
座っている人物は左から、娘のアンナ・フロイト、ギリシャのゲオルギオス王子と古い友人のハンス・ザックス

ジョーンズは「フロイトが美しい庭をどれほど楽しんだか」述べている。フロイトが愛したウィーンの庭とくらべると、こちらは比較的小さいけれど、一家が英国で所有した初めての庭だった。フロイトは四季を通じて庭を見たいと思ったのだ。これは以前に借りていた邸宅ではできなかったことだった。植物の世話をしたのは、児童精神分析の先駆者で誰よりも強く自然への愛をフロイトと共有していた娘のアンナ・フロイトだった。

フロイトの息子で建築家となったエルンストは観音開きのフレンチドアを家の裏に設置して、父の書斎から庭へと開くようにしたので、フロイトの机には太陽光が降り注いで、美しい景色が見わたせるようになった。庭の風雨の当たらない場所は、グリンツィンクから一家とともにロンドンにやってきたスイングベッドを設置するのに最適の場所だった。その年の十月に撮影されたホームムービーには、フロイトがこのベッドに横たわり、毛布にくるまれて温かくしている様子が写っていた。隣接する公園の古木が「壁の向こうから挨拶してきて」、隠れ家のような雰囲気を与えていたとザックスは回想している。[*39] フロイトの時代にそこにあったクレマチスやバラ、アジサイといった植物の多くが、今日もフロイト博物館の庭で育てられている。

英国に来て数か月後、ナチス政権はフロイトの貴重な古代の美術品のコレクションを手放すという決定を下した。これがフロイトのもとに届けられてから、友人であり同僚でもあるジーン・ランプル・デ・グルートにフロイトは次のように書き送っている。「届いたエジプトや中国、ギリシャのコレクションはすべて輸送によく耐えて、ほとんど無傷だった。そしてベルクガッセにあった時よりもこちらに置かれたほうが存在感がある」。家の中をわくわくさせるものが置かれ、フロイトにとっては大いにほっとしたところだったが、ある種の退屈さでそうした感じも薄れた。「一つ残念なことは、追加されるものがないコレクションはもうおしまいだ[*40]」

古代の美術品蒐集は彼の遺産の重要な部分になるはずだったが、彼の人生の中で、そのための時期はすでに終わっていた。これ以上コレクションを大きくすることはできなかった。新たに取得するための資金も体力も不足していたからだ。また、何かを所有するのは静的な性質の事柄で、死期の近づいている人間には影響力が薄いようだ。そうした高齢者には生きがいを持たせて、命を吹きこまなければならない。自然の美しさは人間に命を吹きこんでくれる。古代美術のコレクションとは異なり、フロイトの庭は成長を続け、アンナとともに計画を立てることができた。

精神科医ロバート・リフトンは死についての心理に関する研究の中で、不死を象徴する方法を探し出すことが重要だと論じている。[*41] これを行うにあたって、無意識は自分自身の死をはっきりと心に描く方法を持っていないというフロイトの考えを土台とした。少なくとも部分的に、人間は死を否定する必要があるとリフトンは論じている。そして逆説のようだが、これが現実を受け入れるのに役立つのだ。何もかも消滅という未来には恐怖を感じ、心はそれを消化できないので、「死」を絶対的なものではないとする方法を見つけ出す必要がある。これを実現するにはさまざまな方法があるが、それをリフトンは「象徴的な生き残り」と呼んだ。これはリフトンによれば、たとえば遺伝子が次の世代に生き続けることや、死後の世界についての信念や、それぞれの創造性や自然がつながっていくことなどである。

人間は深いところで、象徴的な生き残りを必要としていて、人が死に直面する時、自然との関係がそれまでになかったまったく新しい意味を持つようになるのは、それが理由の一つだ。自然が持っているこのような側面は死んでいく人ばかりではなく、遺族にとっても慰めとなる。亡くなった人の記念に植樹をするのは、この象徴的な生き残りの有効なやり方となる。時間は私たちの記憶を薄れさせていくが、木は新たな成長を見せてくれる。忘却に抗う保証のように深く根を下ろすのである。

終生、庭とともにあったフロイト

花への愛は誰かと分け合える愛だ。フロイトは敬服する女性に花を贈ることに、生涯にわたって大きな喜びを感じていた。ヴァージニア・ウルフがマレスフィールド・ガーデンズにフロイトを訪ねてきた際も、フロイトはこのチャンスを逃さなかった。[*42] 夫のレナード・ウルフがその時の様子を記録している。フロイトは「異常なほどに礼儀正しく、正式な伝統的な様式に従って」「ほとんど儀式的と言ってもよいほどの態度で、ヴァージニアに花を贈った」。進行する病と衰えは暴力的で残酷だ。ウルフの一九三九年一月二十九日の日記に、フロイトがどれほど弱々しく、病による衰えを見せていたのかが記録されている。「麻痺があり、断続的に痙攣する様子、不明瞭な発声だが、注意深い目をまわりに向けていた」とウルフは書きとめている。彼の話し方は変化してきていたかもしれないが、花はそれ自身の言葉を持っている。フロイトがウルフに贈った花は彼のお気に入りのスイセンだった。

その年の春の訪れは死期の迫りつつあったフロイトにとって非常に重要だった。スイングベッドを設置するにはまだ早すぎたが、エルンストが家の裏側に建築したロッジア〔少なくとも一面が外部に直接開く屋根つきの廊下〕に出て座ることはできた。片側が自然界に向かって開けており、庭を存分に眺めて楽しめる屋根つきの空間となっていた。ロッジアや温室、ベランダ、バルコニーなどの境界域のある建築では、半分屋内で半分屋外にいるという体験ができる。両方の世界の最もいいところだけが味わえるのだ。

このような構造には、高齢者や死期が迫っている人を介護する際に利点があると、広く認められるようになってきた。[*43] 人生が境界域に差しかかっている時には、物理的な境界域が役に立つ。風が空に広がっている雲を吹きちぎっていくのを見られるというのは、人生が完全にシャットダウンされたわけではないという意味だ。庭が見せてくれるのは、世界には動きがあり、変化しているということ。そして見る者を引きこむ魅力の源泉がそこにあるのだ。足が動かなくても、目はまださまよい歩くことができる。鳥がさえずっている時、心は時に中空に舞い上がり、鳥たちのいる木に並んでとまることができる。

初夏のころには、人生の最後のステージを終えようとしている人々と同様に、フロイトは眠っていることが多くなった。彼はできるだけ屋外で眠りたがった。昼間、スイングベッドに横になっている時、家族がそばに座っていることもあったが、一人きりでいることはなく、フロイトの愛犬ルンは常にそばについていた。「時折うとうとしながら、また時にはひと時も離れようとしない彼のむく毛の犬を撫でながら」横になっていたとハンス・ザックスは書いている。[*44]その夏の日々が過ぎていくにつれて、フロイトの顎にあった開放創には根の深い感染が起き、回復の兆しは見られなかった。長年、食事をとることは難しかったのだが、いっそう困難になってきた。その結果、しだいに弱ってきた。ベッドを二階の自室から運び下ろして、書斎を病室にしたので、横になったまま庭が眺められるようになった。

九月の初め、頬骨の上の皮膚に壊疽の兆候が見られ、ぞっとするような匂いを発し始めた。ここでルンとの関係は終わりにしなければならないことがわかった。犬の本能が表面に現れてきて、原始的な恐怖感に従って反応したのだ。ルンがフロイトの書斎に連れてこられた時、一番離れた隅にうずくまってしまって、フロイトのそばに行かせることができなかった。[*45]慰めを求めるには、少なくともまだ庭があった。観音開きのフレンチドアはできるだけ広く開け放たれ、フロイトのベッドは大好きな花が見られるように位置を決めた。[*46]花は絶対に人間を拒絶しないのだ。

最後の数週間はアンナが彼の看護の中心となって、エルンストの妻ルシエが助手を務めた。後に手紙の中で、ルシエはこう記録している。フロイトは大変な苦痛の中にいたのだけれど、「病室は穏やかで、明るく、家庭的な雰囲気だった」。目を覚ましている時間には、「私たちみんなに対して、信じられないくらいに親しみと愛情に満ちていて、すべてをじっと我慢している姿が感動的だった」という。[*47]

フロイトはかつて死とは一つの完成なのだと書いていた。[*48] 誰かの死の知らせを聞くと、やり遂げた仕事に対する称賛のように感じると。結局、死とは自身を愛するものから切り離し、命を手放すという存在の完成なのだ。フロイトは一九三九年九月二十三日未明、一家がマレスフィールド・ガーデンズに居を定めてから一年と一週間後に亡くなった。この地に到着した時、四季すべてを通して庭を見たいと言っていた。その望みはかなえられた。庭は彼の最後の一年間ずっと彼のそばにあったのだった。

庭という避難所で、人間は最も慈悲深く美しい母なる自然に囲まれる。信頼できない敵意に満ちたあらゆるものから守ってもらえる。そのような平和な瞬間、人は世界とうまく折り合えているのだ。死への備えが必要となった時、人間の心理は休息できる場所を求める。フロイトは庭にその場所を見出したのだった。

この休息の場は自然の持つなだめ慰める効果よりも重要だ。庭は記憶を喚起する働きもする。フロイトにとって記憶の中に大事に秘蔵されている美しい場所は数多い。グリンツィンクの庭は「おとぎ話のようだ」と言って、散歩をこよなく愛したし、トッレデルガッロは「天国の庭」で、足に痛みがあって身体が弱っていた時に、心を奪われたという。山岳地帯への旅では、ランやワイルドストロベリーを探し、林の中の陰の多い木立は、とてもくつろいだ気持ちにしてくれた。生まれた家のそばの野の花が咲き乱れる草原を歩きまわった少年時代のこと、そして最後に、若々しい母の腕。この母が自分に死について初めて教えてくれたのだった。

母親の腕の中は、人生で初めて知る場所だ。フロイトは人生の早い段階でこの重要性に気づいて、「母なる大地」がどのように再び人間を受け入れるかについて述べた。「しかし」、と彼はつけ加えた。「年をとった男が、母からかつて受けたような女性の愛を切望してもむだなのだ。第三の運命の女神、静寂の死の女神だけが、彼をその腕の中に抱くことになるからだ[*49]」

反対に、死に関する考えはヘレン・ダンモアの最後の詩集『波の内側（*Inside the Wave*）』の中で強く表現されている[*50]。その中で、死へ向かう旅の道筋と休息の場所を描いている。最後の詩は死ぬわずか十日前に書かれたもので、「あなたの腕をのばして」というもの。死の「優しい愛撫」を求めて始まり、自分の庭のアイリスに焦点が絞られる。「(ジャーマン) アイリスは根茎を熟させ　／　壁のそばで」、その「愛らしい香りはぱっとはじけ飛ぶ」。彼女は死がどのように自分を連れ去るのか考えている。そしてそれは現実となる。

尋ねる必要もない
母は子を常に抱き上げる
根茎として
花を抱き上げなければならない

それから、さらに擬人化を進めていく。

あなたは私の髪を後ろへ撫でつける、
くしを使ってするように
でも気にしないで

あなたはつぶやく
「もうすぐ着くのよ」

死には顔がない。顔がないものは何であれ、虚空に落ちていく時の眺めのように恐ろしいものだ。何かよく見知っているものに手が届けば安心できる。片方の手をつかんでいれば、もう片方を離すことができる。ダンモアはアイリスと、その根茎に信頼をおいている。そうすることで、自然のプロセスが展開されているように感じる。

死をどのように象徴化するかで、死がどれほど恐ろしいか、そうでないのか、あるいは命の終わりの感じがどれほど自然か、自然でないのかが違って見えてくる。文明の最初期から、植物や花は生と死に関する人々の理解を助けてきた。恐怖や絶望を近づけないようにする人間の思考に構造を与えるのだ。毎年春がめぐってくることは、繰り返し信頼できる。死んでいく時、死んだあとに何か良いものがその先も続いていくという感じが持てる。これこそ庭の持つ不朽の慰めだ。

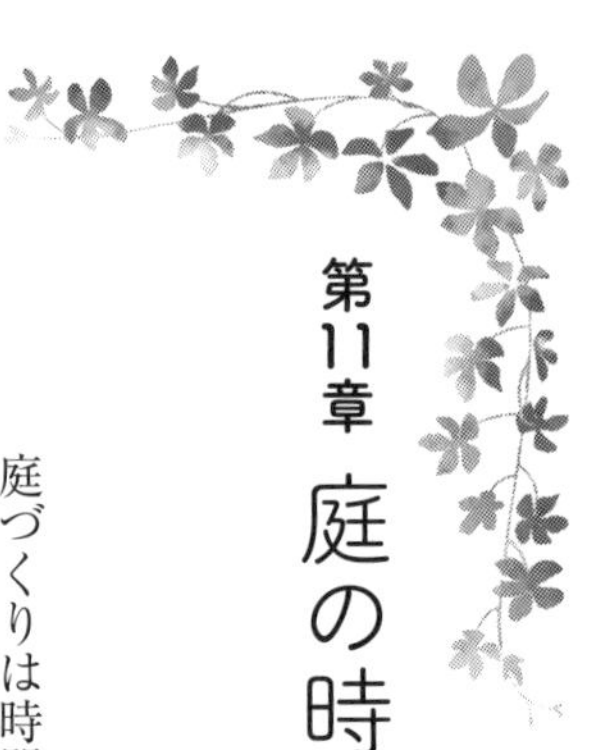

第11章 庭の時間

庭づくりは時間の経過を有機的に捉えることができる。
——ウィリアム・クーパー（一七三一－一八〇〇年）

人生が行き詰まった時、庭で過ごす時間があるとまた先へと進めるようになるものだ。数年前の春、病気と仕事の過重なストレスがしばらく続いていたのだが、ようやく回復しつつあった時、私自身がこの経験をした。

それまでの十三年間、上級の精神分析医としてNHSの心理療法部門の運営にあたっていた。私たちが担当していた患者の深刻さと複雑さを考慮に入れると、高レベルの責任を負うことにも、一定程度のストレスとうまくつき合うことにも慣れていた。しかし、その時私が働いていた部局が突然二〇パーセントもの大幅な経費削減を、しかも次の四年間のうちに実行するように求められたのだ。精神科の診療は常に資金不足で、それをさらに減らすというのはとんでもなく間違っていると思われた。

それから、組織の再編成に入り、専門家チームがいくつか解散することになった。私の運営していたチームもその一つだった。同僚の多くが余剰人員とされ、その後の数か月の間に職場を去った人もいた。心理療法のチームの人員が減ったうえに仕事の負担増が合わさって、私は無力感と孤立感の中に取り残された。にもかかわらず、私はそのまま続けていく決意を固めた。翌年、突如、炎症性の関節炎にかかり、立ち往生してしまった。私は常に仕事には熱心に取り組んできていたが、仕事を休み、動けない状態が長くなって、これ以上自分の健康への悪影響を無視できないことは明らかだった。それがもっとはっきりしてきたのは次の夏、職場を離れた時だった。離職するや、私は帯状疱疹で倒れてしまったのだ。

秋が深まるにつれてエネルギーが戻ってくるのではと期待していたが、そうはならなかった。倦怠感が冬に入っても続いて、冬のような感じは三月に入ってもあった。普通の年なら、春が来るとじっとしていられなくなって温室へと出かけていくのだが、その年は違っていた。もうずっと前から種もいろいろと注文してあったのだが、袋に入ったままだった。

ある週末の朝、トムが一緒に温室を片付けないかと言った。もちろん掃除が必要だったのだ。私たちは一緒に作業に取りかかった。枯れた葉を取り除き、古くなって割れた鉢や前年のさまざまなごみを片付けた。それから、植物を棚に並べたり、植え替えバケツの中に堆肥を入れたりした。ちょうど仕事が終わりかけた時、私は種の袋の入った箱の中をくまなく探って、初めて何を蒔くか計画を始めたのだった。

翌日、朝食がすむとすぐに私は外へ出た。温室に飛びこむと、育苗箱を何個か取り出した。一刻も早く土に埋めてやらないと、という気持ちにすぐさま取りつかれた。他のことは何も問題ではないかのように、疲労感もうまくやり過ごした。その日の終わりにはレタス、ルッコラ、ニンジン、ホウレンソウ、ビーツ、ケール、コリアンダー、パセリ、バジルなど、すべて育苗箱か外の野菜畑に蒔き終えていた。花の種も蒔いた。キンセンカ、デルフィニウム、スイートピー、コスモスなど、これらはすべて、心の中でこれから発芽しようとしているのではなく、実際に土の中ですぐにも成長を始めるのだ。その前の数か月間は、波が通り過ぎていくのを眺めている不運なサーファーのように、私は孤立状態だった。だが、あの日私は時間の波に乗ることができたのだ。それは庭の時間。これが、季節の牽引力と新しい成長のエネルギーと一緒になって人間を動かしていくのだ。

庭時間のリズムに従う

種には明日が積みこまれている。計画を立てる喜びと新しい可能性を始動させる。未来への足がかりをくれる。その未来は簡単に想像ができる未来だ。何が起こっても、少なくともレタスとキンセンカは育つという知識がある。甘んじて受けなければならない害虫や悪天候に対処する必要はあるけれど、危険を分散することができる。うまくいかない植物もあるが、しっかり成長するものもある。

常に、ありとあらゆるやり方で、人間はまだ見えない未来に投資しているが、いろいろなことが悪いほうに進んでしまったり、人生が思い通りにいかなくなった時には、夢を見ることさえ難しくなる。庭は安心して始められる場所だ。構造もしっかりしているし、自律的でもある。無制限に可能性が広がっているという話ではないからだ。季節の進展具合や自然の成長力と交渉するのでもない。ゆっくり進ませたり、急がせたりすることはできないのだから。人間は庭時間のリズムに従うしかなく、その枠内で仕事をしなければならない。

春と初夏の庭では、すべてがとてもウキウキするペースで進む。しかし、そのおかげでいかにやる気になったとしても、次から次へどんどん仕事が増えていくと、手に負えなくなる。そしてただ庭を眺めるだけで疲れを感じるようになるのだ。そしてこんな愚痴を言いたくなる。「ほんの少し、ゆっくり進んでくれないかしら？　一か月にもう一週間、余分の週がもらえないかしら？」と。だが、その時、ペースを落とさなければならないのは自分のほうだと気づく。

私たちは時間感覚について話すけれど、それを知覚する専用の中枢はない。時間が過ぎていくのを感知する感覚器官はない。[*1] 時間認識について研究している神経科学者デイビッド・イーグルマンは「脳の分配法則」という表現を用いてこの問題を論じている。「それはメタ感覚だ。他のさまざまな感覚の上にあるものだ」と彼は言う。[*2] 実際には、感情と感覚、そして記憶とが複雑に織りあわされることを通じて時間の経過を体験する。つまり、私たちの自己意識と密接につながっている。事実、時間認識を自分自身の産物であると考える人もいる。私たちの感情が時間の過ぎ方を大きく変化させるのは確かだ。

人間は現在に生き、過去に住み、未来に自分の姿をおいてみる。時間は複合概念で、人生の経験は私たちが時間というものをどう考えるかと、それに関連してつくり上げている習慣に大きく影響を受けている。時間は循環して戻ってくる連続として理解できるし、今日私たちがよくやるように、現代的な直線的なモデルとして考えることもできる。

循環する時間とは前者の時間理解で、大地に近いところで生活していた人間にとって意味のあるものだ。時間の循環は季節がめぐってくることだけを言うのではない。最も古い時代の物語にも循環の形式があった。神話や伝説、民話などには英雄が冒険の旅に出て、それから帰郷して、自分の冒険を物語る。円卓の騎士たちの物語はその伝統的な例だ。物語の輪は英雄を出発地点に戻し、帰郷した時にだけ物語が紡がれる。この循環する物語の構造は、私たちの精神的な系統の中に深く横たわっているものだ。これは狩猟採集時代の生活様式にまでさかのぼることができるもので、旅の物語は夕刻、焚火のまわりで語られたのだった。

時間認識に関して、心は直線的なアプローチを採用しないものだ。なぜなら、脳は予測をする器官だからだ。人間は繰り返し過去に戻っては現在を理解し、未来を予測するのだ。もしも活動によって消耗させられたり、テンポの速い行事などでエネルギーを使い果たしてしまったら、私たちは静かな状態に戻る必要がある。過去を振り返って、自分の身に起きたことを消化できるのはその時だけだからだ。副交感神経の休息・消化状態は、肉体的、心理的消化の両方に関係する。内臓内の食べ物だけではなく、感情もまた新陳代謝される必要があるからだ。この過程で私たちは自分自身の物語を構成するのだ。その時間と心理的な余裕が欠けていると、経験とは、絶望的で他とのつながりのない出来事のあとに、また同じような出来事が続いているだけのもののように感じられる。人生はその意味を失い始める。

庭はそんな私たちを基本的な生物学上の生活リズムへと引き戻してくれる場所だ。命の速度は植物の速度である。速度は落とされ、安全な囲いの中にいるという感じと親近感が、心をより内省的な状態に変えてくれる。また庭は私たちに循環的な物語を与えてくれる。季節が再びめぐってくると、人間ももとに戻った感じを受ける。変化しているものもあれば、同じものもある。季節という時間構造には慰めがある。寛大で、次のチャンスがあるから人間は学ぶことができる。もしも今年何か失敗しても、翌年の同じ時期にまたやってみればよいのだ。

それにくらべて、直線的な時間は妥協的でなく、その無限に続くという性質は生活の指針とするには厳しいものだ。それはちょうど決まった軌道を飛ぶ矢のようで、身体が休息と回復を必要としていることを認識しない。土地も同様だ。最大の生産性のためにできるのが時間を有効活用することだけなら、私たちは時間をむだにしないことにすっかりとらわれてしまって、結果的に十分な時間がないと感じるようになる。時計を指針にして生活しようとして、いつもその時計に勝とうとするようになる。

興奮とアドレナリンの激増の連続という毎日では、簡単に依存症になってしまい、消耗してしまう。逆説的に聞こえるかもしれないが、これではこの生活のパターンは壊すのがますます難しくなってしまう。そうなると問題を解決するのではなく、問題から逃れる道へと進んでいく。スローダウンしてじっくり考えるよりも、スピードに乗ったままでいるほうが簡単になる。

ファストフードにお見合いパーティー、ワンクリックで注文、同日配送のこの時代、ありとあらゆる要望をかなえてくれるのは、速ければ速いほどよい。投稿、通知、Eメール、ツイートが切れ目なく流れてきて、大量の新情報を吸収することが要求される毎日、何が適切なのかの判断はとても難しい。経験したことを消化したり、理解したりする時間が不足している。またはそれを記憶しておく時間さえ足りない。私たちの個人的な記憶、集団の記憶はクラウドに外部委託で保存することが増加している。

人間の時間感覚は、脳が保存している記憶の量に密接につながっている。詳細な部分に至るまでいつも注意しておかなければならないような新しい場所や状況で過ごした時間は長く続くように見える。より多くの記憶を保存するからだ。これとは対照的に、インターネットで過ごした時間は飛ぶように過ぎていく。同様の注意力を必要とせず、記憶が保存できていないからである。

私たちの自伝的な年表は記憶で出来上がっているが、時間感覚はぼんやりとしていることが多い。これは記憶というものが、時計の示す年代順に並んだ年表よりも、場所に対してより強い関係を持っているからだ。何かが起きたのがいつごろだったかはっきりしない場合が多いのに、どこで起きたのかは例外なくわかるというのは、こうした理由だ。山野に暮らしていたはるか昔の祖先は、周囲の環境を地図にしたり、どのあたりに食料になるものがあったのかを思い出したりする必要があった。したがって、記憶システムの中で、場所がインデックスカードか何かの働きをしていたのには、進化論的な理由があったのだ。その結果、人生が過ぎていく中で、場所は自伝的な物語と私たちの自我意識の中に深く織りこまれることになったのである。

今は、時間との関係も場所との関係もどちらもとぎれがちだ。そうしたければ、何時でも、ほとんど何でもできる。どこにいても手に入れる方法がある。デジタルな世界では、今自分がいる場所に完全に存在しているということが難しくなった。半分くらいは常に注意をそらされていて、半分はどこか別の場所にいるといった状態だ。さらに、仕事時間と休息時間の区別や、昼間と夜の時間の違いは、しだいにあいまいになってきている。睡眠は脳内のミクログリア（小膠細胞（しょうこう））が、疲労回復のための剪定や雑草取りのような活動をする時間だが、この最も基本的な休息と回復のための時間が不足している人が多い。

庭で自分の時間を取り戻す――燃えつき症候群

仕事の不安定さが増大したり、競うように長時間労働をする文化が広がったことで、過去数十年の間に、職場に関係するストレスが劇的に上昇してきた。都会には、夜まで仕事を続けるオフィスがたくさんある。有給休暇のすべての日数を消化しきれないことが名誉の勲章のように考えられている会社は数多い。教師や医師、看護師はその多くが、増加してきた仕事の負担を負いつつも、資金不足の中で目標を達成しようと闘っている。仕事の種類を問わず、人々は燃えつき症候群のリスクのもとで働くことが標準化しているのだ。[*3] 最近では、ストレスが最も一般的な病気休職の理由となっている。

燃えつき症候群は十分な回復時間がなくて、ストレスを調整する能力が失われた時に起きるものだ。抑うつ症状が出るリスクが高まり、心臓疾患や糖尿病などを含む数々の身体的な不調が表れる割合が高まる。働きすぎやストレスによる身体的、あるいは精神的衰弱に燃えつき症候群という名称が与えられたのは一九七四年で、心理学者ハーバート・フロイデンバーガーによる。園芸を通して、燃えつき症候群とストレス障害を治療する、重要な施設の一つがスウェーデンにある。過去十五年以上にわたって、アルナルプの農業科学大学のパトリック・グラーン教授とその同僚たちは、十二週間の園芸療法の集中プログラムを開設してきた。教授らは、「アルナルプ・モデル」として知られるようになったプログラムの利点を実際に示す数々の研究を発表した。[*456]

その特性は学際的であるという点だ。景観建築家としてのバックグラウンドを持つグラーンが、庭をデザインし、チームには他に作業療法士や、理学療法士、力動的心理療法士（自分や他者に対して持っている感情について、過去の出来事が、現在の感情や考え、行動にどのような影響を与えているかを考えていく心理療法）、それに、園芸家が参加していて、プログラムを運営している。患者の大半は女性で、教育、看護、医療や法律などの専門職に就いている。長期間の病気休職中であり、他の治療には好反応を示していない。典型的には、向上心の高い、実直な人間で、仕事の過重負担と家庭の事情が重なって健康を損なっている。不安障害に苦しみ、精神的、肉体的な活力不足から、集中力や決断力を発揮するのが困難になっている。自尊心は良い成果を出すことに強く注がれているため、仕事ができないことへの罪の意識や恥ずかしさの感情に苦しんでいる。

アルナルプの治療園は、赤褐色の杭棒でつくった柵に囲まれて、大学のキャンパスのはずれにある。治療プログラムは二ヘクタールの土地の中央にある伝統的な木造の建物で運営されている。メインルームは簡素で温かく親しみやすい雰囲気で、木製のデッキに出ると、野菜畑を見わたすことができる。その向こうには、草原や林が見える素晴らしい景観が開けている。デッキに立つと、ここが大学の一部で、人通りの多いキャンパスが近くにあるとは感じられない。遠くに聞こえる高速道路を走る車の音だけが、完全に隔離されている感じを破るものだ。

庭には野生のものと栽培しているものと両方の植物が植えられている。治療の段階によって必要性が異なるからだ。栽培エリアには二棟の温室の他に、立ち上げ花壇と地面の高さに設置された低い花壇があって、野菜や果物、ハーブなどを育てている。対照的に、庭の中で自然のままにしてある部分では、何かをするように強制されることなく自然を体験できるようになっている。また、他とは離れた「ガーデンルーム」があって、ここを隠れ家にできる。

参加者はこれまでガーデニングの経験がない人がほとんどで、一週間に四日、午前中の活動に十二週間参加する。数日して落ち着いたところで、セラピストは参加者に、一人で過ごせる静かな場所を選ぶように言う。マットレスを自然の多い場所に運ぶ人もいれば、ハンモックや揺り椅子を使ったり、ガーデンルームのベンチを使う人もいる。参加者たちは病気によって、自分の身体から、また社会から切り離されてしまっている。感覚と感情を通して、最も基本的なレベルで接点を再構築する方法を探る必要があるのだ。

ガーデンルームの一つには、木々の間にハンモックが吊ってある特別魅力的な小さな森の一画がある。五月になると、庭のこの一隅はさわやかな緑色に見え、中に白いチューリップが花を咲かせる。ハンモックはその週になると吊り下げられる。毎年、ススキがその前に茂って、他の場所から遮る壁のようになり、休息できる静かな場所をつくっている。そばのカツラの木からシナモンの香りが漂ってくる。この森のはずれには池があり、コケに覆われた石がまわりを囲んでいて、一方の端には大きな岩がある。

樹木と石と水の存在は、ガーデンデザインの背景にある考え方にとって重要だ。これは米国人の精神科医で、精神分析医でもあるハロルド・サールズの研究成果を生かしている。一九六〇年代の著作の中ですでに、テクノロジーが自然と関わるための人間の能力を阻害していると憂えていた。「ここ数十年の間に、人間の住む世界は、生き生きと働く自然が支配しているか、またはすぐそばにあるという世界から、驚異的に強力だけれども命のないテクノロジーが支配する世界へと移ってきている」と記している。[*7]自然界の深遠な意味を経験する能力は、危機に直面した時に初めて明らかになることが多いのだと信じている。生命から切り離されてしまった人間にとっては、人間よりもずっとシンプルな命との関係は、再びつながることができたというきわめて重要な実感を持たせてくれるのだ。サールズは人間との関係が最も複雑で、次が動物、そしてそのあとに植物、石と続く階層体系を明らかにした。

グラーンと一緒に働くヨハン・オットソンはすでに二十年近く前にこれを直接経験していた。自転車から転げ落ちて、頭部に重傷を負い、完治しない障害が残った時のことだ。後に彼はこの体験を「危機に直面した時の自然の重要性（The Importance of Nature in Coping with a Crisis）」という論文に書いている。その中でアルナルプでの活動が伝えられている。

オットソンは、心的外傷によってどれほど深く心理的なつながりを喪失した状態に突き落とされたのかを詳述している。怪我から回復し始めて、治療を受けている病院のまわりの公園を散歩できるようになると、「手つかずの石」が、何らかの方法で自分に「話しかけて」いるように思えたという。[*89]「地衣類やコケの毛布にくるまれて」その石は自分に「静寂と調和」を事故以降初めて体験させてくれたとオットソンは書いている。この石を繰り返し訪れることによって、彼は石との間にある種の関係を発展させていく。それは、まわりの世界に対してしだいに彼自身を再び開くことを許すという関係だった。オットソンの人生のすべては事故の一瞬で変わっていた。このような背景で、石の持つ時間を超えた性質は、彼を安心させる効果があった。「石は人間が初めてその前を通り過ぎるずっと以前からそこに存在していた。数えきれない世代が、それぞれの命と運命とを持って、通り過ぎていった」。彼と石との触れ合いは深く心を安定させるものだった。

アルナルプのスタッフは、樹木や水、石などとのより単純な関係へと戻る必要があるかどうか常に見

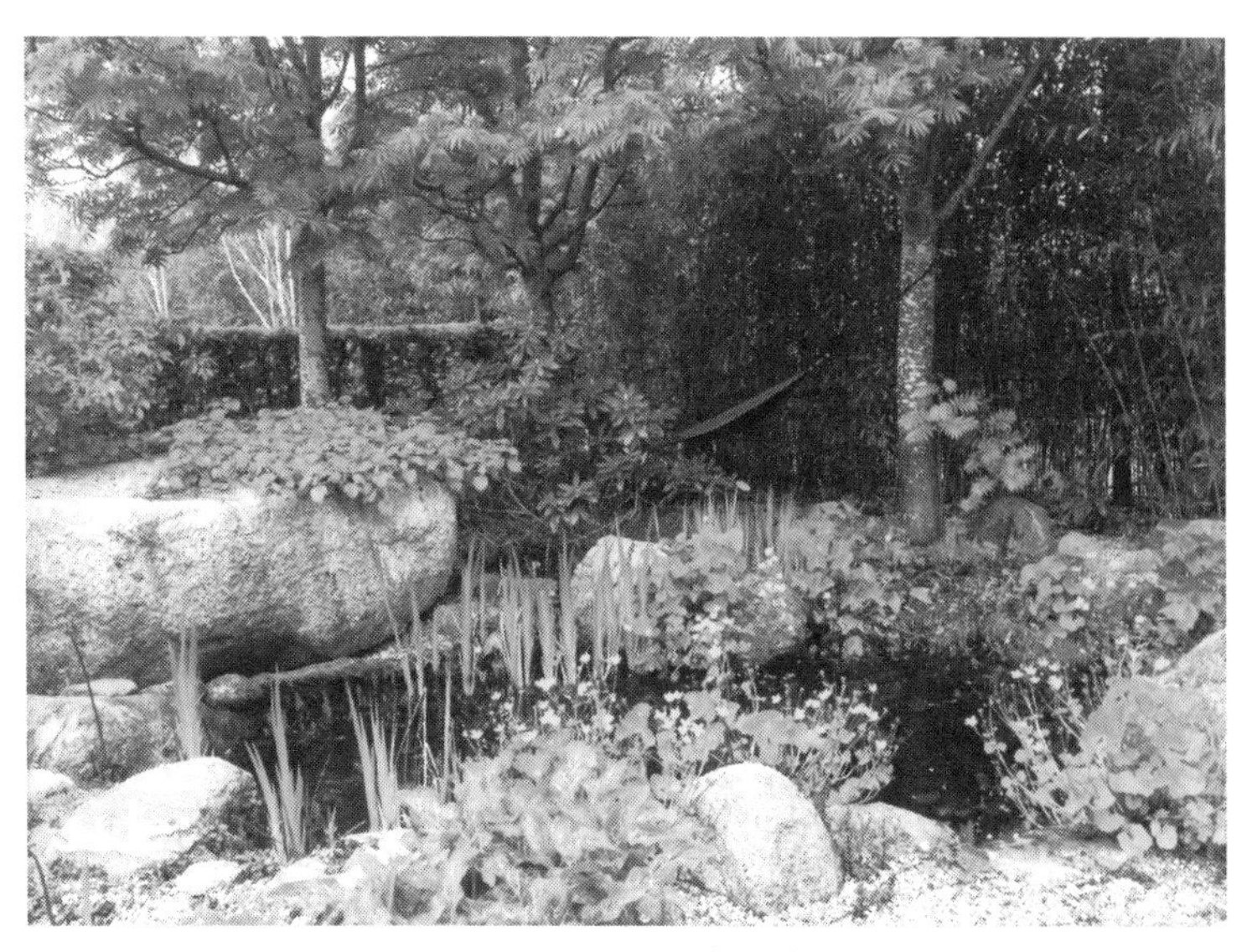

スウェーデン、アルナルプの治療園の庭

守っている。参加者たちは何と一緒にいて語り合いたいか自由に選択でき、場合によっては池のほとりの巨岩によじ登って、平たい上部に座りたいという者もいる。世界との関係を結び始めるこうした安全な方法を見つけることは、閉じている状態にいる参加者たちが外へ出られるように援助するものになる。一、二週間すると、好奇心がしだいに戻ってきて、庭の残りの部分を探索し始める。庭には摘んで食べられるものがたくさんある。ワイルドストロベリーは特に人気だ。

およそ六週間で、参加者のほとんどがより質の良い眠りを体験するようになり、身体的、心理的な活力が改善してくる。気力や感情の安定を測る評価の点数も明らかに好転している。また、長時間の庭仕事ができるようになる。これは参加者の多くを悩ませている筋肉の緊張を和らげる働きがある。まわりとの関係が切れた状態に陥っている大きな理由は、自分の身体からの警告に耳を傾けようとしなかったことだ。これからは、疲れを感じた時には横になったり休憩をしたりするようにと指導されている。

心と身体の調和——庭を世話することで自分の感情とつながる

庭仕事は繰り返しの多いタイプの活動だ。参加者はそこからリズム感に気づくことができるようになる。ここまでくると、心と身体と環境が一緒になって調和を持って機能するようになる。「フロー状態」〔ある活動に完全に没頭し集中できる心理的状態〕に入ると、いくつかのレベルで、心身を大きく回復させる力が発揮される。副交感神経の機能を強化し、脳の健康を増進させる。エンドルフィンやセロトニン、ドーパミンといった、あらゆる種類の抗うつ性の神経伝達物質のレベルが上昇し、同時にＢＤＮＦのレベルも上がる。これらが統合されると楽しい気分の、リラックスした状態での集中ができるようになる。

フロー状態について最初に解説したのは、感情面で満足感のある仕事の特徴についての研究の指揮を執っていた心理学者ミハイ・チクセントミハイで、一九八〇年代のことだ。スポーツ選手や芸術家、音楽家、庭師、工芸家など、他にも多数の人々は例外なく一定の「ゾーン」に入れる活動に従事している。それは、今やっている仕事と自分が一体化していると感じられるゾーンだ。その結果、「無我の境地になる。時間は飛ぶように過ぎる。すべての行動、動き、思考は必然的に前のものに続いていく」と、チクセントミハイは言う。[*10] フロー状態は周期的に繰り返す活動すべてで起きるわけではない。十分に集中していなければ、心は何かを追い続けるからだ。チクセントミハイは、技能と課題のレベルが合っている時、つまり、課題が簡単すぎもしないし、難しすぎもしない時に、フロー状態が起きることが多いと立証した。

テクノロジーは私たちの生活に浸透していて、速度を決定している。機械が応答するのを待たなければならない時や、ネットワークの反応が遅い時は、自分のリズムを見つけるのが難しい場合がある。しかし、自分の手や身体を使って作業をするのなら、中間に介在するものがなく、物質世界と直接のつながりの中にいて、自分のテンポを決めることができる。ある活動にすっかり浸りこんでやっている時の「我を忘れている」時は楽しいものだとよくいわれる。このようなのびのびとした状態になるのは、フローが、前頭前皮質の活動の鈍化、すなわち一過性の前頭葉の機能低下という現象を伴っているからだ。つまり、それが続いている間は自分を凝視することが減る。自己批判や自己評価のない時間を誰しも必要としている。抑うつ症状や不安障害に苦しむ人にとっては、そうした時間は特にほっとできるものだ。なぜならこうした症状の人の場合、前頭前皮質を扁桃体へとリンクさせる、自分自身を監視する回路の活動量が活発になっているからだ。

アルナルプの参加者たちが自分の身体や感情により多く触れるようになるにつれて、深くて生々しい、以前には認めることができなかった自分の過去の側面に関係する感情とつながり始める。グループセッションで、あるいはセラピストとの一対一のセッションで、自分の感情を表現できる人もいる。または、庭の中の遠く離れた場所へ出ていけば、誰からも見られたり聞かれたりすることなく、自分の感情を外に出せるという人もいる。

こうした感情の浄化段階を迎えたあと、また新しい段階が始まる。そこでは、ガーデニングに由来する象徴的な意味がいっそう重要になってくる。[*11] これによって園芸療法はもう一つ別のレベルに入っていく。その表れ方はそれぞれの参加者によって異なっており、個人のそれまでの人生と個々の問題による。実生の苗の世話は、これまでいかに自分自身を大切にしてこなかったかという気づきへと発展する。雑草を抜くことで、毒のある感情を外へ逃がしていく内部のプロセスを促進し、堆肥の山を相手に働いていると、悪いことのあとには良いことがくるという思いが強まってくるのだ。このような変化のほとんどは無意識のうちに進行するとセラピストはよく心得ていて、その体験を言葉に表すようにと参加者に促していく。

アルナルプでのプログラムの最後の数週間は、グループでの活動に力が注がれる。焦点はだんだんと社会性へと向かっていき、参加者はだいたいこの展開に対処する準備が整ってきている。追跡調査によると、一年後には参加者の六〇パーセントが何らかの仕事や職業訓練に戻っており、主治医の診察は平均で年間三〇回から五回にまで減っている。[*12] 長期病気休暇中の人の仕事復帰を促す働きがあることから、このアルナルプのモデルは支援を受けている地元当局から、費用対効果があると認められている。

アルナルプの主任研究者の一人、アンナ・マリア・パルスドッターは、プログラムの期間中と終了後三か月に、参加者に行った綿密なインタビュー調査にもとづいて、「回復までの旅（The Journey of Recovery）」と呼ばれている研究を発表している。[*13] その研究で、自然を「無条件に」受け入れることは、治療的観点から参加者にとって重要であると明らかにした。安全であるという感覚によって、感情的な苦痛を経験し、そしてそれを解き放てるようになる。拒絶の恐怖と罪や恥の感情が強い時、人との触れ合いにおいて、このように自分の弱点をさらけ出すのが困難な場合がある。感情を解放するための安全な容器を自然の中に見出せれば、さらに詳細なトークセラピー（話し合い療法）へと進んでいくプロセスのスタート地点となりうる。

自然に近いところで時間を過ごして参加者が学んでいくのは、パルスドッターの表現に従うと、「何事にも最適の時がある」ということだ。生活が過度に精神的な圧力を受けると生きている意味を失い始め、休止は、それによって生命との深いつながりを取り戻せるなら、時間を失うことではないのだと、参加者は理解するようになる。一人の女性が、「それ自身の速度に従って動いている小さな世界」が「病院では見つけられない幸福な気持ち」を感じさせてくれるのをただただ見守っているのだという話をした。芽生えや樹木、岩石などには生命のサイクルがあって、人間のサイクルよりも、ずっと短いものもあれば、はるかに長いものもある。庭で体験できる多種多様な時間は治療効果の重要な一部なのだ。

ドナルド・ウィニコットはかつて、神経衰弱が突破口になりうると書いている。[*14] 神経衰弱が起きる原因は、それまでは機能していた心理的な対処戦略と防御が停止してしまい、勝手に問題を起こし始めたことにある。生きることに対する新しい姿勢を見つける必要があり、その意味で、植物を育てることは人間に生き方を教えてくれる。

庭の面倒をみることで、自分を思いやる感覚を見出せるようになる。こうして、抑うつを伴う敗北感や厳しい自己批評が和らぎ始める。プログラムが終了して三か月、パルスドッターは参加者すべてが生活スタイルをすっかり変化させたことを知る。彼らは自分自身の休息と復活のリズムを理解するようになり、毎週自然の中で過ごす方法を見つけようとしていた。長い散歩に出かける人もいれば、家でガーデニングを始めた人もいた。また中には市民農園を申しこむ人もあったという。

植物の成長と時間感覚の変化

ガーデニングは時間のスピードを調節する薬のようなものと考えてよい。屋外で働けば精神的な空間が広がり、植物の成長サイクルは私たちと時間との関係を変化させる。スーザン・ソンタグはある時こう言っている。「古い言葉」にこんなものがある。「時間はすべてが同時に起きないようにするためにある。スペースは全部があなたに起きないようにするためにある」と。[*15] 私たちが病気になると、この両方の反対が真実になる。うつ病、心的外傷、不安障害、それらすべてが側頭部の視野を萎縮させ、私たちの精神的な空間は狭められる。絶望感と恐怖は未来を小さく見せる。過去と現在は古い傷を引きずることを通じて多かれ少なかれ混ざり合う。心が内側へと向くというのは、「すべて」が自分に向かって起きているように感じるという意味だ。

これに対抗するのに、ゆっくりとした時間の体験は重要な役割を果たす。ゆっくりした時間とはゆっくりと何かをするという意味ではない。燃えつき症候群や抑うつで苦しんでいる人はかなり動作が遅くなっていて、もとに戻っていない。ゆっくりとした時間とは、今の瞬間を生きるということだ。カール・ユングはボーリンゲン湖畔の塔で過ごす時間を通じてこの経験を自ら深めた。ここには電気がないため、自然のリズムの中に入っていった。午前中執筆し、それから午睡のあとは屋外で働いた。ジャガイモとトウモロコシの畑の面倒をみて、薪割りをした。[*16] 戦争中はもっと広い畑を耕作した。トウモロコシとジャガイモの他に、インゲンマメ、コムギを栽培し、ポピーは油脂を取るために植えていた。こうした活動をすると疲れが取れ、新鮮な気分になった。「人間を土に結びつけるのは身体と感情と本能からだ」とユングは書いている。[*17]自分自身を自然の中にしっかりと据えることで、彼ははかり知れない生生命のつながりを体験した。「時折、まるで自分がそこらの景観の上に広がったかのような、いろいろなものの中に入りこんだかのような気持ちになる。すべての木々や、波の跳ね返りの中に、雲や、行ったり来たりする動物たち、季節の変化の中にも、自分自身が生きているように感じる」。ユングにとって、こうした体験は「私たちすべての人間の中の、二百万年前の人間」に近づく道だったのだ。

グリーンエクササイズの第一人者、エセックス大学の環境と社会学の教授、ジュールス・プリティーは、このような夢中になる体験は自然が精神の健康に対して有しているきわめて重要な効果であると考えている。ゆっくりと見たり聞いたりすることは、人間に栄養を与え、活力を取り戻させる。余暇時間にハイキングや、釣り、バードウォッチング、そしてガーデニングを通してこの種の没入型の体験を行おうとしている人も多いが、現代の生活スタイルではその機会は限られている。

プリティーの研究チームが行った調査によると、自然の中で過ごすことはストレスからの回復に効果があるだけでなく、その後のストレスに対処するのにも役立つという。[*18] これは別の表現を取ると、レジリエンスの力が高まるというのである。同チームの市民農園に関する別の研究では、農園をやっている人のほうが、ガーデニングをしていない同様の人よりも健康状態がよいということがわかった。市民農園の中の自分の区画を耕すことは、緊張や怒り、混乱などのレベルを抑えるのに役立っている。[*19] 週に一回、三十分の活動で気分や自己評価に有意な改善をもたらすには十分だ。

負のスパイラルからの脱却

市民農園を借りるのは、根を下ろすということだ。長期にわたる深い関わりであり、それには感情的にも身体的にもかなりの投資を必要とする。畑の小区画はいまだに昔のアングロ・サクソンのポールシステムで測量していて、典型的なサイズは五ポール、およそ一二五平方メートルだ。市民農園の持ち主は、夏の間は一週間に六〜八時間、冬には二時間仕事をする人が多い。数字からわかるのだが、最初の二年が過ぎると、病みつきになる傾向がある。

私が住んでいる場所からほど近い町の郊外に、鉄道線路のそばの畑の中にいくつかの市民農園がある。緑色と茶色がパッチワークのように広がり、どこも同じような典型的な市民農園の風景だ。小さな物置、コンポスト用の容器、フルーツケージにマメの蔓用の支柱などが置かれていて、ほどほどの収穫があるのだろう。夏には野菜でいっぱいになるが、畑によっては色彩豊かに変化していくところもある。ピンクと紫のスイートピーの花がふわりと雲のように固まっていたり、まぶしい黄色のヒマワリが直立していたりする。

ドロシーはここの市民農園に自分の区画を持っている一人だ。三十代の前半、ほっそりとした、どちらかといえば妖精みたいな姿で、髪は長くてブロンドだ。自分は「ローテクな」時代に逆行してみたい世代の一員なのだそうだ。「自分でやらなくてもすべてが出来上がっているというのでは幸福感が得られないと、人々は気がつき始めている」と、広い意味の社会的覚醒の話もした。市民農園の利用希望者のリストが延々と長いことは有名で、ドロシーも何年も待ってやっと自分の名前がトップにきたのだが、その時は、最初の子どもを妊娠中だった。ロビンという名前の男の子だ。市民農園は彼女のプロジェクトになる予定で、夫のものではなかった。そこで、このまま農園をやるとしたらドロシーには荷が重すぎるのではないだろうかと、二人は考えこんだという。しかし、長い間待ってようやくのことだったので、みすみすこの機会を逃すのは耐えられなかったという。

ドロシーに割り当てられた区画は放っておかれて、シバムギだらけになった。最初は心が沈んだが、力を貸してくれる人を募集すると、友人の一人が自分のトラクターで畑を耕してくれた。それからは土壌改良をし、野菜くずなどのすべてを堆肥にして土に返していった。最初に植えたものの一つがリンゴの木で、それからイチゴの苗をたくさん植えたので、区画の五分の一はイチゴに充てられている。

生い茂ったオークとサンザシの生垣が区画をぐるりと取り囲んで、静かで他から隔離されている感じだ。ドロシーと二人の子どもにとって完璧な環境だ。子どもたちがふらふら歩きまわっても彼女は安心していられるからだ。だが、子どもたちはほとんどさまよい歩いたりしない。ドロシーが草取りをしている間、ロビンの妹のポピーは這いまわってイチゴを食べているし、ロビンは母が自分用にと棒で印をつけてくれた小さな場所で、自分の穴掘り道具で遊んでいる。

年齢にかかわらず、ガーデニングは遊びの一つになりうる。ウィニコットは遊びの持つ次のような心理学的な意味について論じている。「一人の子どもが……創造的になれるのは、……遊びの中であり、遊びの中だけである。また一人の人間が自分自身を見つけることができるのは、創造的になっている時だけである」。この意味で、遊びは注意散漫とか脱線と見えてもそうではなく、回復させる力を持った意味のある活動なのだ。これはドロシーには確かに当てはまっていた。「人生の大きな出来事が起きている時、庭にいるとそれが理解できるようになる」と彼女は気がついている。

効果が続くようになった大きな理由は、自分自身が子どもだった時代を思い出したことだった。彼女は父と一緒に市民農園で過ごした思い出を話してくれた。父親は自分を手押し車に載せて押してくれた。また、「ルバーブの葉を傘にした」ことも思い出した。夏にはルバーブの葉の下に妹と二人で寝床をつくったこともよくあったという。ある時、二人はそこで眠りこんでしまって、父親に大きな葉の陰で一緒に丸くなって寝ているところを発見された。

家には屋外のスペースが少ししかなく、ロビンは「体を動かすのが大好きな」小さな男の子なので、ロビンの面倒をみるのは農園のほうが楽だという。ここの人たちは皆明るく親切で、子どもたちには都合よくお祖父さんやお祖母さんになってくれる。自分にも友達ができたし、ガーデニングでは競争がないところが気に入っている。おかげで他の人に助言を求めることも、アイデアを交換することも簡単だと感じている。社交的にもなりうるところだが、ドロシーにとってはそうなりすぎないところが重要なのだ。たいてい、それぞれが自分の仕事をどんどん進めているので、たやすく一人で時間を過ごすことができるのだ。

子どもを持つことは人生を肯定する創造的な経験の一つだが、最も エネルギーを奪われる、要求されるものの多い経験でもある。ドロシーはポピーが生まれたあとは仕事を辞めて、フルタイムの母親になるという決断をした。およそ六か月が過ぎた時、彼女は毎日泣いていた。「低迷状態」に陥っていて、抗うつ薬を処方され、短期間飲んでいた。とりわけ、自尊感情の喪失に苦しんだ。「母親になって、お金も稼いでいない。降格されたように感じてしまう」

市民農園は、このような下向きのスパイラルからドロシーを引っ張り出すことに成功した。特に自然の時間の枠組みには、「絶好の機会」というものがあり、先延ばしにする癖を直してくれるという。「つまり、庭は目的とスケジュールを与えてくれる。庭のほうが人間をきちんと動かし、気を引き締めさせるのだ」とドロシーは説明してくれた。「もしもパッチワークキルトだとしたら、何年経っても引き出しに入ったまま。勢いというものがないからだ」

地球の暦に従うと、ドロシーは幼稚園へロビンを迎えに行く一時間前にはニンニクを植え終えてしまう、という結果になる。「土砂降りだったけど、とにかく私はやった。雨の中に出ているのはとても気持ちがよかった。本当にひどい天気だったから、ほとんど笑い出しそうだった。でも、本当の意味の満足感があった。私は全部植えることができた」

庭は自分だけの場所にもなる。「家ではないどこかで、でも私の場所」という。「どこか別のところ」という感じが彼女にとっては重要で、「ただ休養しているよりも積極的だ。私はちゃんと何かをやり遂げているから」。家では自分がどこまでちゃんとできているかを家の状態で自己評価する。すなわち、彼女は常にきれいに片付けてまわっていて、子どもたちの散らかしたものと格闘している。ところが、これは避けられないのだが、ほとんど何かができたと思った瞬間に、またできていない状態に逆戻りするのだ。しかし、土は庭では汚いものではない。物をつくり出す土壌なのだ。ドロシーの表現を借りるなら、「土に対してたくさんの注文をしても仕方ない。だからいいのだ。土をきれいにすることはできない。土は耕すものだ」。

今を生きる力を引き出す

家中に掃除機をかけ、おもちゃを拾って歩くのとは対照的に、庭にいるとわかりやすい報酬があって、深い満足感が伴う。昨年は「巨大なポロネギ」を育てた。他にもチャードとかビーツ、カボチャなどいろいろな収穫があった。「畑に何かを植え、それを育てて、収穫して、自分や子どもたちに食べさせられるというのには、大きな満足感がある」と彼女は言った。神経科学者ケリー・ランバートは、自分の暮らしを変える力を信じる気持ちは、身のまわりの実体的なものを変化させることを通じて生じるのだと考えている。自分の行動が、見たり、感じたり、触ったりできる何らかの結果を生じる時、人間はまわりの世界により深くつながっていると感じるようになり、自ら自分やまわりの世界をコントロールできているという感じも増してくる。「欲しいもの、必要なものを手に入れるために、身体を使う労働はより少なくしたいという衝動の中で、私たちは精神の健康にとって非常に大事なものを失ってきた」とランバートは述べている。

ランバートによれば、脳は環境を操るように調整されているという。その機会がないと、世界を支配しているという感覚が失われ、人間は抑うつや不安症に対してより弱くなる。ラットに対して行った実験から、受け身で餌を与えられるのではなく、餌を手に入れるために努力をしなければならない時に障壁にぶつかると、ラットはより強い決断力を示すということがわかった。ランバートはこの現象を「学習された粘り強さ」と呼んでいる。[*20] 同様の効果が人間にもあって、自分には人生の状況に影響を及ぼす能力があるのだという楽観的な感覚が持てるようになる、と彼女は考えている。これは、自分以外の事情のなすがままになっている感覚を意味する「学習された無力感」とは対照的だ。人間は常に自分の力を後押ししてくれたり、自分には何かをコントロールする力があるのだと思い出させてくれるものが必要で、これによって、ランバートが言う「努力主導の報酬回路」の生理機能や化学的成分を変化させ、強力に活性化させるのだ。

ランバートは手を使って働くことは健康にとって非常に重要だと考えるようになり、人間の脳の大きな部分が手の動きに特に割り当てられていると指摘している。手を使った仕事にはさまざまな種類があり、ＤＩＹや手芸などがあるが、ガーデニングの利点は、ドロシーも気がついたように、延期できないという点だ。予測不能だという点も重要だとランバートは言う。異なった結果に対する計画を立てる必要がある。「不測の事態の練習」と、彼女はその過程を呼んでいる。[*21]

今の瞬間を生きる力を引き出すことが、今日のストレス治療において強調されている一方で、将来の方針を持つ力も深める必要がある。先史時代が進むにつれて、人間は未来に向けて初めて計画を立て、自分たちの農耕の努力の成果を信頼するようになった。庭には、計画したり、楽しみにしたりすることが常にある。一つの季節が終わると、次の季節がとって代わる。このような何かを期待する前向きの感情は、生命の連続性といった、心を安定させる効果のある感覚を引き起こす。昨年、ドロシーは自分の区画でロビンにカボチャを育てさせた。「ものすごく大きかった。私たちがどんなに満足して楽しんだか、言葉では言えないほど。ロビンがとてもうれしそうに車から家の中に運んでくると、『こりゃあ大きいな！』と父親が言った。それで、種をいくつか残して、ロビンはまた来年も蒔くつもり」と、そんな話をしてくれた。

ドロシーが自分で育てたものの中に感じ、また自分の息子の中にも見ることができて喜んでいた自尊心は「他のものよりも純粋」だと彼女は言う。ガーデニングは虚栄心にはあまりつながっていない。なぜなら、「人間だけの仕事ではないから。人間と地球の仕事だからだ」とドロシーは考えている。土を耕すことから「地球につながっている」という力強い感情を受け取っている。そう言ったとたんに、彼女は叫んだ。「違う。宇宙よ。太陽と地球の仕事だから」。ドロシーは人間の時間をはるかに超えたところの話をしていた。「私は信仰心があるわけじゃないけれど、ガーデニングからは霊的な何かを受け取っている」と彼女は結んだ。

ユングは、「人間は宇宙の中で孤立していると感じている。自然の中に私たちはもう含まれてはおらず、自然の中で起きる出来事に自分たちが参加しているという感情も失っている。これまでは人間にとって象徴的な意味があった出来事なのに」と書いている。[*22] ドロシーが説明しているような、霊的なつながりを感じることは、ガーデニングをしている人にはよく起きるのだが、こうしたつながっているという感覚は言語化が困難だ。それが理由となって、ガーデニングの有益性の研究では、この種の体験が無視されることが多い。園芸療法を研究している社会学者のジョー・センピクは、こういった体験は人間の生活に意味と目的という重要な感覚をもたらすので、もっと考慮される必要があると論じる。[*23]

世界と自分がつながっているという感覚は束の間のものかもしれないが、記憶は心の中で生き続け、そこで長く残る可能性がある。ドロシーは「低迷状態」の真ん中にいた時、この種の経験をしたのだと語った。彼女はしばらくの間農園に行けなかったが、ポピーの洗礼式の直前、お祝いの準備をしていた時に、ちょっと様子を見に行ってみた。驚いたことに、自分の区画がほとんど完全にケシ（ポピー）で覆われていて、それが満開だったのだ。前の年には何の兆候も見られなかったが、「土の中にずっとあったに違いない」とドロシーは私に言った。たくさんの紫色の花、娘のポピーのためのポピー。こんな偶然が他にあるだろうか。「本当に美しくてね」と言うと、目に涙が溢れてきた。この予期しなかった贈り物は彼女が必要としている時をねらってやってきた。ドロシーはたくさん摘んで家に持ち帰ったという。

ドロシーは生活の中のあらゆるもののはかなさに触れるたびに、つらい気持ちになった。あの感覚は夏には最悪だと彼女は言った。時間がどんどんすり抜けるように過ぎていくことに、常に気がついていたという。もしも私たちが時間を失われた瞬間の連続として体験するなら、私たちにできることはといえば、過ぎゆく時間を後悔することだけだ。しかし、もっと大きな物語の一部だとしたら、残念に思う必要はあまりない。農園はドロシーにより大きな物語をくれたのだった。

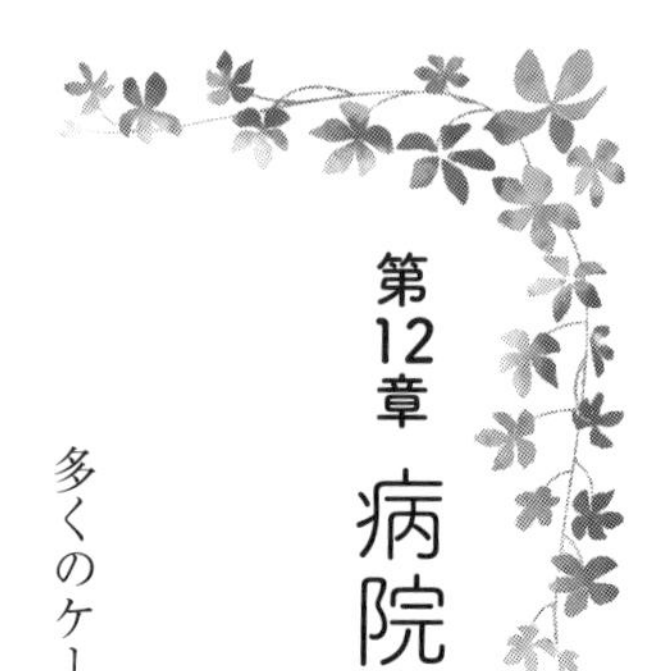

第12章 病院からの眺め

多くのケースでは、庭や自然はどんな薬にも負けない強い力を持っている。
——オリバー・サックス（一九三三－二〇一五年）

チューリップは、たやすく花瓶に挿すためにつくられた。他の花ではできないようなショーを見せてくれる。枯れる時もとても優雅だ。私たちは家の野菜畑の中の立ち上げ花壇にチューリップを植えている。太陽光に飢えていた冬が終わって、まぶしさに足もとがふらつく時、一直線に並んだ赤、黄、紫、オレンジの色の花は、まるで私たちに挨拶するための栄光のパレードのようだ。

毎年新しいタイプのチューリップを試してみるが、行列の中の昔からのお気に入りにとって代わるものはない。彫刻のようなタンジェリン・バレリーナにニースのカーニバル風ラズベリー・リップル、エキゾチックで暗い色のアブ・ハッサン、そしてなんといっても、一番のお気に入りはとても魅力的で明るい赤と黄色のストライプの入ったミッキー・マウスだ（口絵②）。

ＮＨＳの病棟に花を持ってくることがまだ許されていた時代には、私は大事な友達のお見舞いに、最も元気なチューリップの花束を持っていったものだ。めずらしい症状の診断が出て、彼女の世界はすっかりひっくり返ってしまっていた。大きな外科手術が必要で、そのうえ、心配だが、結果はその時点でははっきりしていなかった。友人はベッドに取り残されたように心配そうな青い顔をしていたが、チューリップの花を見せると、顔いっぱいに笑みが溢れた。前向きな感情の波が、私たち二人の間に流れ、トゥッティ・フルッティのようなカラフルな色に彼女の目はくぎづけになって、「わぉ！」という晴れ晴れとした声が聞こえた。

あの時のチューリップは、花の力が発動された瞬間だった。美しい花は真の、そして思わず出る微笑み、デュシェンヌ・スマイルと呼ばれる微笑のきっかけとなることが知られている。これは礼儀上の微笑みと違って、顔全体を明るく照らし、心からの喜びを表すものだ。このような現象はほとんど研究されていないが、二〇〇五年、ニュージャージー州にあるラトガーズ大学で行われた研究で試みられた。ジャネット・ハビランド・ジョーンズとその同僚たちの研究チームが、花を贈られる場合とそれ以外の贈り物の場合を比較して、その効果を確かめた。花束が圧勝するという結果になった。花をもらった人は全員、「真実の笑み」を浮かべ、良い雰囲気がより長く続いた。[*1]

少し前のことだが、私は転んで、大腿骨近位部骨折を起こした。動くことができず、痛みの中で、横たわって手術を待っていた。一晩、私は病気で動けない人の国にとらわれている一方で、健康な人間の国の人はみんな、いや、そのように思えたのだったが、それぞれ多忙な生活を続けていた。白い壁に囲まれて、自分は冷たくて殺風景な場所に閉じこめられていると感じた。もしもベッドのそばの窓から日の光が入ってこなかったら、監禁されているような感覚はもっとひどかっただろう。その意味では私は運がよかった。窓から外を覗くと汚れた白いタイル張りの壁が見えたので、景色自体はあまり快適なものではなかったのだが。この後ろ側にはより高い赤煉瓦の壁があって、モルタルの割れ目に植物が生えていた。あたかも命や希望の兆候を求めるように、私の目は何度もその小さな緑の塊へと向かった。私は怖かった。骨折の仕方がよくなかったのだ。現代医学をもってしても、まだ多くの未知の領域が存在している。

股関節置換術を受けることになっていたその前日、友人がある絵画の絵葉書を持ってきてくれたので、ベッドサイドに立てかけておいた。マティスの「赤のハーモニー」は素晴らしい絵だ。彼の最高傑作である。何もない壁に囲まれて、私は色彩を欲しており、この絵が船の錨(いかり)のように私を支えてくれた。絵の中の部屋の柔らかい深みのある赤は、私の目を喜ばせ、私が入っていける別の世界を与えてくれていた。青い花、籠、それと風になびく枝の飾りは、私に美しさと優雅さを語り、一人の女性が大皿の上に果物を並べるしぐさの光景は温かく家庭的な感じがした。この絵の中のもう一つの素材は私をしっかりさせる役目をしてくれた。それは庭に向かって開かれた窓だ。絵の中にある庭のように、鮮やかな緑色の芝生と花に覆われた木々、それに黄色い花は病室の窓の外の陰気な壁の代わりになってくれた。

花や窓の外の緑が治療を助ける──ナイチンゲール

二十世紀の後半に設計された大多数の病院は機能性と感染予防とテクノロジーを優先したので、結果として、利用者の多くに過度に不安感を与える殺風景なものとなった。英国のほとんどの病院では、今日では花のお見舞いを断っている。バクテリアによる感染への予防措置である。建物自体、多くの場合は日の光や植物の緑や新鮮な空気が不足していて、こうした基本的なものが欠乏していることが、患者やその家族、さらには働いている職員のストレスの原因となっている。病院にいる人々の感情的なニーズは無視されていて、重要でないとか安全を脅かすといった見方をされることが多い。毎日屋外に出る時間が権利として認められている収監されている被告人や受刑者とは異なり、入院患者は長期入院の人でさえも、屋外で過ごす時間はない。外の空気や日光は精神の健康のために良いという事実があるにもかかわらず、この状態である。最近の研究によると、これらは「忘れられた抗生物質」だ。[*2] なぜなら、明るく空気の流れのよい病室は入院期間の短縮や感染症発症率も低いからだ。[*3]

フローレンス・ナイチンゲールはこれらが健康増進の要因となることを十九世紀にすでに認めていた。病棟にはたっぷりの自然光と新鮮な空気の流れが必要だと確信していた。また、患者は車椅子で屋外に出してもらえると回復が早いことも観察から認めていた。クリミア戦争での看護の経験後、ナイチンゲールは次のように書いている。「発熱患者たちが明るい色のたくさんの花を見て歓喜している様子を私は絶対に忘れない。（私自身の場合だが）私に宛てて贈られた野の花のブーケのことをよく覚えている。その瞬間から回復は早まっていくのだ」。[*4] これは一八五九年に出版された『看護覚え書』からの言葉だ。患者をとりまく環境には身体的な治癒に影響する力があるのだと、理解していることがはっきりわかる。さらに、「その効果は心に対するものだけだという人もいる。しかし、そんな話ではない。効果は身体にも表れる。形や色、光などに、どういう経路で私たちが影響を受けるのか、わかっていることはわずかしかないが、実際に身体的な効果があることは間違いない」。

ナイチンゲールは、木の壁の節しか見えないような小屋の中で看護されている患者たちの苦しむ様子を自分の目で見た。花やベッドの脇の窓が美的感覚の栄養を補給する重要な源となると強く主張した。しかし、看護師たちが「切り花の入った花瓶や成長している植物」を「不衛生」を理由に拒否しているところや、病人たちのさまざまな色や形への強い望みが看護師たちによって「気まぐれ」として片付けられている様子をナイチンゲールは目撃した。こうした希望は気まぐれどころか、何が治癒を助けるのかを示していると、彼女は強く信じていた。

ナイチンゲールが考えていたことが、最近再浮上してきている。環境は治療と別物としてみなすべきではなく、基本的なものとして対応すべきだと考えられることが増えてきている。一例をあげると、英国医師会は二〇一一年に新ガイドラインを発表して、病院設計に心理学的な配慮の向上を求め、新たに建設される病院には庭を付設させることが提案されている。[*5]

数々の研究が行われて、多様な医療現場で自然の景色が持っている効果が科学的に根拠づけられている。[*6]この中には、心臓疾患集中治療室や気管支鏡検査クリニック、火傷専門治療室などが入る。環境心理学者のパイオニア的存在のロジャー・ウルリッヒはこの分野の最初の研究を行った。[*7][8]一九八四年の「窓からの眺めが手術からの回復に影響を及ぼす可能性（View through a window may influence recovery from surgery）」という研究だ。子どものころ、病気で寝ている時に窓の外に一本の木があったという経験が、ウルリッヒの調査の背後にあって、インスピレーションとなった。研究はペンシルベニア州の小さな病院で、胆のうの手術からの回復期の患者を二つのグループに分けて行われた。一方のグループは病室の窓から落葉樹が見えるが、もう一方のグループは、窓からは茶色の煉瓦の壁が見えるだけだった。樹木が見える部屋の患者のほうがより良好な回復を示した。もう一方のグループとくらべて、ストレスのレベルは低く、前向きな雰囲気で、鎮痛剤の処方も少なくてすんだうえ、平均で一日早く退院できた。また、研究では、窓から木が見える部屋の患者のほうがもう一方のグループとくらべて、「看護師ノート」の中の否定的なコメントがはるかに少ないということもわかった。ストレスのレベルが低く、その結果、要求が少ないというわけだろう。

懐疑主義的な人なら、それ以外の、テレビを観るなど病院内で気晴らしになるものでも同様の結果になるのではないかと考えるかもしれないが、カンザス大学の研究チームが行った最近の研究の結果からは、そうでないことがわかった。患者は全員テレビを持っていて、半分の患者はさらにベッドの近くに花の咲いている植物があった。合計で九〇人の患者が虫垂を切除されたあと、ランダムにどちらかのタイプの病室に割り当てられた。[*9] 手術からの回復期に、花が部屋にある患者のほうが、機嫌がよく、不安も少ないし、血圧も、心拍数の測定値も他方のグループよりも低いと報告された。また、鎮痛剤の投与も明らかに少なかった。この調査から、花の咲いている植物は「手術からの回復期の患者のための廉価で効果的な薬」であると結論づけられた。他にも、実験参加者たちは植物の存在を、病院はいたわってくれる場所だという印なのだと解釈していたという報告もあった。言い換えると、緑の植物や花の存在は信頼感や安心感を強めてくれるということなのだ。

これまでの章ですでに論じてきた健康に対する自然の有効性は、もちろんすべてここでの発見に密接に関係するのだが、病院という文脈の中で考えると、特別重要なのは希望とか恐怖とかの基本的な感情が病気という体験に、また時にはその結果に対しても、劇的に影響を与えうるという点だ。庭や花の咲いている植物はいたわってもらえる場所を表す印で、「プラシーボ効果」が発生する。[*10] プラシーボという語は「喜ばせる」という意味で、病棟スタッフとの共感的な交流を通して生じる肯定的な期待と同様に、新薬の治験で対照実験のために使用される。プラシーボ効果は感じたり信じたりすることが基本だが、脳の中での効果は現実のものだ。気分を高揚させたり、鎮めたり、痛みを取ったりする働きのある内因性エンドルフィンが放出されているのだ。建物の持つ高揚感にも同様の効果があると考えられている。建築評論家チャールズ・ジェンクスが「デザインのプラシーボ効果」について言及しているのもこれが理由だ。彼は英国にあるマギーズ・キャンサー・ケアリング・センター（マギーズ・センター）を建設するための基金の設立者でもある。ボランティアによって運営されているマギーズ・センターは、ジェンクスが言うところの「工場」のような病院に対抗するアイデアとして企画されたものである。それぞれの建物は異なる一流の建築家たちが設計しているので、各建物は異なっていても、すべてが光や美しいもの、家庭的な雰囲気、庭などを使うことによってデザインのプラシーボ効果が最大限に発揮されるようになっている。[*11]

私たちは病気になると、生活の中の美しさや工夫のようなものが抜け落ちてしまう。基本的なところまで白黒の世界に押し戻されて、すべてのものは急に良いか悪いか、安全か危険かに分類されてしまう。穏やかな気持ちの時に良いと思えるものは、ストレスのある状況ではまったく異なって見える場合がある。不安な時には、少しでもきっかけがあると、恐怖を自分のまわりの環境に投影してしまう。ウルリッヒが行った病院内でのアート作品の効果に関する研究によって、どの程度まで注意深く選択されるべきかが明らかになった。[*12] スウェーデンのある精神科病院で十五年を超える期間にわたって、患者が攻撃したり破損させたりしたのは抽象画だけで、自然の風景を描いたものでは一度もそうしたことが起きていないという。さらに、心臓病の手術から回復中の患者を対象にした研究では、抽象画は自然界を描いた絵画ほど心を落ち着かせないと示された。[*13] 特に、直線が入っている画像は明らかにストレスを与えることがわかった。おそらく閉じこめられているとか、外に開かれていないとかの感じが増すのだろう。

また、ウルリッヒは次のような例を引いている。[*14] 大きな角張った鳥のような形の、金属で鋳造された半抽象的な展示物が、がん治療センターのために依頼された。バード・ガーデンと呼ばれたが、この計画段階に参加していた人たちの中には、この彫刻品に威嚇するようなところが潜在的にあると指摘した人は誰もいなかった。だが、鳥が設置されるや、すぐに明らかになった。患者の二〇パーセント以上が否定的な反応を示したのだ。単に好まないというレベルではなく、中には敵意や威嚇を感じるという報告もあった。彫刻は、人々の心の中にあったがんに対する恐怖心に襲いかかったのだ。これが撤去されるまでに長い時間はかからなかった。

感情移入

バード・ガーデンの彫刻は、私たちの生活体験が豊かな想像力によっていかに影響を受けるかを示した例だ。この現象には十九世紀のドイツ人哲学者ロベルト・フィッシャーによって「感情移入」という用語が初めて使用された。[*15]「感情移入」とは、彼が強く主張する「運動感覚」シミュレーション、あるいは内的シミュレーションを通して、自分のまわりの世界を感じる方法を捉えるためにつくり出された語だ。フィッシャーは時代のはるか先を進んでいたのだ。当時、一般的に考えられていたモデルは、目で見たものをカメラが撮影するのと同様に、脳が受動的に認識するというものだった。今ではそうではないことがわかっている。行動や動作を人間が見る時、脳はそれをシミュレーションするのだ。この複雑なプロセスは、ミラーニューロンと呼ばれている特別な細胞で生じている。このニューロンは大脳皮質の運動野の中にあり、人間が別の人間の動きを見ると、自分自身がその動きをしているかのように活性化する。何が欠けているのかといえば、その動きを実行するための筋肉経路への伝達だ。フィッシャーは「感情移入」を多かれ少なかれその名の通り「内的模倣」のプロセスであると考えた。

ミラーニューロンにはさまざまなタイプがあり、母親と幼児の結びつきが形成される時の顔の表情のミラーリング〔乳幼児と母親の間で行われる模倣のように、親密な間柄にある者の間で、しぐさや動作が同調する現象〕において重要な働きをする。また、共感する能力にも重要な存在だ。これまでのところ、ほとんどの研究がこの分野に関心を示しているが、最近の研究から、ミラーニューロン細胞は人間が物理的な環境をどう体験するのかという問題に、より大きく関わっているということがはっきりしてきた。これは驚く話ではない。狩猟採集民が生きるか死ぬかは、風景の中のほんのわずかな動くものを察知できるかどうかにかかっているからだ。イタリア人神経科学者ヴィットリオ・ガルレーゼはミラーニューロンのシステムを専門に研究するおもな研究チームのトップを務めているが、「松の木から松ぼっくりが一つ、公園のベンチに落ちたらどうなるか。土砂降りの中で、植物の葉に雨粒が落ちてきて飛び跳ねたらどうなるか」といったことで、このニューロンは仕事を始めるのだと述べている。[*16]

内的シミュレーションのプロセスとは、人間がボディーランゲージを読むのと同様に環境を読むという意味だ。この現象は、どのようにして、自分のまわりのいろいろなものに対してさまざまな喜びを感じたり、自然界のさまざまな面に共感したりするのかを説明してくれる。空を飛んでいる鳥を見て感動する時、上昇気流に乗って滑空するように、人間も一緒に滑空するのだ。体験は私たちの中で活発にシミュレーションされているので、あたかも私たちも一緒に飛行しているかのように、鳥の中に自分を投影させることができるのだ。

病気や身体が弱っている時に自然の中の動きを見る効果は、モビールや揺れる枝などの動くものにいつまでも魅了される赤ちゃんの中に認められる影響と、それほど大きく異なっていないのではないか。このことは、身体的に弱っていて十分に身体を動かせない時でも、楽しく愉快なやり方で大脳皮質の運動野はなお刺激を受けることができるという意味でもある。

ベス・アブラハム病院勤務の時代、偉大な神経学者オリバー・サックスはよく自分の患者を連れて、道を渡ってニューヨーク植物園へ散歩に出かけていた。サックスは、二種類の非薬学療法が慢性の神経病において特に重要だと考えていた。音楽と庭である。両者とも「脳に対して、落ち着かせ整理する効果」があることがその理由だった。[*17]パーキンソン病やトゥレット症候群といった精神神経疾患の患者は、自然の中へ出ると、一時的に症状がおさまることがある。他にも、自然が心を落ち着かせ、集中させる効果が見られる場合がある。[*18]アルツハイマー病と注意欠陥・多動性障害（ＡＤＨＤ）がその例だ。[*19][*20]自然に対する神経学上の内的反応は、神経系が不調の場合によりはっきりと表れるといっていいかもしれない。いずれにしてもサックスは、脳はそのような経験を通して直接変わると考えたのだった。「自然の特質が健康に及ぼす効果は、精神的、感情的なものばかりではなく、身体的、神経学的なものもある。脳内の生理とおそらくその構造にまで深い変化を反映させるのだと確信している」と述べている。

サックスの意見は、近年の研究結果からも裏づけられている。たとえば花の咲いている植物や庭は、アルファー波のレベルを上昇させることで、脳の電気的活動に変化をもたらしていることがわかった。[*21] アルファー波のリズムとは神経の栄養の一種で、鎮静化と抗うつ作用のある神経伝達物質であるセロトニンの分泌を通じて気分を高揚させる。

屋内の環境は静的で、変化に乏しい傾向にあるが、神経系は差異や変化を認識するように調整されている。人間は感覚的刺激を必要としている。生きている、元気だと感じられるようにしてくれるものの一つだが、最適の状態は刺激過多と刺激不足の間にある。たとえば、木々の間を吹く風や、緩やかに流れる水の音は心休まるものだ。予測可能な範囲内できりがないほどのバリエーションのある音だからだ。自然の中に存在する目に見えるパターンもまた、穏やかな形式の刺激を脳に与える。自然の形は、パターンが異なる大きさで繰り返される「自己相似性」として知られる幾何学の類型を表している。ある主題に対するバリエーションに似ている。いわゆるフラクタル図形〔図形の部分と全体が自己相似形になっているような図形〕はおそらく一本の樹木の構造の中に最もはっきりと表れている。一本の木のさまざまな部分はすべて、葉の中の葉脈から幹や根に至るまで、枝分かれの同様のパターンがあるが、それぞれ微妙に異なっている。脳は基本的にパターンを探す器官で、流れこんでくる大量の感覚情報から、素早く予測を行う必要があるのだ。フラクタル図形は脳の仕事を簡単にしている。なぜならそこには予測可能な強力な要素が含まれているので、一目見ると、脳の視覚野は隙間を埋め、より大きな画像を組み立てることができるのである。[*22]

この種のパターンは、自然の風景をいわゆる「滑らかな視覚処理」へと伝えていく。この意味するところは、人間はリラックスした見方でも、まわりの様子をさっと見ることができ、最低限しか視点を止めないですべてを理解できるということだ。オランダ人の環境心理学者でヴァーヘニンゲン大学のアグネス・ファン・デン・ベルヒはフラクタルの研究をして、自然の中で私たちが体験する安らぎにフラクタルが大きく貢献していると主張している。[*23] 彼女の説明によれば、人間が建築した環境は不規則で角張ったところのある形が非常に多く、研究から、私たちがそのような風景をスキャンする場合、視覚情報を集めて分析するためには私たちの目は視線を何度も止める必要があるという。自分の目がこのようなことをしていると気づかないが、それでもやはり、見ているものを処理するためにエネルギーをより多く使うことになる。対照的に、自然は解釈するのに負担が少ない。ファン・デン・ベルヒの言葉によると、「自然は心に優しい」という。身体が病気で、エネルギーのレベルが非常に低いとしたら、感覚的刺激は多すぎもせず、少なすぎもしない、ちょうど適切なものでなければならない。自然の穏やかな形は最も適している。

窓の外の一本の木との出会い

自然には、人間の感情を目覚めさせる力がある。自然の刺激が人間に与える神経学上の効果について、どれほど多く理解できるようになったとしても、これはまだ多くが謎のままだろう。実際には自分の心の状態によって変わるからだ。見ているのに見えない、聞いているのに聞こえないといった時がある。幻視芸術家であり詩人でもあるウィリアム・ブレイクは、人間のこの世界の経験は心の受容力に強く影響を受けていると理解していた。どのようにかという点に関しては、「ある者たちには喜びの涙を流させる木が、別の者の目には視界をふさいで立っている緑色の物にしか見えない」と表現している。[*24]

作家のイヴ・エンスラーは、入院した時に一本の樹木とありえないような出会いをしたと記録している。[*25] しかし初めは、ブレイクが書いていたように、窓の外に立っている木は視界を遮る「緑の物」としか見えなかった。エンスラーは当時、子宮に大きな悪性腫瘍があると診断されており、非常に体調が悪かった。『世界という身体の中で（*In the Body of the World*）』でエンスラーは、病院に到着した時、極度の疲労状態だったと語っている。病室は間違いなく美しく清潔だったが、窓からの眺めはあまりうれしいものではなかった。木のそばで奥まった部屋だったのだ。映画を見たり友人に電話をしたりできないくらいに体が弱っていて、ベッドに横になっているしかできなかった。あとは例の木を眺めているだけだった。退屈すぎてどうにかなってしまうのではないかと思ったという。木は彼女をイライラさせた。「私は米国で成長した。大事な価値はすべて未来にあり、夢に、つくり出すことにあった。現在はないのだ。現在あるものの中に価値はない。今存在するものから、その後何がつくられるか、何を絞り出すかといったことだけが大事なのだ」とエンスラーは説明した。このような心の在り方では、一本の木に価値があるのは切り倒されて薪になる場合だけだ。別の表現をするなら、死んだ木なら価値があるということだ。

最初の数日間は同様に過ぎていった。エンスラーの目は自然に対して鈍感なままだった。それから、何かが変わった。この木を邪魔な物体としてではなく、隅々の小さな部分に至るまで生きているものとして見るようになったのだ。「火曜日には私は樹皮の上で瞑想した。金曜日、緑の葉が遅い午後の光の中で揺らめいている。何時間も、自分自身のこと、私の身体、私の存在は消えて、この中へ溶けていった」とエンスラーは書いている。一本の樹木との、すべてを持った木との、こんなにも深い親密な関係は彼女にとってまったく新しいものだった。「病院のベッドに横たわり、木を見て、木の中に入りこみ、木に備わっている緑の命を見つけること、これは覚醒だった。毎朝、木を見るのが待ちきれなかった。私は木に取りこまれてもいいと思った。一日一日、日の光や風や雨によって木は違って見えた。木は強壮剤であり、治療であり、導師であり、そして教えだった」という。いつも一緒にいてくれる仲間のように、彼女は木から学んだ。木は彼女の鈍感な目を癒した。化学療法を始めるまでには「あちらこちらで咲き始めていた穏やかな白いサンザシの花に対して、こみ上げてくる喜び」を楽しむようになっていた。

それまでの人生ずっと、エンスラーは自分の身体からも地球からさえも切り離されているように感じていた。子どものころも大人になってからも、虐待を経験してきた。自分の身体が大事にされる必要があると感じないまま成長してきた。何年も、母とのつながりを求めていたが、「入り口」が見つけられないでいた。その結果、人生を通してそれまで自分は「住人」ではなく、「訪問者」であったと感じてきた。ところが、木はただそこにいることによって、彼女に何の要求もしないで、それを変えたのだ。完全に説明するのは難しいのだが、木の中に入りこむ方法を見つけ出すことを通じて、エンスラーは自分の母を再度見つけ出したのだと感じている。

一本の木を見つめ続けて何時間も過ごそうと思う人は、あまり多くはないだろう。エンスラー自身ももちろんそうだった。だが、病気になることは人間を立ち止まらせて、スローダウンさせる。重病の場合には大きな調整が必要だ。分水嶺を越えてしまい、人生はもう前の場所に戻ることはない。治癒が必要なのは身体の生存だけではない。私たちは何が重要かを再評価する必要がある。優先順位を考え直し、これまでとは別の方向へと進んでいかなければならないのである。

エンスラーの覚醒と、彼女が新しく発見した何かとつながっているという感覚は、非常に強烈だが、少しも特殊なものではない。がんの診断を受けた人たちのエビデンスに関する最近の調査では、病気になったことで、自然界とまったく新しい関係を築いたという人が多いと明らかになった。さらに、自然の中で過ごした時間のおかげで、これからの人生を考える際に新鮮な見方が生まれたということだ。病気に直面した時に、他の人からの路線変更を含む支援は重要だが、結局のところ、このような変化は自分で起こさなければならないのである。自然の環境の中に身をおくと、私たちは常に生命に囲まれているのだとよくわかる。これによって、一人だけれど孤立していないと感じることができ、他にはないやり方で孤独は癒される。

病院に庭を――普通の暮らしに戻れる場所

英国の慈善団体ホレイショ・ガーデンの共同設立者オリビア・チャップルにインタビューした時、彼女は、一人でいるが孤立していないという状況が治療的に重要であると強調していた。ホレイショ・ガーデンは英国の脊椎損傷センターの中に庭をつくってその維持・管理を行っている。過去八年以上、人生をすっかり変えてしまうような身体の損傷に直面した人々に、美しい庭がたくさんの慰めをもたらすところをオリビアは見てきた。脊椎損傷の患者は六か月から一年の入院が必要だが、屋外で過ごせるスペースといえば、以前までは舗装された駐車場だった。

デザイナーのクリーブ・ウエストはソールズベリー病院内のデューク・オブ・コーンウォール脊椎治療センターにこのような最初の庭をつくった。初めてセンターを訪れた時、ベッドや車椅子に乗って、あちこち押してまわってほしいと依頼した。この時、地面の上のありとあらゆるでこぼこが伝わってきて、自分がとても弱く、自分ではどうすることもできないという事実に、ショックを受けた。この時の経験がデザインの過程に新しい見方をもたらした。

患者たちとの事前の相談でわかったのは、彼らの一番の望みは病院の環境から逃げ出せる場所が欲しいということだった。患者たちの優先事項はただ二つ。「美しさ」と、「行きやすさ」だった。リハビリテーションのプログラムは、心理的、あるいは社会的な関係のためというよりは、身体的な必要性に大きく傾いており、そのため、初めのうち病院スタッフは身体的治療を最大限に行う機会として庭を考えていた。これとは対照的に、患者たちは心理的な支えの必要を強調していた。「治療を行う」必要のない場所で、しかも一時的に「普通の」暮らしに戻れるような場所を切望していたのだ。

患者たちの優先事項の美しさと行きやすさという点が、ウエストの設計の中心的な観点となった。庭全体の構成をまとめているのはたくさんの多年草の花々で、そこに季節による変化やさまざまな色が溢れている庭をウエストはつくり上げた。庭の片側に沿ってトレリスを置いた散歩道があり、リンゴの木がその上に枝を広げるように仕立てられている。ここでは夏になると、患者たちは木もれ日の下で横になることができる。近くの長い石づくりの小川を水が少しずつ流れて心穏やかな優しい音を立てている。庭内には温室があって、身体的治療もできるが、何かをするように期待されている場所ではない。単純にそこにいるだけでよいという場所なのだ。庭内を横切っている曲線を描く石積みの壁の上に座って、その向こう側に広がる緑の丘を見つめていると、驚いたことに病院の敷地内にいることを簡単に忘れてしまう。

この慈善団体は、引退した総合診療医のオリビアと、夫の神経外科医デイビッド・チャップルが設立したのだが、二人の長男のホレイショがいなければ、存在しなかっただろう。十六歳の時にホレイショは、ボランティアとしてソールズベリーの脊椎損傷病棟で働いていた。患者が戸外で過ごすためのスペースがないことをしだいに心配するようになってきて、自然に接するという人間としての基本的な必要性が、なぜ誰もわからないのだろうかと言っていた。それから病棟の隣の空き地に庭をつくる資金を集めるキャンペーンを始めた。同じ年の夏、ホレイショは学校の旅行中に痛ましい事故で亡くなった。その後、両親は彼の夢を実現しようと決意し、二年後には、息子の夢見た庭が現実のものとなった。

英国には一一の脊椎損傷センターがある。二〇一二年にはまだどのセンターにも庭はなかったが、今では六か所に庭がある。これらの一つひとつの特別病棟は国内の広範な地域を担当しており、したがって多くの患者は友達や家族と遠く離れて過ごしている。脊椎の損傷とは重篤な状況だ。目の前の未来は完全に変わってしまう。人間関係や仕事、趣味など、何一つ影響を受けないものはなく、生活には多くの制限があり、将来の見通しは困難だ。身体的に大きな調節が必要となるが、同じくらいに心理的な支援も重要だ。何に対しても切り離されているような孤立感は、何とか折り合っていくしかないのだが、大変な場合がある。

オリビアは、長く続いたベッドでの完全な安静期のあと、患者を車椅子に乗せて初めて庭に出る時の様子を語る。患者がここまでに通ってきたさまざまな経験のあとで、空を見ることや、太陽の暖かさを感じることとは重要な体験で、多くの患者が涙を流す。グレッグは二十代の前半で、自動車事故で重傷を負った。植物や木々の間の新鮮な空気の中で、閉じこめられていた部屋から自由になったのを初めて感じた時をこう表現する。「もう病院の付属物じゃないんだ」。心から頼れる庭を持つことはグレッグがアイデンティティを回復するのを助けた。「自分を取り戻した」と彼は言った。こんなにも単純な言葉が効果の深さを伝えている。自然とのつながりは、自分自身に、時にそれは私たちの存在の核の部分につながる。これは真実だ。

『左足を取り戻すまで』〔金子泰子訳、晶文社〕の中で、オリバー・サックスは、自然を通してアイデンティティを回復した自身の経験を書いている。左足に受けたトラウマになるような事故のあと、自由を奪われて感覚も失って過ごした病院での記録だ。外の世界から切り離された、窓のない部屋での三週間で、彼は自分の中に縮みこんでしまった。何が一番ショックかというと、すべてがあっという間に起きることだ。「私たちはごく表面的に『収容』という言葉を使う。それが何を意味するかという最低限の個人的な実感もなく。なんて陰険な、そしてありふれたことなんだろう……ありとあらゆる方面での制約。そしてこれは誰にでも、自分自身にも、あっと思う間に起きることなのだ」

回復期の患者用の施設に移る前の、病院での最後の日、それまでの一か月間彼は一度も屋外へ出ていなかったのだが、車椅子で外へ連れていかれた。反転の感覚は強烈で、同じくらい一瞬だった。「純粋で密度の高い喜び、神の恩恵。太陽の光が顔に降り注ぎ、髪の毛に風を感じる。鳥のさえずりに耳を傾け、生きている植物を見て、触って、愛撫する。私の味わった恐ろしい孤立と疎外のあとで、自然との本質的なつながりや交流が再び始まった。庭へ連れていかれた時、私のある部分が生き返ったのだ。そこは私の知らない間に飢え苦しみ、死んでいたのだ」[*26]。病気になったり、重傷を負ったりするのは、「中間」の場所、「静かな場所、安息所、隠れ家」を必要としているという意味なのだとサックスは書いている。そういう時は、「もとの世界にまっすぐに投げ戻してもらう」わけにはいかない。

グレッグにとっては「中間地帯」としての庭は、入院期間中に友人たちと交流を続けるのに大変役立った。太陽のもとで一緒に時間を過ごすと、すべてが「いつもと同じだ」と感じられた。「庭は皆がいたいと思う場所なのだ」とグレッグは言う。患者の親族たちにもこの種の気持ちが必要だ。こうした心的外傷は家族全体にも影響を及ぼすからだ。ホレイショの庭はどこも皆違っているが、患者やその訪問者が一緒に過ごせる比較的プライバシーが保たれる隔離された場所や、人目につかない一角などが、どの庭にも用意されている。また、自分がいたい場所としての庭は、くぎを拾って箱に入れるといった果

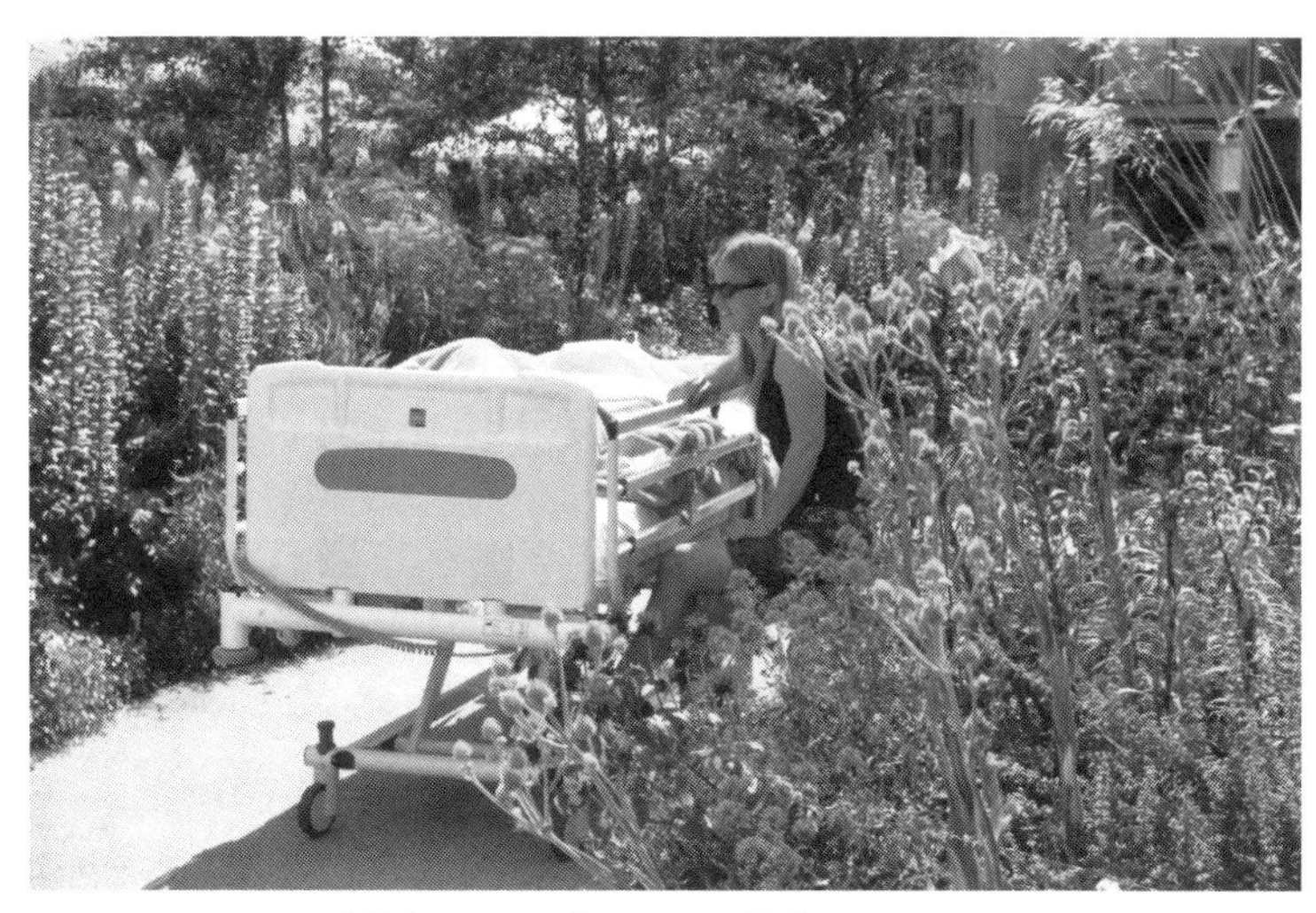

ソールズベリー病院内のクリーブ・ウエスト設計によるホレイショ・ガーデン

てしなく繰り返されるリハビリテーションの時間、グレッグを辛抱強く助けてくれる場所ともなった。この喜ばしい効果を感じているのは決してグレッグだけではなかった。庭から受けたはかり知れない支援や、自然の美しさが、リハビリテーションの長い期間の間中、どれほど自分たちの支えとなってきたのかをたくさんの人が証言している。

脊椎損傷病棟で治療中の患者にとって、病棟と外の世界との間には橋も架けられないような溝があるように感じられるが、庭はまるで橋のように外の世界を運んでくる。このような効果が表れるには、雑草を取ったり、植物の世話をしたりするボランティアが著しく貢献している。みんな常連なので、患者たちもよく知っている。これによって、花を見て喜びを分かち合ったりできる「普通の」会話の機会が生まれる。患者が自分の怪我について話す練習にもなる。これは最終的に退院した時のための貴重な準備だ。患者がボランティアとなって戻ってくることもあり、最近入院したばかりの患者にとって、庭で車椅子に乗って働いている人を見ることが励ましになる場合もある。人生がその先へと進んでいる人だからだ。庭はその上に生命を集める方法を持っている。特に夏には人々は庭に集まるのだ。ホレイショ財団では各地の庭でコンサートや食べ物と植物のフェアを開催したり、患者が結婚式を挙げたり、洗礼式をしたりしていて、人々の人生にとって大事な場所となっている。

園芸療法の庭――利用する人に合わせてタイプの違う庭をつくる

園芸療法の庭は、治療介入の一つだ。治療の一形式として、利用する人に合わせて注意深く調整する必要がある。脊椎損傷の患者には、床面や地面が滑らかで段差が少ないことは何にもまして要求が高い。ほんの小さな衝撃でも痛みを伴う筋肉の痙攣を引き起こす可能性があるのだ。それ以外には、日陰のあるところなら、美しければ美しいほど、植物の種類が多ければ多いほどよい。

バークシャーのレーヴンズウッド・ビレッジにあるパメラ・バーネット・センターには、住人の必要性に合わせて慎重に設計された一風変わった庭がある。このセンターは重度の学習障害を抱えた大人のためのホームだ。ここの住人は、言語も非言語コミュニケーション技能も失われている。この状況ではどんなレベルのものにも手を伸ばすことが難しい。また、多くの人が感覚鈍麻に悩まされており、たくさんの感覚刺激を必要としている。刺激が足りない時には自分で刺激になるものをつくり出す。ドアをバタンと閉めたり、指や足でトントン叩いたりしてうるさく音を出す。

しかしながら、自然はそのような人にも手を差し伸べてくる。植物や鳥、昆虫などの動きや音、手触りなどはいつまでも驚きを与え続けるのだ。医療環境を専門とするグリーンストーン・デザイン・UK社のゲイル・ソーター・ブラウンとケイティ・ボットは異なった葉や花、食べられる実など、豊富な種類の植物を集めた庭を設計した。[*27] 全体の構造は曲線的で、探検したくなるようなあちらこちらで交差する小道のある庭だ。庭内には異なる性質の別々のゾーンがある。小さな沼地、禅の砂利の庭、魚のいる池、それと小さな草原の一角などだ。住人は感覚に浸れることと、外の世界で味わえる解放感を喜んでいる。この庭は集中的相互作用と呼ばれる治療の一形態としても使用される。療法士は患者と一緒に座って、患者の感情の状態に合わせ、呼吸や発声、目の動き、その他の身体から出るサインなどのパターンに対応する。母親と赤ちゃんのミラーリングによく似ていて、相互コミュニケーションの基礎となる。自然の持っている、心を落ち着かせ、整理する力が神経系統に与える効果は明らかだ。患者は自然の中にいる時のほうが室内よりも近づきやすく、相互の交流がしやすい。

高い生垣の反対側にはまた別の治療用の庭がある。こちらはターガー・センターに所属するものだ。両者の違いは非常に大きい。この庭は同じデザイナーがつくったもので、荒涼としていて、直線的で、感覚的な豊かさはない。ここの住人は重度の自閉症で、自然は心を静めるものではなく、その反対の作用をする。自然界の変化しやすさは極度の不安を引き起こす。高度の予測可能性が必要というのは、色を変えたり、落ちたりする花もイチゴも葉も、あるいは一晩で変わるようなあらゆるものがないという意味だ。室内の環境のほうがより予測可能性は高いが、より心を落ち着かせるとは限らない。患者はすぐに束縛されているように感じて、興奮し、長時間行ったり来たりする。このような時には、庭の中の常緑の空間が一番良い場所になる。外気は患者のネガティブなエネルギーを晴らすのに役立つし、しばらくの間ブランコやシーソーに乗って運動すると、落ち着く。

庭の持つ天然の複雑さがより高次になればなるほど、治療的な可能性は大きくなるという治療のための庭の一般的なルールからすると、ターガー・センターの庭は例外だ。緑と地面との比率も重要だ。[*28] およそ七対三が最もよく効果が出る。緑が少なすぎると、庭はゆっくり落ち着けないし、効果も少ない。また、自然の複雑さは庭に野生動物を誘いこむ働きをして、小宇宙としての庭の治療効果は最大になる。

手術のあと、私自身も同じ経験をした。手術はありがたいことにうまくいって、病院から家に帰された。よく見知っている場所、愛する人たちのもとへ帰れるという安心感はとてつもなく大きかったが、当分の間私の身体は自由にならない日が続いたので、身体を動かして行ける範囲は急に狭まった。かつて自由に歩を進められた地面は今や別の大陸のように見えた。代わりに、毎日私は家の近くの日よけのある場所に落ち着いて座っていた。驚いたことに、植物から喜びを感じたけれども、一番大きな喜びのもとはそれではなかった。大きな喜びをもたらしたのは鳥たちだった。

晩秋の太陽の光を楽しんでいると、小鳥たち――おもにアオガラとヒガラ――が私を気にしなくなった。小鳥たちが私を無視すればするほど、私のほうはどんどん心を奪われるようになった。鳥たちは、初めは近くの枝の上にとまって、注意深く餌台に近づいてくる。まわりの様子をあちこち観察しよく調べてから安全な木から飛び立って、餌のほうに飛んでくる。この意思決定のプロセスの不思議さに感動せずにはいられなかった。一羽一羽行動はわずかずつ異なっていて、他より小心そうなのもいるが、とにかくどの小鳥も注意深い。しばらくの間、私はすっかり自分を忘れて、小鳥たちの世界に浸っていた。

まもなく少しずつ動きまわれるようになり、庭の他の部分を探検し始めた。しかし、松葉づえが必要で、小鳥たちのように私は注意深くなっていた。ある日、思いきって温室まで出かけてみた。温室の戸を開けたとたん、思いがけない光景が広がった。そこには、満開になったサフランが棚にずらりと並んでいたのだ。即座に、事故の数週間前に球根を買った記憶が洪水のように押し寄せてきた。植物フェアでサフランを育ててみたいというとっさの思いつきで購入を決めたのだった。あの時からあまりにもいろいろな出来事があって、私はすっかり球根のことを忘れていた。じつにうれしい驚きだった。その薄紫と赤紫の花びらは――本当に豪華――満開の美しさだったが、深紅の長い雌しべがリボンのようにたなびいているのには、本当に驚嘆した。数日後、再び温室に入り、貴重な濃い赤紫色をした糸状の雌しべの収穫に取りかかった。順序だった仕事は心を落ち着かせるものだった。事故後初めて、私は意味のある何かをやっているという気持ちになった。その晩、何本かの雌しべを使って、おいしいサフランリゾットをつくった。これで、またいっそう意味のある何かができた。

退院した時、友人たちや家族とまた一緒にいられるようになって、わくわくとうれしい気持ちになっていたが、このような出会いは、自分の転倒事故に関係して必然的に詳細を話すことになる。あの事故は、私自身を加工する（大きく変える）作業を始める出来事だったのだ。それに対して、温室では話をする必要はないし、闘わなければならない記憶や感情による動揺もなかった。そこには心身を回復させてくれる孤独があった。一人だけれど一人ではないという孤独。私と花があるだけ。サフランを発見して、収穫したことは、私に喜びをくれた。それは純粋で飾り気のない喜びだった。

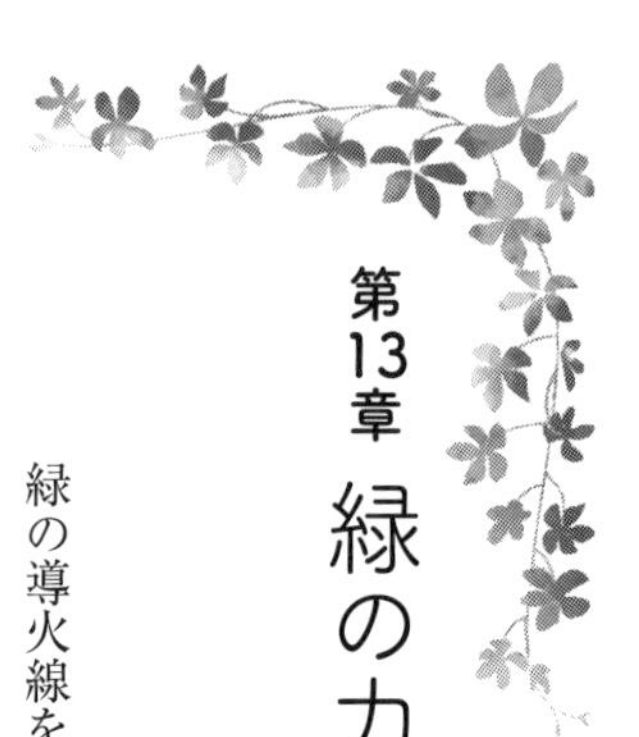

第13章 緑の力

緑の導火線を通って花に勢いをつける力は、私の緑の年齢を前へと進める。
――ディラン・トマス(一九一四－一九五三年)

五月は、いつも我が家の庭の緑が最も濃くなる月だ。木々も草も、大地から湧き上がってくる生命の鼓動を大きく放出しているように思える。慈善プロジェクトでケニア北部の辺地を訪れ、その後帰宅した時ほど強くこの印象を持ったことはない。

トムと私はトゥルカナに二週間を滞在し、「砂漠の中の畝(Furrows in the Desert)」という取り組みに参加した。スペインとケニアの宣教師の団体と、乾燥地帯における持続可能な農耕技術の分野を切り開いたイスラエルの農業学者たちとの素晴らしい共同活動だ。その二週間、私たちはその地の果物と野菜の栽培をしている生産性の高い農園で働いた。この地域ではシャンバ・ガーデンという名称で知られている。

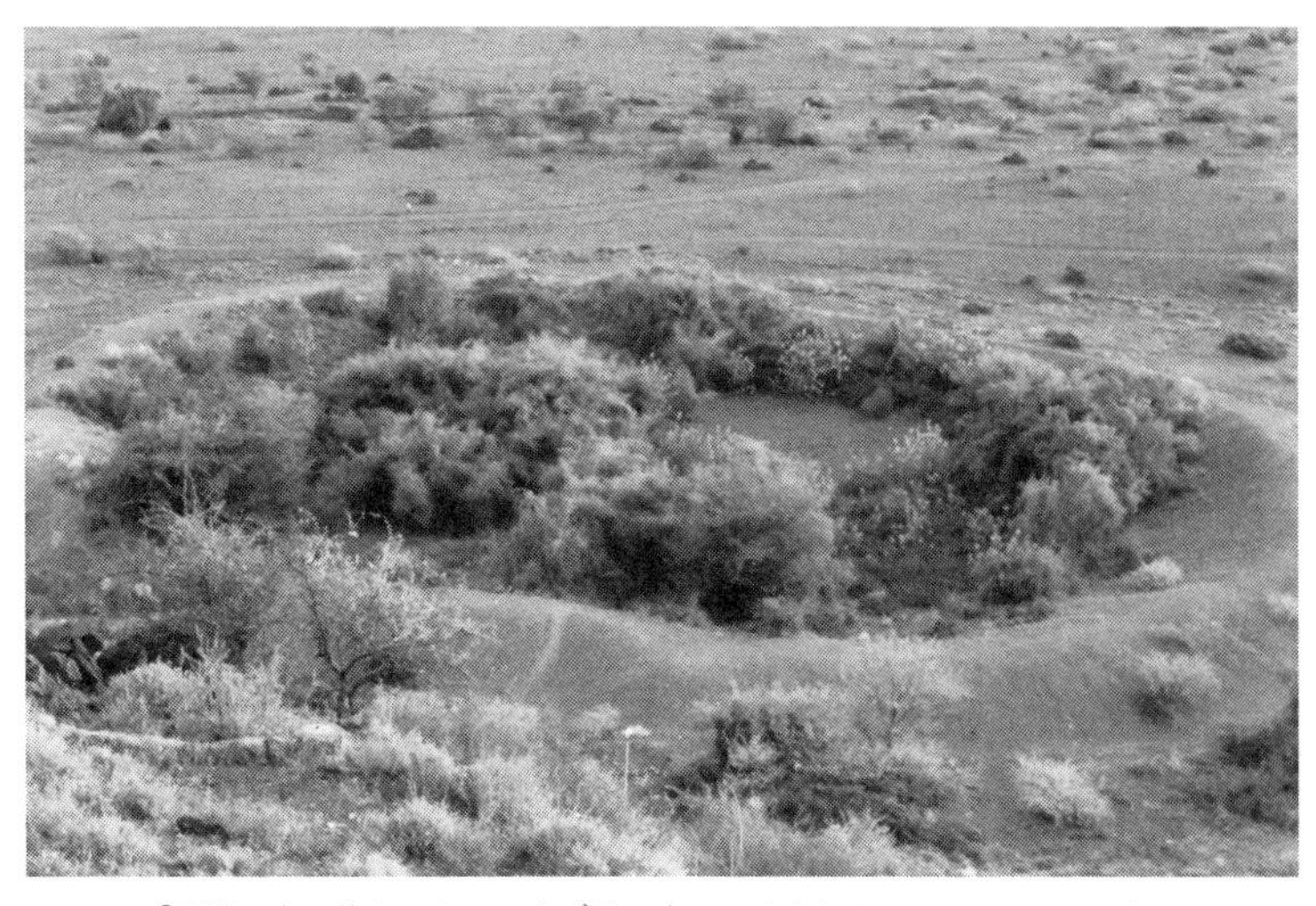

「砂漠の中の畝」によってくぼ地の中につくられたシャンバ・ガーデン
ケニア北部トゥルカナ

トゥルカナの人々には信じられないくらいの回復力（レジリエンス）の歴史がある。みんな背が高くて特徴的だ。女性は小さなさまざまな色のビーズでできた幅の広い襟を身につけている。歌やダンスは数えきれないほどの世代を超えて次々に引き継がれてきたもので、遊牧民としての生活様式も同様だ。この伝統的な生活スタイルは長い間辺境的なものだったが、維持していくのはしだいに難しくなってきている。この土地が気候変動の影響を受けているからだ。天候のパターンが変化し、雨季の雨はもうあてにできなくなっている。家畜が食べる植物も不足している。私たちが行った時には、ほぼ一年間まったく雨が降っていなかった。村で出会った子どもたちは、多くが見るからに栄養不足で、道路脇には死んだヤギが転がっていた。なかなか信じられないが、大地溝帯のこの地は、かつて私たちの初期の祖先の人類にとって理想的な

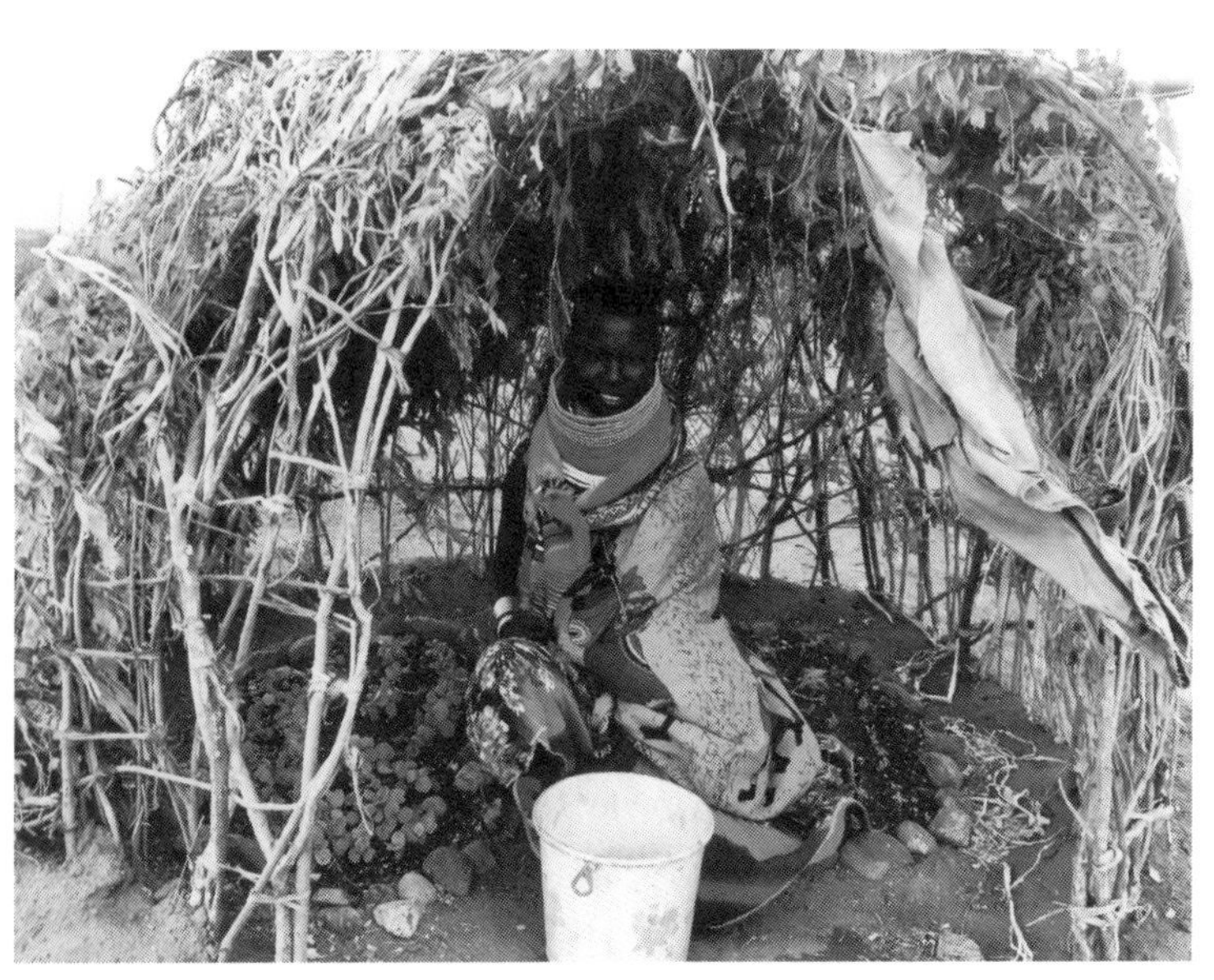

「砂漠の中の畝」の研修参加者。日よけの中で育苗している

景色をつくっていた。人類のゆりかごと呼ばれることもある。エチオピアとの国境、オモ川の近くは最古の人類の遺骨が発見された場所だ。

今や、遊牧生活を続けていくことが困難になってきたため、人々はコミュニティでまとまって定住し、伝統的な低木の小枝でつくった小屋に住み続けるようになった。しかし、ある程度は食料援助に頼った生活だ。古代のままの土地なので、農耕というものを見たことがない。太古の昔から、人々は家畜を飼い、食べられるものを探して暮らしていた。だが、新しくつくられたシャンバ・ガーデンでは、男性も女性も食べられる植物を栽培する訓練を受けている。

今では一五〇か所の庭と小さな農場が三〇の異なるコミュニティにあり、さらに数を増やす計画で、そのどこもが水を使っている。水は太陽光発電や風力発電によるポンプで地表へと運ばれ、そして節約しながら点滴灌漑で配水される。地形は山岳地で岩が多く、気温は四〇度、乾燥した強風地帯で、食物を育てるには適さない環境だ。このプロジェクトの成功は、砂漠での農耕についてのイスラエルの専門知識、水インフラの建設、それにここで二十五年以上働いている宣教団の地域についての知識の組み合わせにかかっている。

庭の内部では、ケールやホウレンソウ、インゲンマメやトマト、スイカなどが旺盛に成長している。その先に広がっている焼きつくされたような景色の広がりとのコントラストは非常に大きい。このような厳しい状況の中で進んでいる仕事を目の当たりにすることは、人生を肯定し、感激させる。滞在期間の終わりに近づいたころ、空に雲が湧き始め、全員の希望が高まった。しかし、必死に願っていた雨は降らなかった。私は家に帰りたいと思ってはいたが、立ち去りがたい気持ちだった。

まだ移動中のような奇妙な気分のまま帰宅し、庭に出てみた。背の高いシデの垣根に囲まれて、雲の厚くかかった日なのに庭は静かな緑の部屋のようだった。しかしその朝は、太陽がシデの葉を明るく輝かせていた。そのすべての緑色に見とれながら私は芝生の小道を歩いていった——まるで恍惚状態にいるかように。

これなのかと思った。古代の遊牧民が感じたもの。砂漠を横断したあとに、ヤシの木が生え、楽園のような庭のあるオアシス、大地が持っている緑に変える力を謳歌する場所に到着した時に感じたものだ。からからに乾いてひび割れた土地を見たことで、私は深い影響を受けた。なぜだかわかった。「乾燥」は生命を否定するのだと、ヒルデガルト・フォン・ビンゲンがなぜ強調したのか、初めて理解した。本当に理解した。彼女が言った緑の力——ヴィリディタス——を。そしてそれが失われるという意味を。

数日後、長い間待ち望んでいた雨がトゥルカナにようやく降り始めて、乾燥しきっていた地面の下に隠れていた休止中の生命は今にも反応しそうだった。一週間も経たないうちに、荒れ地は茶色から緑へと変わり始めた。しかし、回復にはこれから何か月もかかるうえに、長期にわたる干ばつはまた繰り返し起きるのだ。

自然の一部としての庭

気候危機と自然からの断絶というこの時代、私たちはもうこれ以上、人間の本質と緑の本質との間の、また人間の健康と地球の健康の間のつながりから逃げるわけにはいかない。どうしてそのようなことが起きたのだろう。過ぎていった時代、人々はそうした真実について熟考を重ねた。生命の神秘について思索をめぐらせたのは、しばしば庭だった。実際、庭の起源は古代ペルシャにまでさかのぼる。その時代には庭は砂漠の暑さや埃をしばし避ける場所となり、精神的にも身体的にも生命を大切に育むために設計されていた。厳しい、不毛の環境との劇的な対比もまたその効果の一部だった。水流が引かれ、生気に満ちた緑の植栽に囲まれて、庭の心休まる木陰に座るのは、安らかな豊穣の体験で、大地の繁栄に対する感謝の気持ちが必ず湧き出してくる。

このように古代から、庭は「する」ことと「存在する」ことの間の橋わたしをするのに役立ってきた。しかしすでに長年、この二つの状態の健康的な均衡を保つことはできていないようだ。さらに、庭がそれ自身、生命を持っているということを、ミニチュア世界のつくり手としての庭師が見過ごしている可能性がある。初めて植物を育て始めた時、私はその生産性にすっかり夢中になった。どうなったのかというと、外へ出ると必ず自動的に花壇を見まわって、実際に頭の中でリストをつくりながら何をする必要があるか調べた。そのうちに、常に「する」という罠に自分が落ちようとしていると気がつき、ただ庭にいる、または庭と一緒にいる時間を大切にすることを学んだ。

庭時間の中で一番のお気に入りは早朝、露がいっぱいの草を裸足で踏んで歩く時だ。花や生垣は夜の間（植物が成長する人間が見ていない時間という意味だが）に成長し、どういう具合でか、朝日が差す中では庭は庭自身の場所で、私の場所ではないという気がする。雑草が視界に飛びこんできても、草取りは当然後まわし。今だという時間はまだたくさんあるからだ。その時に「する」べき仕事は残りの時間でたっぷりすればいい。夜も同じだ。あいまいな陰の中には精霊がいて、異なった生命観でその場所を満たしている。また、暗がりでは雑草も見えないし、どんな庭仕事も「する」ことはできない。

私たちの庭の周囲は完全に草原で、異なるタイプの耕作をしている。おもに人間は後ろに下がって、自然が広がるにまかせるというものだ。英国の田舎で起きている悲劇の一つは、野草の花が咲き乱れる草原が失われていることだ。過去七十年間にその九七パーセントが消失した。[*1] 草原をつくるとは持続可能な再生の条件をつくり出すということだ。年一回の干し草づくりを別にすると、三十年前に最初に種まきをしてから、行ったただ一度の介入は、イエロー・ラトル草（リナンツス・アレクトロロフス）の導入だ。俗に「農民の敵」という名前で知られていて、草原の花を排除して植生の多様性を減じてしまう強力な草に対して、その威力を奪う植物だ。カッコウセンノウやヤグルマギク、マツムシソウ、ゼニアオイ、ハコベなどは多様な花々のほんの一部でしかないが、草原の本当の素晴らしさは、こうした草花の理想的な生息地だということだ（口絵⑤）。

時間が経つにつれて、事実上まったく生産性がない荒涼とした樹木のないコムギ畑が、野生生物たちの天国となった。夏になると、昆虫の生息数は爆発する。草原はヨーロッパシロジャノメを引き寄せ、大群となって空中に浮かび羽ばたきする。それから暗い色の羽に鮮やかな赤い斑点のあるマダラガの仲間は人目を引く。このうえなく美しい鮮やかな色合いのイカルスヒメシジミはここで数を増やしてはいるものの、悲しいことに今ではそれほどもう普通にはいなくなってしまった。キツツキもしばしばやってきては、数あるアリのコロニーで試食している。ヤマウズラとキジは草原の下ばえの中に安全に巣をつくる。

このようなガーデニングは耕作の一形式で、「する」ことにはそれほど焦点が合わせられていない。自然にまかせているのだ。もちろんガーデニングが常に資源保護や環境への配慮を問題にしているわけではない。人間が自然を支配するという考え方が発展してきたことは、ガーデニングの歴史に特筆大書されている。時代によって、自然を手なずけたり、抑えこんだり、あるいは強化したり、完全に支配したりもした。そして、水と農薬をたっぷりと撒いた緑の芝生の出現で、自然は消費されるものとなった。最近では、私たちのまわりに広がりつつある自然の危機とともに、庭が持っている人間の心身を修復する能力という側面が目立ってきている。再自然化運動の影響で、ガーデニングでは、人間が自然を支配することは少なくなり、救出と修復という面が大きくなる。

同時に、自然をどう理解し、どのように描くのかというパラダイムの変更が起きている。「弱肉強食」「適者生存」、また「利己的な遺伝子」といった考え方が、これまで自然界に関する私たちの思考を形成してきた。このような説明はおそらく時代に適合していて、それによって共存を促進させるそれ以外の力については比較的見過ごされてきた。ところが今や「風変わり」とこれまでみなされていた考え方がしだいにメインストリームに入ってきたのだ。たとえば、植物間コミュニケーションというまったく新しい植物学の分野が現れた。樹木はコミュニティを形成して、地下の菌類のネットワークを通してお互いに「協力している」というものだ。[*2] 植物は他の植物に、昆虫やその他の害虫の脅威から身を守れと警告する。[*3] ヒマワリはわざわざ自分の根の分布状態を近くの植物に適応させる。[*4] あらゆる手を用いて植物の世界は自力で集団的な生存を可能にしている。そしてこの集団的生存というのが、現在解決が急がれている問題なのだ。

気候危機は生物多様性の危機とつながっている。[*5] 鳥やチョウ、ミツバチの個体数の減少に関する全国紙のレポートは、減少していく自然のほんの小さな一部分しか反映できていない。気温上昇と生息地の減少、農薬の過剰使用とその他の汚染による被害などの組み合わせで、地球全体の健康を支えている網の目状になった生命のつながり合いは、重大な被害を受けている。最近、生態学者たちが家庭の菜園や庭のモニタリングを開始し、こうした場所が、種の豊かさを保存する生物多様性ホットスポット（局地的に何らかの値が高かったり、局地的に何らかの活動が活発であったりする地点・場所・地域のこと）のような役目を果たせることがわかってきた。[*6] 周辺の田舎よりもはるかに大きな場所だ。だが、同時に英国では前庭が駐車場の確保のためになくなりつつあり、その結果三分の一の前庭には植物がまったく植えられていない。[*7]

庭は小さなものであっても、種々の野生動物の生息地になる可能性を有している。事実上自然のための安全な住まいとして、一方で激減した田舎の風景からの、もう一方では厳しい都会の風景からの避難所として機能している。街中の庭に集まる鳥の密度は、国全体の平均の六倍であることがわかった。[*8] 庭内の多種多様な花を咲かせる植物はさまざまな受粉媒介をする虫たちを惹きつける。枝や腐った葉、枯れた木の切り株などを積み上げた見捨てられたような一角は、アリやワラジムシの仲間やカブトムシといった虫たちに安息の地を用意している。

家庭の庭の土壌は多くの場合、微生物や菌類、蠕虫（ぜんちゅう）やその他すべての、土をすみかとしている生き物の健康的な多様性を支えている。[*9] これとは対照的に、農業地帯の土壌は地味が薄く痩せていることが多い。第二次世界大戦後、何十年にもわたる工業化された農業技術の使用は、世界中の表土の三分の一以上が失われたことを意味する。表土は貴重な資源で、植物はそれがないと成長するのが難しく、一度失われると、再び表土が形成されるには五百年から千年かかる。[*10] 手入れ不足による土壌の劣化にシュメール人は苦しんだ。古代ローマ人も同様に土地の風化を軽視し、その結果による不作が古代ローマ帝国の衰退を招いたのだ。近年では北米大陸の大草原での表土破壊による、一九三〇年代のダストボウル災害にも見られた。より大きな世界規模で同じ失敗が今なお起きている。[*11]

地球の状態をめぐって広範囲に急速に広がる問題が無力感を生み出している。クライメート・グリーフ（気候危機の影響によって引き起こされる深い喪失感）や「環境的うつ症状」と呼ばれるものだ。これに対して、問題を最小限に抑えて最も良い結果を希望することと、絶望と麻痺に屈することとの間で、動けなくなっていると感じる。どちらの方向も、良きものが生まれる大地との接触を失って、心理的な悪影響を招き、自然の美しさを楽しんだり、その繁栄する姿に感謝の気持ちを抱いたりすることが難しくなっている。ナオミ・クラインは、メキシコ湾原油流出事故〔二〇一〇年四月、メキシコ湾沖で海底油田掘削作業中、天然ガスが引火爆発し、海底へ延びる掘削パイプが折れて大量の原油がメキシコ湾へ流出した事故〕の余波で、自分がどのように、自然の中で喜びを感じる能力を失ったかを語った。「経験が美しければ美しいほど、印象的であればあるほど、それを失うことが避けられないと思って、いっそう悲しい」のだと彼女は書いている。[*12]「避けられない失恋を想像するのを止められなくて、心底から恋に落ちることができない人のようだ」という。彼女の心の中では、自然はすでに修復不可能だった。「ブリティッシュ・コロンビアのサンシャイン・コーストで湾を眺めていると、そこは生命が溢れている場所なのに、私は急にそれが不毛の場所に見えてくる」と語る。まるで、常に「喪失の前」の状態に生きているみたいなのだとはっきり言った。抑うつ状態にあって、再び活力をもらえるかもしれないものからも切り離されているという意味なのだ。

庭を耕す——人生とコミュニティと環境をつむぎ出す

ちょうど地球が持続可能でなくなっているように、私たちのライフスタイルも心理的に持続可能ではなくなっている。最近では、全世界で、うつ病が呼吸器系の疾患を抜いて、健康障害や身体障害の原因第一位になった。[*13]この上昇がクライメート・グリーフから直結しているというわけではないが、関係がないというわけでもない。問題は深くからみ合っているからだ。生きる力を取り戻すために人々が何を必要としているかを無視するのは、自然が繁栄するのに何をすべきか考えないのと同じ心の在り方の兆候だ。この問題は大地を耕す（cultivate）という意味の核心に直結している。

ヴォルテールの時代を超えた箴言「私たちは自分の庭を耕さなければなりません」というのは、彼の小説『カンディード』の結末だ。[*14] 二百五十年以上も前に出版された物語は直接現代に語りかけている。『カンディード』は最初の近代的災害と呼ばれたリスボン大地震の直後に書かれた。この地震は、当時広くいきわたっていた文化的な前提を粉々にした。

リスボンの町はそのころ裕福さも人口の多さも世界屈指の都市の一つだったが、歴史上でも最悪といえる地震で一七五五年に完全に破壊された。地震の揺れが津波を引き起こし、続いて火災旋風が発生し、田園地帯を荒廃させた。災害の傷痕は非常に深く、ニュートン力学が生んだ時計仕掛けの宇宙〔宇宙は神によってつくられた機械式時計のようなものであり、ニュートン力学に従い進行し続けるという考え方〕は順調に進んでいくという、十八世紀の考え方を支えていた信念に疑問を呈することとなる。時計仕掛けの宇宙というモデルは、今の私たちにはバカげて見えるかもしれないが、西洋世界の考え方で、機械の普及を比喩として、取り上げているのだ。現代に同じものを求めるとすると、脳をコンピューターに例えるという話だ。そこには機械と自然の間に同様のミスマッチが見られる。比喩というものは強力だ。思考を深めることができるが、それと同様に思考に制限をかけたり、捻じ曲げたりもする。生物圏が危険な状態になったのは、人類が自然に対し生きたシステムとして敬意を表さなかったからだ。そしてその意味で、私たちは時計仕掛けの宇宙という比喩が及ぼした広範囲にわたる結果を見ているのだ。

ヴォルテールは情熱をこめて、完璧な機械のように順調に進んでいく宇宙という考え方と結びついた哲学的で宗教的な信念に異を唱え、カンディードの物語を通じて風刺したのだ。秘密裏に出版されると、本はすぐさま禁書となり、そして大ベストセラーとなった。物語の中でヴォルテールが主たる標的としたのは、やみくもな楽観主義〔ライプニッツ〔一六四六－一七一六年。ドイツの哲学者、数学者で予定調和の説を展開〕の哲学の一解釈〕で、頑固に最善を信じ、最悪を無視するというもので、それによって結果的に喜ばしくない現実が否定される。次々に明らかになる事件、ある場面で斬殺されたり怪我をしたりした人物が、別の場所で急に現れたりするというありえないプロットの展開はこの楽観主義を映し出す。その結果、マジックリアリズム〔日常にあるものが日常にないものと融合した作品に対して使われる芸術表現技法〕のさきがけと解釈されている。

カンディードの冒険を読み進むにつれて、どれほどこの種の楽観主義が世界で起きているどんな恐ろしいことにも人々を動揺させないようにしているのか、無視できなくなってくる。サトウキビ農園でひどく身体が不自由にされた奴隷の苦境に遭遇した時、カンディードはやっとこのことを理解する。砂糖生産のために人間が払う代償は驚くべき新事実で、楽観主義とは「すべてがまったくうまくいっていないのに、すべて良いと信じて疑わないという熱狂」なのだと、初めて彼は認める。カンディードの問題は、自分を守る無条件の楽観主義がなくなると、今度は悪に負けてしまって、自分は一人ではどうすることもできないという憂鬱状態に陥るということだ。このようにすべてを否定する異常な熱狂に代わる唯一の選択肢は悲観主義のように見える。対処するには問題が大きすぎるか、難しすぎるという理由から、世界や自分自身の中の何かを変えようという努力は、意味がないと思ってしまう憂鬱な心の傾向のことだ。

物語結末で、カンディードはマルマラ海の浜辺で船から上陸する。そこはちょうど私の祖父が戦争捕虜となった場所だ。この偶然から私はテッドの第一次世界大戦での経験を連想し、本書の初めに戻ることになるのだが、ヴォルテールの物語を読んでいる人には、まったく別の連想となるだろう。あの時代、最も普通に想像されるのは、トルコといえばエキゾチックな場所であることと、スルタンの壮麗な庭だろう。それから伝統的な「ボスタン」ガーデンだ。これは各地にあった生産性の高い野菜畑のことだ。

コンスタンチノープルの近くの田舎で、カンディードは小さな農園に息子たちや娘たちと一緒に住んでいる一人の「立派な老人」と出会う。老人はカンディードと連れの者たちを自宅に招き入れ、庭の果物を勧めた。続けて、オレンジやパイナップル、ピスタチオと、自家製のシャーベット、スパイスの効いたクリームをごちそうしてくれた。カンディードはこの飾り気のない農園がとても実り豊かであると知って驚いた。彼は友人たちとともに長々とした哲学的議論に時間を費やしたが、みんな退屈し、落ち着かなくなり、不安になった。彼らは庭を耕さなければならないのだとカンディードは気がついた。

ヴォルテールの楽観主義と悲観主義は、別の装いで今日の私たちの生活を支配している。悲観主義は私たちのまわりのいたるところにある。特に、うつ病や不安障害の流行、世界の状況や気候危機、戦争と暴力、また自然や人々からの容赦のない搾取に対する消極的な気分と無力感が広まっていることなどだ。カンディードの世界のように、私たちはまるで極が二つある世界に住んでいるかのようだ。私たちが進んでいる未来について圧倒的な憂鬱に苦しむか、否認の状態にとどまって別の世界へと連れていってくれるスクリーンに見入ったまま、「すべてはうまくいく」と希望的観測をしているかだ。

庭は人生を表す、おそらく最もよくできた比喩だ。だが、それはまた比喩をはるかに超える存在だ。ヴォルテールにとってそうだった。『カンディード』の出版後、晩年の二十年間、彼は自分の伝えたかったメッセージを実践し、時間とエネルギーをたくさんつぎこんで土地を耕した。フランス東部のフェルネーで放棄されていた地所を手に入れ、そこで、正式なデザインのフランス式庭園を否定し、生産性のある果物と野菜の庭をつくり出した。[*15] ミツバチを飼い、何千本という木を、その多くを手ずから植えた。彼はかつてこのように書いている。「私は一生の間にただ一つ賢明なことをした。土を耕すという仕事だ。畑を耕す者は、ヨーロッパ中の文士気どりたちよりも人類により良い奉仕をする者である」。[*16] ヴォルテールは庭を休養の場とは考えなかった。それは公共の利益になるいたって実用的な手法なのだ。「私たちは自分の庭を耕さなければならない」という言葉の意味は、生きるということは栄養豊かに育てられなければならない、また、私たちが生きている自分の人生とコミュニティと環境のきちんとした方向づけを通して最善がつくせるのだと受け入れることだ。ヴォルテールの物語からの教訓は、理想化された世界の姿を追いかけて、目の前にある問題に目をつぶってはならないというものだ。自分のまわりにあるものを最大限に活用し、何か現実にあるものに真剣に取りかからなければならない。

仮想世界と偽りの事実が溢れるこの時代に、庭は私たちを現実に引き戻してくれる。周知のもの、予想可能なものという類いの現実ではない。庭は常に私たちを驚かす。そこでは別の種類の「知る」という体験をする。感覚的で、身体的、そして自分という存在の、感情的な、精神的な、認知的な側面を刺激するものだ。この意味で、ガーデニングは古代的であると同時に現代的でもある。古代的だという理由は、脳と自然との間の進化学的適合にある。また、採集して食べることと農業の間の生き方として古代的だ。深く刻まれた場所への愛着の必要性を表現している。現代的なところは、庭が本質的に未来に目を向けるもので、庭師は常により良い未来をめざしていることだ。

「耕す」という行為は両方向に働く。内側へも外側へも向かっている。庭を耕すことは人生に対する姿勢になりうる。テクノロジーと消費がますます支配的になってきている世界では、ガーデニングはどのように生命が生み出され、維持されているのか、また、生命とはいかに壊れやすく、束の間のものかという現実を人間に直接教えてくれる。今やこれまで以上に、人間は地球の生き物だと、何よりまず思い出さなければならない時なのだ。

謝辞

本書『庭仕事の真髄』の着想を得たのは、二〇一三年の第一回のガーデンミュージアムの夏季文学祭で私が話をすることになった時のことだ。この提案をしてくれたミュージアムのひらめきに満ちたディレクター、クリストファー・ウッドワードには、私は永遠に感謝を忘れないと思う。

本書の一つの要素は家族の歴史だ。特に私の祖父、テッド・メイ。その戦時中の経験や園芸への愛情については、私の母、ジュディ・ロバーツや兄ナイジェル・エヴァンスと、いとこのロジャー・コーニッシュの支援がなかったら、詳しく知ることはできなかっただろう。彼らがいてくれて本当によかった。また、もう一つの要素は、サージ・ヒルに夫のトムとともにバーン・ガーデンをつくったことだ。義理の両親であるジョアンとマーリー・スチュアート・スミスの寛大さがなかったら決して完成させることはできなかったし、バーンで生活を始めるにあたって、本当にさまざまな素晴らしいやり方で助けてくれた。さらに家族ではベラ、マーク、それからケイト・スチュアート・スミスも協力してくれた。ケイトは最終稿の編集に時間と労力を費やして、鋭い知性で原稿を読みこんでくれた。感謝している。

次にあげる方々には、庭やガーデニングに助けられた経験を語っていただいた。直接の経験から情熱を持って多くを語っていただき、きわめて重要な洞察を得ることができた。この方々の貢献なくしては、本書はこのような出来栄えには仕上がらなかったことと思う。アンドリュー・オルブライト、シャキム・アレン、ジョー・アルシア、イアン・ベルチャー、ダグマーラ・ベルノーニ、ジュアン・ブラン、ティファニー・シャンペイン、ホセ・ディアス、ヴァネッサ・エランゾ、ハリー・ゲイブド、フセイン・エルシャディ、デヴィッド・ゴールデン、ダリン・ヘインズ、クリスティアン・ハウエルズ、グレン・ジョンソン、ベルベット・ジョンソン、ヴァレリー・レオン、デヴィッド・マルドナード、ジャック・マニングス、ジョー・モータ、ウィルマー・オシピン、ヒロ・ペルルタ、キャロライン・ラルフ、フアン・ローダス、ホセ・ロドリゲス、フランク・ルイス、ジェイン・シュリンプトン、アルバート・シルヴァニョーリ、シャロン・ティザード、エンジェル・ヴェガ、リチャード・ワレン、ホランド・ウィリアムズ、ケヴィン・ウィリアムズ。

王立園芸協会からの支援にも感謝したい。特に、リンドレイ図書館のフィオナ・ディヴィソンと科学と所蔵品の担当ディレクター、アリスター・グリフィスに。慈善団体のスライブではシャーリー・チャールトン、ペニー・クック、ネイサン・ディッピー、スティーヴ・ハンフリーズ、キャサリン・ロシター、サリー・ライトにお礼をお伝えしたい。ニューヨーク植物園は米国での私の調査に非常に大きく貢献してくれた。ウーズラ・チャンズとバーバラ・コルコラン、グレゴリー・ロングは自分の仕事から離れた私の調査のためにさまざまな協力を惜しまなかった。そして私を興味深いプロジェクトに紹介してくれた。同様に、シカゴ植物園も訪問先やアポイントを調整していただいた。特に、エリザ・フォーニエとレイチェル・キンプトン、バーバラ・クレスキーにはお世話になった。

各国のコミュニティのプロジェクトや園芸療法のプログラムに関わっている多くの方々が時間を割いて私に話を聞かせてくれた。自然を相手に働くことが持っている世界を変える可能性への深い理解に感謝を示したい。どなたのお名前も落とすことがないように努めたが、万が一もれがあった場合には大変申し訳なく、お詫びするしかない。クルト・アッカーマン、アンナ・アデヴィ、シャニス・アレクサンダー、オール・アルガージ、アンナ・ベイカー・クレスウェル、バーバラ・バリビエリ、イゾベル・バーンズ、モニカ・バジャンティ、レーハンネ・ブラック、ナタリー・ブリカイリック、エステル・ブラウン、ヘザー・バッジ・リード、アーメット・チャーラー、パット・カラハン、オリビアとデイビッド・チャップル、キーリー・シディキ・チャーリック、メアリー・クリア、パウラ・コンウェイ、カイル・コーンフォース、フィリス・ダミーコ、ピノ・ダクィジット、エリザベス・ディール、マイク・エリクソン、マーキ・ファルガース、クリスティアン・フェルナンデス、ロン・フィンレイ、グエン・フリード、ダリー・ガンツホルン、アンドレアス・ギンケル、パトリック・グラーン、エドウィーナ・グローヴナー、レックス・ヘイ、マーク・ハーディング、ソーニャ・ハーパー、ポール・ハートウェル、テレジア・ヘイジン、クワユーン・ジョンソン、ヒルダ・クルス、ジーン・ラーソン、アダム・レヴィン、ルース・マダー、スザンナ・マジストレッティ、オリン・マーティン、マリアンナ・メリージ、ティツィアーノ・モナコ、カーラ・モンゴメリ、アルフォンソ・モンティエル、カイ・ナッシュ、コンラート・ノイベルガー、ジョン・パーカー、キース・ピーターセン、ハリー・ローズ、アンネとジーン・ポール・リーブ、リズ・ロートシルト、セシル・ジョン・ロウソウ、キャロル・セイルズ、アルバート・サルバンス、レベッカ・シルヴァーマン、キャサリン・スニード、ジェイ・ストーン・ライス、マーリン・ストランド、リンジー・スワン、マイク・スウィンバーン、パウル・タリアード、フィービー・タナー、アレックス・テイラー、ジュリーとジョン・トレイシー、クレア・トラスラー、ルーシー・ヴェルカー、そしてベス・ウィトカス。

　次にあげる研究者、医者、著述家の方々は、その専門領域の知識や著作物の情報を惜しげなく教示してくださった。中には直接の引用ができなかったものもあったのだが。ウィリアム・バード、デヴィッド・バック、ポール・カミック、クリス・カレン、ロビン・フランシス、ドリアン・フラー、リチャード・フラー、チャールズ・ガイ、ジャン・ハッシンク、テレジア・ヘイジン、ケニス・ヒルファント、グリニス・ジョンズ、レイチェル・ケリー、ケリー・ランバート、クリストファー・ラウリー、アニー・マコービー、アラン・マクリーン、アンドレアス・マイヤー・リンデンベルク、デビッド・ナット、マシュー・パトリック、ジュールス・プリティー、ジェニー・ロウ、エドワード・ローゼン、ジョー・センピク、フィリップ・シーゲル、マティルダ・ファン・デン・ボッシュ、そして、ピーター・ホワイブロウ。加えて、デザイナーのケイティ・ボット、ゲイル・ソーター・ブラウン、そしてクリーブ・ウエスト。治療用の庭をつくる際に何が必要とされているのか、その道筋が明るく照らされたのはこの方々のおかげである。

デボラ・プルシュは私がなかなか見つけることができなかった資料や情報を見つけ出して、研究を進めるのに力を貸してくれた。ハンプシャー・ガーデン・トラストのサリー・ミラーは州の公文書館を調査して、第9章で取り上げたソールズベリー・コートに関する資料を発見してくれた。また、フロイト博物館の画像ライブラリーではブライオニー・デイヴィスに、そして、フランシス・ワートンには第10章で引用したトッレデルガッロからのフロイトの書簡の翻訳でお世話になった。ハーパーコリンズ社の編集者、アラベラ・パイクは本書の編集を即座に引き受けてくれた。彼女の確信と洞察力のある読みは非常に貴重なものだった。一冊の本をつくるには多くの人の力を必要とする。本書の執筆が立ち止まるたびにハーパーコリンズ社のチーム全体がもう一段上のレベルへと引き上げてくれた。メンバーは、ケイティ・アーチャー、ヘレン・エリス、クリス・グーニー、ジュリアン・ハンフリーズ、ケイト・ジョンソン、アン・ライリー、マリアンヌ・タテポ、ジョー・トンプソン、それにマーク・ウェルス。美術担当のライヤ・ヨキネンは美しい表紙を準備してくれた。

ニューヨークのスクリブナー社のチームにも感謝を述べなければならない。コリン・ハリソンの編集者としてのアドバイスは本書を多くの点で仕上げ、文章に対する温かく、かつ判断力のある配慮は私に書くという仕事について多くのことを教えてくれた。また、スクリブナー社のサラ・ゴールドベルク、ナン・グレアム、マーク・ラフラウア、それからリック・ウィレットからも支援を受けた。

その他編集面では、ヴェネッサ・ボーマントが前半の数章の構成に力を貸してくれた。後半の仕上げの段階では大事な友人のキャロライン・オールトンが編集に献身的な集中力を見せてくれた。ユーモアと鋭い知性で、原稿全体から伸びすぎの枝を切ったり、雑草を抜いたりする作業を手伝ってくれた。

さまざまな段階で、家族や友人、職場の同僚たちがいくつかの章、または本書全体を読んでくれた。特に感謝を伝えたいのが、シリル・クーヴ、トニー・ガーリレック、スージー・ゴッドシル、キャレン・ジェンキンソン、アンナ・レジャード、ニール・モルガン、それにパーディー・ルービンだ。彼らは意見を述べてくれたり、鋭い洞察力を示してくれた。自宅では、ジュリア・マスリンが家事の支援を、ジェニー・レヴィーは私がデスクで執筆にかかりきりになっている時に、菜園の世話をしてくれた。米国ではザー・バーバーン、ジョン・フォルネンゴ、エリザベス・ルイス、それとマーサ・ピッチェイに、親切にもてなしてもらってありがたかった。

偉大な友人、ニッキー・ダーレンドルフはエージェントのフェリシティ・ブライアンに私を引き合わせてくれて、この本は動きだした。フェリシティは最初からこの企画に大きな信念をおいていて、私に心のためにするガーデニングに関する考えを発展させ、深めていくことを許してくれた。彼女は熱心に関わり、エネルギーも揺るぎなかった。ゾーイ・パグナメンタと彼女のニューヨークのエージェントにも感謝の気持ちを述べたい。

私は友人、同僚たち、特に以下の人々からありとあらゆる励ましを受けた。フィル・アティル、ジニー・ブロム、マドレーヌ・バンティング、タニア・コンプトン、アレックス・コールトゥア、サラ・ドレイパー、ヘレナ・ドライズデイル、スザンナ・フィエンヌ、フランシス・アメル、ベス・ヘロン、マイケル・ヘイ・ウィリアムズ、アンナ・マリア・イヴステッド、アリ・ジョイ、ヨゼフ・カーナー、トッド・ロングスタフ・ゴーワン、アダム・ロー、マーティン・ルプトン、ジョー・オーライリー、レベッカ・ニコルソン、ロージー・ピアソン、ジェームズ・ランシー、アグネス・シュミッツ、ケイト・シーバッグ、そしてロビン・ウォールデン。途中、本書に関係のある新しい関心や研究プロジェクトに注意を向けてくれた、その他の多くの友人たちの思いやりに私は何度も感動した。

ゲーテは書いている。「お互いに負っているものがある二人が結婚した時、その合計は計算できない」と。私の夫、トムの話だ。彼と人生をともにすることができて私は幸運だ。常に一緒にいてくれて本当にありがとう。原稿を読んでくれたり、編集してくれたり、元気が出ない時に励ましてくれて、そして何よりも、最大最強のインスピレーションの源になってくれて。最後に、庭のそばで成長してきた子どもたち、ローズ、ベン、ハリーの三人から受け取った熱意と必要なサポートに感謝。本書をつくり上げる間中、子どもたちは私のそばにいてくれた。

訳者あとがき
――庭のように手入れの行き届いた心の話

著者スー・スチュアート・スミス氏が自分の庭の話をしているところが、とても好きだ。そこから、ゆっくりと、あるいは高速のままに心の世界へとカーブを切って入っていくのは、なんて美しい文章の運転技術だろう。目の前の庭から目をそらせる暇なく、心の世界の話になるのは、庭にいると無数の通路が心の世界へと通じているからなのだろう。外にあると思っていた世界は、中の世界であり、中の世界の話だと思っていると、いつの間にか外の世界の話につながっている。庭は人間の身体にも心にもある。飛躍のようだけれど、ここを渡っていくために、著者はさまざまな歴史的研究の成果、理論的な根拠づけ、治療のためのガーデンでのインタビューや臨床研究を各章で披露してくれている。私たち自身の中にある庭をどのように耕し、種を蒔き、雑草を抜いて、美しい花が咲いて、たくさんの実りを生む庭にするのか。植物が折れたり萎れたりした時にはどうするか。原著のタイトルは *Well gardened Mind* だ。庭に対するように、心を耕し、整える。生老病死にどうつき合っていくか、生き方の書だが、科学の書物だ。

南アフリカの潮だまりに生息し、ガーデニングをするカサガイ（第6章）の話も非常に興味深いと思ったが、脳内の免疫担当細胞のミクログリアが、本物の庭師のように、指のような突起を使って毒素を除去し、炎症を抑え、余分なシナプスや細胞を雑草のように取り除いてきれいに整え、さらに神経細胞やシナプスの成長を助けたりしているとは驚きだ。ミクログリアや脳細胞が出すたんぱく質の脳由来神経栄養因子（ＢＤＮＦ）が、脳神経細胞に対して肥料と同種の効果を発揮しているという（第2章）。こうした除草作業や剪定、施肥によって、脳は細胞レベルで健康に保たれる。健康は受動的なプロセスではなく、心もまた庭のように手入れをされなければならないというわけだ。

庭のある今の家に引っ越した時、私は世話が大変だから花なんか植えないと言っていた。ところが、最初の秋が深まるころ、一年草の種まきが大好きな妹はそんな姉のところに、自分が蒔いて育てたビオラなどの苗をたくさん送って、植え方の手順まで指南してきた。こうして、鉢やプランターはもちろん、園芸士も何もなかったところから始まったガーデニングだったのだが、師匠は春と秋に一年草の花の苗を届けてくれるようになり、すぐに春のビオラとアリッサム、夏のニチニチソウが私の庭の定番となった。そして今では、来年は何色にしようかと種苗会社のカタログを取り寄せて相談するようになった。

春になって驚きの変化を遂げる植物。それは時間がくれる贈り物だ。私が好きな庭の季節は、秋の終わりのチューリップの球根を植え終わったころだ。ビオラとアリッサムのまだ小さな苗も植えつけてしまえば、あとは賑やかな春を待つだけだ。よほど乾燥しない限り真夏のように朝晩の水やりもいらない。雑草も勢いを止めている。冬の間にもたくさんの花をつけるパンジーもあるけれど、冬に花はなくてもいいのではないかと思う。花のない季節があって初めて、雑草のスミレがちらほら咲き始めると主役になれる。スイセンやチューリップが地面を押し上げてくるのを見守るのは楽しい。成功間違いなしの春の庭だ。

仮想現実と作り物の現実が溢れる現代にあって、庭は私たちを目の前の現実に引き戻してくれると著者は述べている。両者の間の一番の違いは、本物の現実には死ぬ時が来るということだ。庭の現実は、枯れたり、風で折れたり、根腐れもあれば、虫害もある。けれど、まあ仕方ないや、と流していける現実だ。結局のところ日当たり、水はけを考えないで植物を植えてもうまくいかない。環境を知ることが必要だ。すぐにわかるはずもないから、庭は寛大で人間に学ぶチャンスをくれる。著者の言う通り、次のチャンスがある。翌年の同じ季節にまたやってみればいいのだ。私のガーデニングの師匠は「たくさん失敗をしてください」と初めから冷ややかだったが、このごろ少しはわかってきた。庭の日照のことだけではない。自分のこともだ。時間は直線的に流れて後戻りできないのではない。庭の時間は循環する時間であり、庭は循環する物語を与えてくれると著者は言う。生から死へ、死から生へと繰り返す物語だ。

子どもたちがみんな巣立って、それぞれに次の世代にかかりきりになっている姿を眺めていると、どこかにいつも私を見つめている視線を感じる。視線の主は老いと死だ。仮想現実では見なくてよいものだが、人間の自然には老いと死がついてくる。逃げきることはできない。これをどう乗り越えるのか。著述家ダイアナ・アットヒルは、年をとることは決して簡単ではないが、年をとってできなくなることを受け入れる術を手に入れていた。できないことがあっても、残りの人生がまったく魅力を失ったりはしないと知っていた。老年になっても手放す必要のない喜びを花や木が彼女に与えたのだという。また、フロイトの最晩年の様子は後続の人間たちに道しるべを残してくれている。もう少し先の未来のことを、庭はゆっくりと私たちに教えてくれるようだ。

著者は言う。ガーデニングには、常に人間よりも大きな力が潜在していると。庭自体が生き物で、植物のケアをする時、そこに相互に影響し合う関係が発生するのだという。人間は自然を変えることはできるが、完全に支配し管理するのは不可能だ。この自然とは、人間の外にある緑の自然ばかりではない。人間の中にある自然もそうだ。そこをわきまえないと、英国の探検家で植民地主義者のジェームズ・ダグラスの北米大陸ブリティッシュ・コロンビアでの失敗のような悲惨な結果となる（第6章）。

自然とのギブアンドテイクに信頼をおいて、ケアする人はちょっと下がったあたりに位置どりしていれば、自然は驚きの姿を見せてくれる。ニチニチソウがつぼみを開くところが私は好きだ。花びらの一枚一枚が隣の花びらの下に半分をきれいに挟まれたまま、花の先端からそっと開いていく。前の住人が置いていったクレマチスは折れたり裂けたりしたボロボロの古い枝から新芽を伸ばし、驚くほど大きな美しい青い花を咲かせる。クレマチスの開花はちゃんと目撃したことがないが、音でも立てて開くのではないかと楽しい空想をする。散る時もじつに潔く散るが、そのあとの幼児のつむじのような姿も見物だ。

その昔、新幹線ができたころの話。それまで出張先で一泊して翌日帰っていたところが、新幹線ができて、速いね、便利だね、と喜んでいたのも束の間、日帰りして帰社し、そのままもう一仕事できることになり、結局前よりも仕事が増えて忙しくなってしまったという話は有名だ。二〇二〇年の春先、感染症の蔓延で働き方がすっかり変わった。私の場合も、ほぼすべての仕事がオンラインになった。通勤時間が不要になり、少しは時間ができたと思いきや、職場で終わっていた仕事は、在宅勤務という「持ち帰り」となり、通勤電車の中での読書と仮眠の貴重な時間が消えた。紙の書類でもらっていた連絡は、勤務時間外にもメールで届くようになり、時間にかかわらず返信する。一方で、新しいツールはそれなりに面白く、仕事の内容はついつい盛りだくさんになってしまう。そのうちに、その昔の話と同じことを考えるはめになった。人は便利な道具で幸せになるのだろうかと。

ファストフードにワンクリックで翌日配達など、早ければ早いほどよいという毎日、大量の新情報を吸収することが求められている今、何が適切なことなのか判断したり、経験したことを消化したり、理解したりする時間が不足している。これは本当だ。私は「第11章　庭の時間」を昨年からの自分の働き方を重ねつつ読んだ。デジタルな世界では、人は今自分がいる場所に完全に存在していないと著者は言う。自分の半分はどこか別の場所にいるといった状態だと。仕事時間と休息時間の区別はしだいに侵食されてきた。睡眠時間は、脳内のミクログリアが疲労回復のための剪定や雑草取りをする時間だという。この最も基本的な休息と回復のための時間が不足している人が多い。これも私だ。精神分析医、レイチェル・カプランとスティーブン・カプランの注意回復理論によれば、自然に囲まれた環境は課題集中型の思考に休息を与え、精神的なエネルギーを回復させる効果が大きいということだ。確かに、庭で過ごす時間の質が変わった気がする。庭は基本的な生活リズムへと引き戻してくれる場所だという。植物の速度で生きることができる場所だからだ。

秋の終わりには小さな弱々しい苗だったビオラは、春たけなわの四月半ばから五月には見事にこんもりと大きな株となって、無数の花をつける。水も液肥もたっぷりあげるから、あとからあとから花をつけるが、続々と枯れ花も出る。これを丁寧に摘み取るのが、近年は楽しくてならない。株の中のほう、葉と葉の間や花壇の壁との間などもくまなく見て、摘む。仕事の合間に庭へ出ては、太陽の光を浴び、外気を吸い、葉に触れ、ほのかな香りにひたり、枯れ花を摘む。あの楽しい気持ちは「楽しい」としか表現のしようがないのだけれど、ビオラの株とのギブアンドテイクなんだろうと思う。

第一次世界大戦では、砲撃戦と塹壕がヨーロッパの景観を大きく変えたという。かつて翻訳した『宝石――欲望と錯覚の世界史』(築地書館)でも、塹壕戦の様子が取り上げられており、懐中時計ではできなかったタイミングを計っての一斉攻撃のために、女性のための宝飾品であった腕時計が男性用の腕時計として進化していったことを知った。それは連合国対同盟国という政治的図式とは違った、人間の姿が見える歴史だった。その同じ塹壕で、兵士たちが掘り上げられた土に種を蒔いたり、草花を掘ってきて植えたりしたという(第9章)。三〇〇万人の兵士のうち一〇〇万人が戦死か大怪我をしたというソンムの激戦。その有様が、戦場の現場救護所に庭をつくった司祭ジョン・スタンホープ・ウォーカーの目で語られる。アーガイル・アンド・サザーランドハイランダーズ連隊の若い将校、アレクサンダー・ダグラス・ギレスピーはハエ取り紙を送ってくれるように故郷の両親へ頼むが、その手紙でマドンナリリーが満開の塹壕に突如落ちてくる爆弾の話をまるでついでのように書いている。生と死が隣り合っている極限状況の戦場でガーデニングをするということに、庭をつくって花を植え、世話をする人々の姿に、あまりにもリアルな人間の生への本能のほとばしりを見た思いだ。剝き出しになった土が目に浮かび、胸を打たれた。そこに花を植え、美しい植物から生きる力を受け取る。生命の循環は私たちを助けてくれると著者は言う。冬の最も厳しい時に、春が再来するという信念にしがみついてよいのだと（第7章）。深い感動の中で翻訳を進めた。

二〇二一年八月下旬の今、新型コロナウイルス感染者で、入院ができず自宅療養をしなければならない患者数が、日本全国で一二万人に近づいているという。ついこの間まで繰り返されていた「安心安全」というキーワードは鳴り止んだ。たとえ自分や家族が感染していなくても、このような現実に、気分は鬱々とするし、絶えず危険にさらされている状態が精神によいわけがない。ワクチンを二回打って、どこにも出かけないでいる以上に、もう手持ちのカードもない現状で、ふと、庭のことを思う。……なんて、ご都合主義もいいところだろうか。まあいい。妹が来年のビオラの種を決めようと言ってきたので乗ることにした。それと来年のチューリップの球根も買おうと思う。

敵に攻めこまれて、撃たれてばかりではつらいから、こちらからも打って出よう！　最後の最後で力になってくれるものは――ロシア民話『おおきなかぶ』の最後に登場する小さなネズミのような働きをするものは――土の中で春を待っているのではないだろうか。

築地書館の土井二郎社長から、この本はいかがと翻訳を勧められた時、絶対に面白い世界を見ることができると、今回も迷いはなかった。お声をかけてくださり心から感謝している。また今度も編集の橋本ひとみさんがじつに厳しく温かく訳文を見てくださり、優秀な庭師さながらの剪定技を施してくださったことにお礼を申し上げたい。

二〇二一年八月

千葉県柏市の自宅にて

和田佐規子

索　引

【カ行】

【サ行】

【タ行】

【マ行】

【ヤ行】

【ラ行】

【ワ行】

原著注・引用文献

◉自然、庭園、健康に関する厳選された一般的な資料

Bailey, D. S. (2017). Looking back to the future: the re-emergence of green care. *BJPsych. International, 14*(4), 79-79. doi:10.1192/s205647400000204x

Barton, J., Bragg, R. Wood, C., & Pretty, J. (2016). *Green exercise.* Routledge.

Borchardt, R. (2006). *The passionate gardener.* McPherson & Company.

Bowler, D. E., Buyung-Ali, L. M., Knight, T. M., & Pullin, A. S. (2010). A systematic review of evidence for the added benefits to health of exposure to natural environments. *BMC Public Health, 10*(1). doi:10.1186/1471-2458-10-456

Bragg, R., & Leck, C. (2017). *Good practice in social prescribing for mental health: The role of nature-based interventions.* Natural England Commissioned Reports, Number 228. York.

Buck, D. (May 2016). *Gardens and health: implications for policy and practice.* The Kings Fund, report commissioned by the National Gardens Scheme. https://www.kingsfund.org.uk/sites/default/files/field/field_publication_file/Gardens_and_health.pdf

Burton, A. (2014). Gardens that take care of us. *The Lancet Neurology, 13*(5), 447-448. doi:10.1016/s1474-4422(14)70002-x

Cooper, D. E. (2006). *A philosophy of gardens.* Clarendon Press

Cooper Marcus, C. C., & Sachs, N. A. (2013). *Therapeutic landscapes: An evidence-based approach to designing healing gardens and restorative outdoor spaces.* John Wiley & Sons.

Francis, M., & Hester, R. T. (Eds). (1995). *The meaning of gardens: Idea, place and action.* MIT Press.

Frumkin, H., Bratman, G. N., Breslow, S. J., Cochran, B., Jr, P. H. K., Lawler, J. J., … Wood, S. A. (2017). Nature Contact and Human Health: A Research Agenda. *Environmental Health Perspectives, 125*(7), 075001. doi: 10.1289/ehp1663

Goulson, D. (2019). *The garden jungle: Or gardening to save the planet.* Jonathan Cape.

Haller, R. L., Kennedy, K. L. L., & Capra, C. L. (2019). *The profession and practice of horticultural therapy.* CRC Press.

Harrison, R. P. (2009). *Gardens: An essay on the human condition.* University of Chicago Press.

Hartig, T., Mang, M., & Evans, G. W. (1991). Restorative Effects of Natural Environment Experiences. *Environment and Behavior, 23*(1), 3–26. doi: 10.1177/0013916591231001

Jordan, M., & Hinds, J. (2016). *Ecotherapy: Theory, Research and Practice* Palgrave.

Kaplan, R. (1973). Some psychological benefits of gardening. *Environment and Behavior, 5*(2), 145–162. doi: 10.1177/001391657300500202

Lewis, C. A. (1996). *Green nature/human nature: The meaning of plants in our lives.* University of Illinois Press.

Louv, R. (2010). *Last child in the woods saving our children from nature-deficit disorder.* Atlantic Books.

Mabey, R. (2008). *Nature cure.* Vintage Books.

McKay, G. (2011) *Radical gardening: Politics, idealism & rebellion in the garden.* Francis Lincoln.

Olds, A. (1989). Nature as healer. *Children's Environments Quarterly, 6*(1), 27-32.

Relf, D. (1992). *The role of horticulture in human well-being and social development: A national symposium.* Timber Press.

Ross, S. (2001). *What gardens mean.* Chicago: University of Chicago Press.

Roszak, T., Gomes, M. E., & Kanner, A. D. (Eds). (1995). *Ecopsychology: Restoring the earth, healing the mind.* Sierra Club Books.

Sempik, J. (2010). Green care and mental health: gardening and farming as health and social care. *Mental Health and Social Inclusion, 14*(3), 15-22. doi:10.5042/mhsi.2010.0440

Souter-Brown, G. (2015). *Landscape and urban design for health and well-being: Using healing, sensory, therapeutic gardens.* Abingdon, Oxon: Routledge.

Sternberg, E. M. (2010). *Healing spaces.* Harvard University Press.

Townsend, M., & Weerasuriya, R. (2010). *Beyond blue to green: The benefits of contact with nature for mental health and wellbeing.* Melbourne: Beyond Blue Ltd.

Wellbeing benefits from natural environments rich in wildlife: A literature review for The Wildlife Trusts. (2018). The University of Essex.

Williams, F. (2017). *The nature fix: Why nature makes us happier, healthier, and more creative.* W.W.Norton & Co.

◉注で使用されている略語

SE: *The Standard Edition of the Complete Psychological Works of Sigmund Freud* 24 vols (James Strachey, Trans.). Hogarth Press, London, 1953-74.

◉第1章　始まり

ウィリアム・ワーズワース（1798年）の引用は以下より。William Wordsworth (1798) quotation from 'The Tables Turned' in *Lyrical Ballads.*

＊1　以下の文献より。'Lines Composed a Few Miles above Tintern Abbey' (1798/1994). *The collected poems of William Wordsworth.* Wordsworth Editions Ltd.

＊2　1976年7月10日、イタリアの化学工場で爆発があり、ダイオキシンが発生、ミラノ北部のセベソの町上空に毒性の気体が停滞した。初めに動物が死に始め、4日後には人間に不調が現れた。町全体からの住人の退去には数週間を要した。

＊3　2013年、WHOによると、全世界で、生涯調整生命年を決定する要因の第2位がうつ病だという。2014年には英国の16歳以上の19.7%の人が不安障害かうつ病の症状を示しており、前年から1.5%増加した（メンタルヘルス財団の2016年報告）。16～74歳の人のうつ病や不安障害のようなよく起きる精神不調は2007年に16.2%だったのが、2014年には17%に増加した（国家統計局、2016年）。*Adult psychiatric morbidity in England, 2014: results of a household survey.*

＊4　McGhee, R. D. (1993). *Guilty pleasures: William Wordsworth's poetry of psychoanalysis.* The Whitston Publishing Co. and Harris Williams, M. & Waddell, M. (1991). *The chamber of maiden thought: Literary origins of the psychoanalytic model of the mind.* Routledge.

＊5　以下を参照。Ramachandran, V.S., & Blakeslee, S. (2005). *Phantoms in the brain: human nature and the architecture of the mind.* Harper Perennial.

＊6　Wordsworth, D. (1991). *The Grassmere journals.* Oxford University Press. and Wilson, F. (2008). *The ballad of Dorothy Wordsworth.* London: Faber & Faber.

＊7　以下のワーズワースの詩より。'A Farewell', 1802.

＊8　＊9の以下の作品へのワーズワースによる序文。*The Tables Turned in Lyrical Ballads.*

＊9　以下を参照。Dale, P., & Yen, B. C. (2018). *Wordsworth's gardens and flowers: The spirit of paradise.* ACC Art Books. また、次も参照。Buchanan, C., & Buchanan, R. (2001). *Wordsworth's gardens.* Texas Tech University Press.

＊10　前掲のBuchanan、35頁に次のようにある。「一生の間彼は庭で詩作をした。小道を行きな

がら、リズムを歩測し、声に出して詩句を詠唱した」
＊11 ワーズワースがジョージ・ボーモントに宛てた書簡（前掲の Buchanan 、30 頁）。
＊12 Winnicott, D.W. (1953). Transitional objects and transitional phenomena., *Int J Psychoanal, 34*(2), 89-97.
＊13 全般的な内容は以下を参照。Caldwell, L., & Joyce, A. (2011). *Reading Winnicott.* Routledge.
＊14 Winnicott, D.W. (1971). *Playing and reality.* Tavistock Publications.
＊15 Winnicott, D.W. (1958). The capacity to be alone. *Int J Psychoanal, 39*: 416-420.
＊16 以下を参照。Holmes, J. (2014). *John Bowlby and attachment theory* (2nd ed). Routledge.
＊17 Bowlby, J. (1971). *Attachment and loss: Vol. 2. Separation.* Pimlico. pp.177-8.
＊18 以下を参照。Manzo, L. C., & Devine-Wright P. (2014). *Place attachment: Advances in theory, methods and applications.* Routledge. また、以下も参照。Lewicka, M. (2011). Place attachment: How far have we come in the last 40 years? *Journal of Environmental Psychology, 31,* 207–230.
＊19 Chawla, L. (1992). Childhood place attachments. In I. Altman & S. M. Low (eds.), *Place Attachment.* Plenum Press. pp. 63-86.
＊20 Klein, M. (1940/1998). Mourning and its relation to manic-depressive states. In *Love, guilt and reparation and other works 1921-1945.* Vintage Classics.
＊21 以下を参照。Lakoff, G., & Johnson, M. (1980). *Metaphors we live by.* University of Chicago Press.
＊22 Segal, H. (1981). *The work of Hanna Segal: A Kleinian approach to clinical practice.* London: J. Aronson. p.73.

◉第２章　緑の自然と人間の中にある自然

ジョージ・ハーバートによる‘The Flower’（1633 年）より。

以降に提示されているケーススタディの中の人名や人物の特徴は改変してある。引用されたインタビュー資料は患者本人のものを使用した。
＊1 以下を参照。Thacker, C. (1994). *The genius of gardening.* Weidenfeld & Nicolson. and Jones, G. (2007). *Saints in the landscape.* Tempus Publishing.
＊2 Butler, A. (1985). *Butler's Lives of the Saints.* Burns & Oates.
＊3 Brooke, C. (2003). *The age of the cloister: The story of monastic life in the middle ages.* Paulist Press.
＊4 Souter-Brown, G. (2015). *Landscape and urban design for health and well-being.* Routledge.
＊5 以下の文献からの引用。Gerlach-Spriggs, N., Kaufman, R. E., & Warner, S. B. (2004). *Restorative gardens: The healing landscape* Yale University Press. p.9.
＊6 Fox, M. (2012). *Hildegard of Bingen: A Saint for our times.* Namaste.
＊7 Klein, M. (1998). *Love, guilt and reparation and other works: 1921-1945.* Vintage Classics.
＊8 メラニー・クラインの 1929 年の以下の論文を参照。‘Infantile anxiety situations reflected in a work of art and in the creative impulse’前掲書、210-218 頁。
＊9 「ニュー・ステーツマン」のインタビュー（2017 年 7 月 2 日）より。https://www.newstatesman.com/2017/07/take-back-power-naomi-klein
＊10 Conn, A., Pedmale, U. V., Chory, J., Stevens, C. F., & Navlakha, S. (2017). A statistical description of plant shoot architecture. *Current Biology, 27*(14), 2078-2088.e3. https://doi.org/10.1016/j.cub.2017.06.009
＊11 Hughes, V. (2012). Microglia: The constant gardeners. *Nature, 485*(7400), 570–572. doi: 10.1038/485570a.
＊12 Schafer, D. P., Lehrman, E. K., Kautzman, A. G., Koyama, R., Mardinly, A. R., Yamasaki, R.,

… Stevens, B. (2012). microglia sculpt postnatal neural circuits in an activity and complement-dependent manner. *Neuron, 74*(4), 691–705. doi: 10.1016/j.neuron.2012.03.026
＊13 European Molecular Biology Laboratory. (26 March 2018). ミクログリアが脳のシナプスをかじっているところを撮影することに初めて成功。ミクログリアはシナプスの成長と再配列を助ける。*ScienceDaily*. www.sciencedaily.com/releases/2018/03/180326090326.htm
＊14 Ratey, J. J., & Hagerman, E. (2008). *Spark: The revolutionary new science of exercise and the brain.* Little Brown.
＊15 抗うつ薬の治療効果の一つはBDNFの量を増加させることだ。以下の文献を参照。Lee, B.H., & Kim, Y.K. (2010). The roles of BDNF in the pathophysiology of major depression and in antidepressant treatment. *Psychiatry Investigation, 7*(4), 231–235.
＊16 Cregan-Reid, V. (2018). *Primate change how the world we made is remaking us.* Hatchette.
＊17 以下を参照。Hickman, C. (2013). *Therapeutic landscapes.* Manchester University Press.
＊18 以下のサミュエル・テュークの作品（1813年）より引用。*Description of the Retreat.*
＊19 *Medical inquiries and observations upon the diseases of the Mind* は1812年にベンジャミン・ラッシュが刊行したもの。
＊20 Kilgarriff-Foster, A., & O'Cathain, A. (2015). Exploring the components and impact of social prescribing. *Journal of Public Mental Health,* 14(3), 127–34. Bragg, Rachel. et al., (2017). *Good practice in social prescribing for mental health: The role of nature-based interventions.* Natural England Report. number 228.
＊21 van den Bosch, M., & Bird, W. (2018). *Oxford textbook of nature and public health: The role of nature in improving the health of a population.* Oxford University Press.
＊22 Bragg, R., Wood, C., & Barton, J. (2013). *Ecominds effects on mental wellbeing: An evaluation for MIND.*
＊23 以下の資料も参照。Ireland, N. (2013). *Social Return on Investment (SROI) Report: Gardening in Mind.* http://www.socialvalueuk.org/app/uploads/2016/04/Gardening-in-Mind-SROI-Report-final-version-1.pdf
＊24 Gonzalez, M. T., Hartig, T., Patil, G. G., Martinsen, E. W., & Kirkevold, M. (2010). Therapeutic horticulture in clinical depression: a prospective study of active components. *Journal of Advanced Nursing.* doi: 10.1111/j.1365-2648.2010.05383.x.
＊25 Kamioka, H., Tsutani, K., Yamada, M., Park, H., Okuizumi, H., Honda, T., … Mutoh, Y. (2014). Effectiveness of horticultural therapy: A systematic review of randomized controlled trials. *Complementary Therapies in Medicine, 22*(5), 930–943. doi: 10.1016/j.ctim.2014.08.009
＊26 Stigsdotter, U. K., Corazon, S. S., Sidenius, U., Nyed, P. K., Larsen, H. B., & Fjorback, L. O. (2018). Efficacy of nature-based therapy for individuals with stress-related illnesses: randomised controlled trial. *The British Journal of Psychiatry, 213*(1), 404–411. doi: 10.1192/bjp.2018.2
＊27 Freud, S. (1930) *Civilisation and its Discontents. S.E., 21:* 79-80.
＊28 Dickens, C. (1907). *Great expectations.* Chapman & Hall Ltd.

◉第３章　種と自分を信頼すること

トーマス・フラーの以下の文献より引用。Fuller, T. (1732) *Gnomologia: Adages and Proverbs, Wise Sentences, and Wilty Sayings. Ancient and. Modern, Foreign, and British.* Barker & Bettesworth Hitch.
＊1 Pollan, M. (1991). *Second nature: A gardener's education.* Atlantic Press.
＊2 Milner, M. (1955). The role of illusion in symbol-formation in M. Klein (ed) *New Directions*

in Psycho-analysis. Tavistock Publications.

＊3　以下を参照。Winnicott D.W. (1988). *Human nature.* Free Association Books. ドナルド・ウィニコットは「幼児は見つかったものはつくり出されたものだという幻想を持つ」と書いている。

＊4　以下より引用。Karl Groos's *The play of man* (E. L. Baldwin, Trans.). Originally published in 1901, Groos's thinking influenced Winnicott.

＊5　Winnicott, D.W. (1953). Transitional objects and transitional phenomena. *Int J Psychoanal, 34*(2), 89-97.

＊6　Winnicott, D.W. (1973). *The child, the family, and the outside world.* Penguin.

＊7　Grolnick, S. (1990). *The work & play of Winnicott.* Jason Aronson. p.20.

＊8　*RHS Gardening in Schools: a vital tool for children's learning.* (2010). Royal Horticultural Society, London, UK. www.rhs.org.uk/schoolgardening

＊9　ライカーズの再犯率は同様のプログラムとほぼ同じ。以下を参照。van der Linden, S. (2015). Green prison programmes, recidivism and mental health: A primer. *Criminal Behaviour and Mental Health, 25* (5), 338–42.

＊10　Jiler, J. (2006). *Doing time in the garden.* Village Press.

＊11　Maruna, S. (2013). *Making good: How ex-convicts reform and rebuild their lives.* American Psychological Association.

＊12　2002年にリサ・ベンハムがインサイト・ガーデン・プログラムに対して実施したもの。

＊13　屋外で遊ばないことから、70%の子どもがビタミンD不足に陥っている。以下を参照。Voortman et al. (2015). Vitamin D deficiency in school-age children is associated with sociodemographic and lifestyle factors. *The Journal of Nutrition, 145*(4), 791–98.

＊14　「瀬戸際にある遊び」という調査には、5歳から12歳までの子どもを持つ1万2000人の親が10か国から参加し、1日に屋外で過ごす時間が60分以下の子どもたちが70%、30分以下は30%であるという結果が出た。調査は2016年Persilによって委託されて行われた。以下も参照。 Benwell, R., Burfield, P., Hardiman, A., McCarthy, D., Marsh, S., Middleton, J., & Wynde, R. (2014) A Nature and Wellbeing Act: A green paper from the Wildlife Trusts and the RSPB. Retrieved from http://www.wildlifetrusts.org/sites/default/files/green_paper_nature_and_wellbeing_act_full_final.pdf. Moss, S. (2012). *Natural Childhood.* National Trust Publications.

＊15　Winnicott, D.W. (1990). *Deprivation and delinquency.* Routledge.

＊16　Piaget, J. (1973). *The child's conception of the world.* Routledge. 以下も参照。Singer, D. G., & Revenson, T. A. (1978). *A Piaget primer.* Plume Books.

＊17　Milner, M. (2010). *On not being able to paint.* Routledge.

＊18　Pollan, M. (2002). *The botany of desire: A plant's-eye view of the world.* Bloomsbury.

◉第4章　安全な緑の場所

エリク・エリクソンの以下の文献より引用。Erik, E. (1958). *Young man Luther: a study on psychoanalysis and history.* Norton & Co. p.266.

＊1　Searles, H. F. (1960). *The nonhuman environment in normal development and in schizophrenia.* International Universities Press.

＊2　Rees, G. (1960). *A bundle of sensations: Sketches in autobiography.* Chatto & Windus. pp.205-240.

＊3　Winnicott, D.W. (1988). *Human nature. London:* Free Association Books. p.117.

＊4　前掲書、118頁。

＊5　Appleton, J. (1975). *The experience of landscape.* John Wiley & Sons.

＊6 Panksepp, J. (1998). *Affective neuroscience: The foundations of human and animal emotions.* Oxford University Press.

＊7 van der Kolk, B. (2000). Posttraumatic stress disorder and the nature of trauma. *Dialogues Clin Neurosci, 2*(1), 7–22.

＊8 Herman, J. (1997). *Trauma and recovery: The aftermath of violence--from domestic abuse to political terror.* Basic Books.

＊9 復員兵士に関するさらなる研究は以下を参照。Westlund, S. (2014). *Field exercises.* New Society Publishers and Wise, J. (2015). *Digging for victory.* Karnac Books.

＊10 Kline, N. & Rausch, J. (1985). Olfactory precipitants of flashbacks in post traumatic stress disorder: Case reports. *J. Clin.Psychiatry,* 46, 383-384.

＊11 Sternberg, E. M. (2010). *Healing spaces.* Harvard University Press.

＊12 たとえば以下を参照。Ulrich R. S. (1981). Natural versus urban scenes: Some psycho-physiological effects. *Environ Behav, 13,* 523-556. Ulrich, R. S., Simons, R. F., Losito, B. D., Fiorito, E., Miles, M. A., & Zelson, M. (1991). Stress recovery during exposure to natural and urban environments. *Journal of Environmental Psychology, 11*(3), 201–230. doi: 10.1016/s0272-4944(05)80184-7

＊13 Gladwell, V. F., Brown, D. K., Barton, J. L., Tarvainen, M. P., Kuoppa, P., Pretty, J., … Sandercock, G. R. H. (2012). The effects of views of nature on autonomic control. *European Journal of Applied Physiology, 112*(9), 3379–3386. doi: 10.1007/s00421-012-2318-8

＊14 van den Berg, A.E., & Custers, M. H. (2010). Gardening promotes neuroendocrine and affective restoration from stress. *Journal of Health Psychology, 16*(1), 3–11. doi: 10.1177/1359105310365577

＊15 Williams, M., & Penman, D. (2011). Mindfulness: a practical guide to finding peace in a frantic world. Piatkus. Kabat-Zinn, J. (2013). *Full catastrophe living.* Piaktus.

＊16 Farb, N. A. S., Anderson, A. K., & Segal, Z. V. (2012). The mindful brain and emotion regulation in mood disorders. *The Canadian Journal of Psychiatry, 57*(2), 70–77. doi: 10.1177/070674371205700203

＊17 Appleton, J. (1975). *The Experience of landscape.* John Wiley & Sons.

＊18 Lambert, G., Reid, C., Kaye, D., Jennings, G., & Esler, M. (2002). Effect of sunlight and season on serotonin turnover in the brain. *The Lancet, 360*(9348), 1840–1842. doi: 10.1016/s0140-6736(02)11737-5

＊19 Frick, A., Åhs, F., Palmquist, Å. M., Pissiota, A., Wallenquist, U., Fernandez, M., … Fredrikson, M. (2015). Overlapping expression of serotonin transporters and neurokinin-1 receptors in posttraumatic stress disorder: a multi-tracer PET study. *Molecular Psychiatry, 21*(10), 1400–1407. doi: 10.1038/mp.2015.180

＊20 Cotman, C. (2002). Exercise: a behavioral intervention to enhance brain health and plasticity. *Trends in Neurosciences, 25*(6), 295–301. doi: 10.1016/s0166-2236(02)02143-4

＊21 Mattson, M. P., Maudsley, S., & Martin, B. (2004). BDNF and 5-HT: a dynamic duo in age-related neuronal plasticity and neurodegenerative disorders. *Trends in neurosciences, 27*(10), 589–594. doi: 10.1016/j.tins.2004.08.001

＊22 Sayal, N. (2015). Exercise training increases size of hippocampus and improves memory. *Annals of neurosciences, 22*(2). doi: 10.5214/ans.0972.7531.220209

＊23 Agudelo, L. Z., Femenía, T., Orhan, F., Porsmyr-Palmertz, M., Goiny, M., Martinez-Redondo, V., … Ruas, J. L. (2014). Skeletal muscle pgc-1–1 modulates kynurenine metabolism and mediates resilience to stress-induced depression. *Cell, 159*(1), 33–45. doi: 10.1016/j.cell.2014.07.051

＊24 Sapolsky, R. M. (2004). *Why zebras don't get ulcers.* St Martin's Press.

＊25 Barton, J., & Pretty, J. (2010). What is the best dose of nature and green exercise for improving mental health? A multi-study analysis. *Environmental Science & Technology, 44*(10), 3947–3955. doi: 10.1021/es903183r

＊26 Chater, K. F. (2015). The smell of the soil. Available at https://microbiologysociety.org/publication/past-issues/soil/article/the-smell-of-the-soil.html. 以下も参照。Polak, E.H., & Provasi, J. (1992). Odor sensitivity to geosmin enantiomers. *Chemical Senses, 17.* doi: 10.1093/chemse/17.1.23.

＊27 Lowry, C. A., Smith, D. G., Siebler, P. H., Schmidt, D., Stamper, C. E., Hassell, J. E., Jr, … Rook, G. A. (2016). The Microbiota, Immunoregulation, and Mental Health: Implications for Public Health. *Current environmental health reports, 3*(3), 270–286. doi:10.1007/s40572-016-0100-5

＊28 Matthews, D. M., & Jenks, S. M. (2013). Ingestion of Mycobacterium vaccae decreases anxiety-related behavior and improves learning in mice. *Behavioural Processes, 96,* 27–35. doi: 10.1016/j.beproc.2013.02.007

＊29 Anderson, S. C. with Cryan, J. F., & Dinan, T. (2017). *The psychobiotic revolution.* National Geographic. Yong, Ed. (2016). *I contain multitudes.* The Bodley Head.

＊30 Poulsen, D. V., Stigsdotter, U. K., Djernis, D., & Sidenius, U. (2016). 'Everything just seems much more right in nature': How veterans with post-traumatic stress disorder experience nature-based activities in a forest therapy garden. *Health Psychology Open, 3*(1), 205510291663709. doi: 10.1177/2055102916637090

＊31 Frazer, J. G. (1994). *The Golden Bough.* Oxford University Press.

＊32 カール・メニンガーの引用は以下の文献より。Relf, P. D. Agriculture and health care: The care of plants and animals for therapy and rehabilitation in the United States. In Hassink, Jan & van Dijk, Majken (eds) (2006). *Farming for health: green-care farming across Europe and the United States of America.* Springer. pp. 309-343.

◉第５章　街中に自然を運びこむ

フレデリック・ロー・オルムステッドの以下の文献より引用。Olmsted, F. L. (1852). *Walks and talks of an American farmer in England.*

＊１ Kramer, S. N. (1981). *History begins at sumer: Thirty-Nine firsts in man's recorded history,* 3rd Ed. University of Pennsylvania Press.

＊２ ジョン・イーヴリンの『煤煙対策論（Fumifugium）』（1661 年）は以下に引用がある。Cavert W. (2016). *The smoke of London: Energy and environment in the early modern city.* Cambridge University Press. p.181.

＊３ Olmsted, F., & Nash, R. (1865). The value and care of parks. Report to the Congress of the State of California. Reprinted in: *The American Environment.* Hillsdale, NJ. pp.18-24.

＊４ in Beveridge, C. (ed). (2016) *Frederick Law Olmsted: Writings on landscape, culture, and society.* Library of America. p.426.

＊５ Gijswijt-Hofstra, M., & Porter, R. (2001). *Cultures of neurasthenia.* The Wellcome Trust.

＊６ McManus, S., Meltzer, H., Brugha, T., Bebbington, P., & Jenkins, R. (2009). Adult psychiatric morbidity in England, 2007: Results of a household survey. doi: 10.13140/2.1.1563.5205.

＊７ Peen, J., Schoevers, R. A., Beekman, A. T., & Dekker, J. (2010). The current status of urban-rural differences in psychiatric disorders. *Acta Psychiatrica Scandinavica, 121*(2), 84–93. doi: 10.1111/j.1600-0447.2009.01438.x

＊８ Newbury, J., Arseneault, L., Caspi, A., Moffitt, T. E., Odgers, C. L., & Fisher, H. L. (2017).

Cumulative effects of neighborhood social adversity and personal crime victimization on adolescent psychotic experiences. *Schizophrenia Bulletin, 44*(2), 348–358. doi: 10.1093/schbul/sbx060

＊9 Lederbogen, F., Kirsch, P., Haddad, L., Streit, F., Tost, H., Schuch, P., … Meyer-Lindenberg, A. (2011). City living and urban upbringing affect neural social stress processing in humans. *Nature, 474*(7352), 498–501. doi: 10.1038/nature10190

＊10 Vassos, E., Pedersen, C. B., Murray, R. M., Collier, D. A., & Lewis, C. M. (2012). Meta-Analysis of the Association of Urbanicity With Schizophrenia. *Schizophrenia Bulletin, 38*(6), 1118–1123. doi: 10.1093/schbul/sbs096

＊11 Office for National Statistics Commuting and Personal Well-being. 2014.

＊12 Hartig, T. (2008). Green space, psychological restoration, and health inequality. *The Lancet, 372*(9650), 1614-1615. doi:10.1016/s0140-6736(08)61669-4

＊13 Roe, J., Thompson, C., Aspinall, P., Brewer, M., Duff, E., Miller, D., … Clow, A. (2013). Green space and stress: Evidence from cortisol measures in deprived urban communities. *International Journal of Environmental Research and Public Health, 10*(9), 4086–4103. doi: 10.3390/ijerph10094086

＊14 Keniger, L., Gaston, K., Irvine, K., & Fuller, R. (2013). What are the benefits of interacting with nature? *International Journal of Environmental Research and Public Health, 10*(3), 913–935. doi: 10.3390/ijerph10030913

＊15 Shanahan, D. F., Lin, B. B., Bush, R., Gaston, K. J., Dean, J. H., Barber, E., & Fuller, R. A. (2015). Toward improved public health outcomes from urban nature. *American Journal of Public Health, 105*(3), 470–477. doi: 10.2105/ajph.2014.302324

＊16 Fuller, R. A., Irvine, K. N., Devine-Wright, P., Warren, P. H., & Gaston, K. J. (2007). Psychological benefits of greenspace increase with biodiversity. *Biology Letters, 3*(4), 390–394. doi: 10.1098/rsbl.2007.0149

＊17 Shanahan, D. F. et al., (2016). Health benefits from nature experiences depend on dose. *Scientific Reports, 6* (28551), 1-10.

＊18 Mitchell, R. J., Richardson, E. A., Shortt, N. K., & Pearce, J. R. (2015). Neighborhood environments and socioeconomic inequalities in mental well-being. *American Journal of Preventive Medicine, 49*(1), 80–84. doi: 10.1016/j.amepre.2015.01.017

＊19 Kardan, O., Gozdyra, P., Misic, B., Moola, F., Palmer, L. J., Paus, T., & Berman, M. G. (2015). Neighborhood greenspace and health in a large urban center. *Scientific Reports, 5*(1). doi:10.1038/srep11610

＊20 Kuo, F. E., Sullivan, W. C., Coley, R. L., & Brunson, L. (1998). Fertile ground for community: Inner-city neighborhood common spaces. *American Journal of Community Psychology, 26*(6), 823-851. doi:10.1023/a:1022294028903

＊21 Kuo, F. E. (2001). Coping with poverty. *Environment and behavior, 33*(1), 5-34. doi:10.1177/00139160121972846

＊22 Kuo, F. E., & Sullivan, W. C. (2001). Aggression and violence in the inner city. *Environment and behavior, 33*(4), 543-571. doi:10.1177/00139160121973124

＊23 Kuo, F. E., & Sullivan, W. C. (2001). Environment and crime in the inner city. *Environment and behavior, 33*(3), 343-367. doi:10.1177/0013916501333002

＊24 Bratman, G. N., Hamilton, J. P., & Daily, G. C. (2012). The impacts of nature experience on human cognitive function and mental health. *Annals of the New York Academy of Sciences, 1249*(1), 118-136. doi:10.1111/j.1749-6632.2011.06400.x

＊25 Pretty, J. (2007). *The earth only endures.* Earthscan. p.217.

＊26 Kaplan, R., & Kaplan, S. (1989). *The experience of nature: A psychological perspective.*

Cambridge University Press.

＊27 Berto, R. (2005). Exposure to restorative environments helps restore attentional capacity. *Journal of Environmental Psychology, 25*(3), 249-259. doi:10.1016/j.jenvp.2005.07.001

＊28 Lee, K. E., Williams, K. J., Sargent, L. D., Williams, N. S., & Johnson, K. A. (2015). 40-second green roof views sustain attention: The role of micro-breaks in attention restoration. *Journal of Environmental Psychology, 42,* 182-189. doi:10.1016/j.jenvp.2015.04.003

＊29 Berman, M. G., Jonides, J., & Kaplan, S. (2008). The Cognitive Benefits of Interacting With Nature. *Psychological Science, 19*(12), 1207-1212. doi:10.1111/j.1467-9280.2008.02225.x

＊30 本節での引用はすべて以下の文献による。McGilchrist, I. (2010). *The Master and his Emissary.* Yale University Press.

＊31 Wilson, E.O. (1984). *Biophilia.* Harvard University Press.

＊32 Ellett, L., Freeman, D., & Garety, P. A. (2008). The psychological effect of an urban environment on individuals with persecutory delusions: The Camberwell walk study. *Schizophrenia Research, 99*(1-3), 77-84. doi:10.1016/j.schres.2007.10.027

＊33 Freeman, D., Emsley, R., Dunn, G., Fowler, D., Bebbington, P., Kuipers, E., … Garety, P. (2014). The Stress of the Street for Patients With Persecutory Delusions: A Test of the Symptomatic and Psychological Effects of Going Outside Into a Busy Urban Area. *Schizophrenia Bulletin, 41*(4), 971-979. doi:10.1093/schbul/sbu173

＊34 以下を参照。Roberts, S., & Bradley, A. J. (2011). *Horticultural therapy for schizophrenia.* Cochrane Database of Systematic Reviews. Issue 11.

＊35 Burrows, E. L., McOmish, C. E., Buret, L. S., Van den Buuse, M., & Hannan, A. J. (2015). Environmental Enrichment Ameliorates Behavioral Impairments Modeling Schizophrenia in Mice Lacking Metabotropic Glutamate Receptor 5. *Neuropsychopharmacology, 40*(8), 1947-1956. doi:10.1038/npp.2015.44

＊36 Kempermann, G., Kuhn, H. G., & Gage, F. H. (1997). More hippocampal neurons in adult mice living in an enriched environment. *Nature, 386*(6624), 493-495. doi:10.1038/386493a0

＊37 Sirevaag, A. M., & Greenough, W. T. (1987). Differential rearing effects on rat visual cortex synapses. *Brain Research, 424*(2), 320-332. doi:10.1016/0006-8993(87)91477-6

＊38 Lambert, K., Hyer, M., Bardi, M., Rzucidlo, A., Scott, S., Terhune-cotter, B., … Kinsley, C. (2016). Natural-enriched environments lead to enhanced environmental engagement and altered neurobiological resilience. *Neuroscience, 330,* 386-394. doi:10.1016/j.neuroscience.2016.05.037

＊39 Lambert, K. G., Nelson, R. J., Jovanovic, T., & Cerdá, M. (2015). Brains in the city: Neurobiological effects of urbanization. *Neuroscience & Biobehavioral Reviews, 58,* 107-122. doi:10.1016/j.neubiorev.2015.04.007

＊40 U.S. Environmental Protection Agency. 1989. Report to Congress on indoor air quality: Volume 2. EPA/400/1-89/001C. Washington, DC.

＊41 Yamane, K., Kawashima, M., Fujishige, N., & Yoshida, M. (2004). Effects of interior horticultural activities with potted plants on human physiological and emotional status. *Acta Horticulturae,* (639), 37-43. doi:10.17660/actahortic.2004.639.3

＊42 Weinstein, N., Przybylski, A. K., & Ryan, R. M. (2009). Can nature make us more caring? effects of immersion in nature on intrinsic aspirations and generosity. *Personality and Social Psychology Bulletin, 35*(10), 1315-1329. doi:10.1177/0146167209341649

＊43 Zelenski, J. M., Dopko, R. L., & Capaldi, C. A. (2015). Cooperation is in our nature: Nature exposure may promote cooperative and environmentally sustainable behavior. *Journal of Environmental Psychology, 42,* 24-31. doi:10.1016/j.jenvp.2015.01.005

＊44 Kim, G., Jeong, G., Kim, T., Baek, H., Oh, S., Kang, H., … Song, J. (2010). functional

neuroanatomy associated with natural and urban scenic views in the human brain: 3.0T Functional MR imaging. *Korean Journal of Radiology, 11*(5), 507. doi:10.3348/kjr.2010.11.5.507

＊45 Maas, J., Van Dillen, S. M., Verheij, R. A., & Groenewegen, P. P. (2009). Social contacts as a possible mechanism behind the relation between green space and health. *Health & Place, 15*(2), 586-595. doi:10.1016/j.healthplace.2008.09.006

◉第６章　ガーデニングのルーツを探る

ヘンリー・デイヴィッド・ソローの *Walden*（1854年）の第５章より引用。

＊１ Childe, V. G. (1948). *Man makes himself.* Thinker's Library.

＊２ Bellwood, P. (2005). *First farmers.* Blackwell.

＊３ Fuller, D. Q., Willcox, G., & Allaby, R. G. (2011). Early agricultural pathways: moving outside the 'core area' hypothesis in Southwest Asia. *Journal of Experimental Botany, 63*(2), 617-633. doi:10.1093/jxb/err307

＊４ Bob Holmes. (28 October 2015). The real first farmers: How agriculture was a global invention. *New Scientist.*

＊５ Farrington, I. S., & Urry, J. (1985). Food and the Early History of Cultivation. *Journal of Ethnobiology, 5*(2), 143-157.

＊６ Sherratt, A. (1997). Climatic cycles and behavioural revolutions: the emergence of modern humans and the beginning of farming. *Antiquity, 7*(272).

＊７ Smith, B. D. (2011). General patterns of niche construction and the management of 'wild' plant and animal resources by small-scale pre-industrial societies. *Philosophical transactions of the Royal Society of London. Biological sciences, 366*(1566), 836–848.

＊８ Snir, A., Nadel, D., Groman-Yaroslavski, I., Melamed, Y., Sternberg, M., Bar-Yosef, O., & Weiss, E. (2015). The origin of cultivation and proto-weeds, long before neolithic farming. *PLOS ONE,* 10(7), e0131422. doi:10.1371/journal.pone.0131422

＊９ Smith, B. D. (2011). General patterns of niche construction and the management of 'wild' plant and animal resources by small-scale pre-industrial societies. *Philosophical transactions of the Royal Society of London. Biological sciences, 366*(1566), 836–848.

＊10 Rowley-Conwy, P., & Layton, R. (2011). Foraging and farming as niche construction: stable and unstable adaptations. *Philosophical Transactions of the Royal Society B: Biological Sciences, 366*(1566), 849-862. doi:10.1098/rstb.2010.0307

＊11 Smith, B.D. (2001). Low-Level food production. *Journal of Archaeological Research, 9,* 1-43.

＊12 Holmes, Bob. (28 Oct. 2015). 'The real first farmers: How agriculture was a global invention' *New Scientist.*

＊13 Smith, B. D. (2007). Niche construction and the behavioral context of plant and animal domestication.' *Evolutionary Anthropology: Issues, News, and Reviews, 16*(5), 188–99.

＊14 McQuaid, C. D., & Froneman, P. W. (1993). Mutualism between the territorial intertidal limpet Patella longicosta and the crustose alga Ralfsia verrucosa. *Oecologia, 96*(1), 128-133. doi:10.1007/bf00318040

＊15 Chomicki, G., Thorogood, C. J., Naikatini, A., & Renner, S. S. (2019). Squamellaria : Plants domesticated by ants. *Plants, People, Planet, 1*(4), 302-305. doi:10.1002/ppp3.10072

＊16 Zhenchang Zhu. (October 2016). Worms seen farming plants to be eaten later for the first time. *New Scientist.*

＊17 Flannery, K. V. (Ed). (1986). *Guilá Naquitz: Archaic Foraging and early agriculture in Oaxaca, Mexico.* Emerald Group Pub. Ltd.

＊18　Anderson, E. (1954). *Plants, man & life*. The Anchor Press.
＊19　Heiser, C. B. (1985). *Of plants and people*. University of Oaklahoma Press. pp.191-220.
＊20　Heiser, Charles. (1990). *Seed to civilization: The story of food*. Harvard University Press. pp.24-26.
＊21　Malinowski, B. (2013). *Coral gardens and their magic: Volume 1. The description of gardening*. Severus.
＊22　Gell, A. (1992). The technology of enchantment and the enchantment of technology in *Anthropology, art and aesthetics*. J. Coote & A. Shelton. Eds. Clarendon Press. pp.60-63.
＊23　Malinowski 前掲書、98 頁。
＊24　Descola, P. (1994). *In the society of nature* (N. Scott, Trans.). Cambridge University Press.
＊25　Descola 前掲文献、136-220 頁。
＊26　Descola, P. (1997). *The spears of twilight: Life and death in the Amazon jungle* (J. Lloyd Trans.). Flamingo. pp.92-4.
＊27　Humphrey, N. (1984). *Consciousness regained*. Oxford University Press. pp.26-27.
＊28　Ingold, T. (2000). *The Perception of the environment*. Routledge. pp.86-7.
＊29　以下より引用。Ringuette, J. (2004). *Beacon Hill Park history, 1842-2004*. Victoria, B.C. 25.
＊30　Suttles, W. (1987). *Coast Salish essays*. In D. D. Talonbooks. & N. J. Turner (eds). (2005). *Keeping it living: Traditions of plant use and cultivation on the northwest coast of north america*. University of Washington Press.
＊31　Acker, M. (2012). *Gardens aflame*. New Star Books.
＊32　Turner, N. J. et al., (2013). Plant Management Systems of British Columbia's First Peoples. *BC Studies: The British Columbian Quarterly*, (179), 107-133
＊33　Jones, G. (2005). Garden cultivation of staple crops and its implications for settlement location and continuity. *World Archaeology, 37*(2), 164–76.
＊34　Best, E. (1987). *Maori agriculture*. Ams Press.
＊35　英文への翻訳は以下より。Kramer, S. N. (1981). in *History begins at sumer: Thirty-Nine firsts in man's recorded history*. 3rd Ed. University of Pennsylvania Press.
＊36　前掲書、306 頁。
＊37　Tharoor, K., & Maruf, M. (11 March 2016) Museum of lost objects: looted sumerian seal. *BBC News Magazine*.
＊38　ユングの引用はすべて以下より。Meredith Sabini, (2002). *The Earth has a soul: C.G. Jung's writings on nature, technology and modern life*. North Atlantic Books.
＊39　Dash, R. (2000). *Notes from Madoo: Making a garden in the Hamptons*. Houghton Mifflin. p.234.

◉第 7 章　花の力

クロード・モネは以下のサイト参照。https://fondation-monet.com/en/claude-monet/quotations/
＊ 1　Kant, I. (1790/2008) *Critique of Judgement* (p.60). Edited by N. Walker and trans. J. C. Meredith. Oxford World's Classics.
＊ 2　以下のサイトを参照。https://fondation-net.com/en/claude-monet/quotations/
＊ 3　Freud Bernays, A. (1940). My brother, Sigmund Freud. In H. M. Ruitenbeek (ed). (1973). *Freud as we knew him*. Wayne State University Press. p.141.
＊ 4　Jones, E. (1995). *The life and work of Sigmund Freud, Vol.1: The young Freud (1856-1900)*. Hogarth Press.
＊ 5　Freud, S. (1930). *Civilisation and its Discontents. S.E., 21:* 59-145.
＊ 6　以下を参照。Zeki, S., Romaya, J. P., Benincasa, D. M., & Atiyah, M. F. (2014). The

experience of mathematical beauty and its neural correlates. *Frontiers in Human Neuroscience, 8.* doi:10.3389/fnhum.2014.00068
＊7 Berridge, K. C., & Kringelbach, M. L. (2008). Affective neuroscience of pleasure: reward in humans and animals. *Psychopharmacology, 199*(3), 457-480. doi:10.1007/s00213-008-1099-6
＊8 以下を参照。Crithlow, K. (2011). *The hidden geometry of flowers.* Floris Books.
＊9 Ardetti, J., Elliott, J., Kitching, I. J., Wasserthal, L. T., (2012). 'Good Heavens what insect can suck it' – Charles Darwin, Angraecum sesquipedale and Xanthopan morganii praedicta. *Botanical Journal of the Linnean Society,* 169, 403-432.
＊10 Perry, C. J., Baciadonna, L., & Chittka, L. (2016). Unexpected rewards induce dopamine-dependent positive emotion-like state changes in bumblebees. *Science, 353*(6307), 1529-1531. doi:10.1126/science.aaf4454
＊11 概観するには以下を参照。Perry, C. J., & Barron, A. B. (2013). Neural mechanisms of reward in insects. *Annual Review of Entomology, 58*(1), 543-562. doi:10.1146/annurev-ento-120811-153631
＊12 また、ニコチンやカフェインを少量含んでいる蜜はハチを忠実にさせるのに役立つ。Thomson, J. D., Draguleasa, M. A., & Tan, M. G. (2015). Flowers with caffeinated nectar receive more pollination. *Arthropod-Plant Interactions, 9*(1), 1-7. doi:10.1007/s11829-014-9350-z
＊13 Sachs, H. (1945). *Freud: Master & friend.* Imago: London. p.165.
＊14 Freud, M. (1957). *Glory reflected: Sigmund Freud–man and father.* Angus & Robertson.
＊15 Doolittle, H. (1971). *Tribute to Freud.* New Direction Books.
＊16 Chioca, L. R., Ferro, M. M., Baretta, I. P., Oliveira, S. M., Silva, C. R., Ferreira, J., … Andreatini, R. (2013). Anxiolytic-like effect of lavender essential oil inhalation in mice: Participation of serotonergic but not GABAA/benzodiazepine neurotransmission. *Journal of Ethnopharmacology, 147*(2), 412-418. doi:10.1016/j.jep.2013.03.028
＊17 López, V., Nielsen, B., Solas, M., Ramírez, M. J., & Jäger, A. K. (2017). Exploring pharmacological mechanisms of lavender (Lavandula angustifolia) Essential Oil on Central Nervous System Targets. *Frontiers in Pharmacology, 8.* doi:10.3389/fphar.2017.00280
＊18 Moss, M., & Oliver, L. (2012). Plasma 1,8-cineole correlates with cognitive performance following exposure to rosemary essential oil aroma. *Therapeutic Advances in Psychopharmacology, 2*(3), 103-113. doi:10.1177/2045125312436573
＊19 Costa, C. A., Cury, T. C., Cassettari, B. O., Takahira, R. K., Flório, J. C., & Costa, M. (2013). Citrus aurantium L. essential oil exhibits anxiolytic-like activity mediated by 5-HT1A-receptors and reduces cholesterol after repeated oral treatment. *BMC Complementary and Alternative Medicine, 13*(1). doi:10.1186/1472-6882-13-42
＊20 Ikei, H., Komatsu, M., Song, C., Himoro, E., & Miyazaki, Y. (2014). The physiological and psychological relaxing effects of viewing rose flowers in office workers. *Journal of Physiological Anthropology, 33*(1), 6. doi:10.1186/1880-6805-33-6
＊21 Pinker, S. (1998). *How the mind works.* Penguin.
＊22 Weiss, E., Kislev, M. E., Simchoni, O., Nadel, D., & Tschauner, H. (2008). Plant-food preparation area on an Upper Paleolithic brush hut floor at Ohalo II, Israel. *Journal of Archaeological Science, 35*(8), 2400-2414. doi:10.1016/j.jas.2008.03.012
＊23 Haviland-Jones, J., Rosario, H. H., Wilson, P., & McGuire, T. R. (2005). An environmental approach to positive emotion: Flowers. *Evolutionary Psychology, 3*(1), 147470490500300. doi:10.1177/147470490500300109
＊24 Goody, J. (1993). *The culture of flowers.* Cambridge University Press. p.43.
＊25 マルタ・ベルナイスへの書簡（1883年7月13日）は以下より。E. L. Freud (Ed) (1961).

Letters of Sigmund Freud 1873-1913 (T. Stern & J. Stern, Trans.). The Hogarth Press. p.165.
＊26 *The Interpretation of Dreams S.E.*, 4 & 5.
＊27 Gardiner, M. (Ed). (1973). *The Wolf-Man and Sigmund Freud* Penguin. p.139.
＊28 以下より引用。Appignanesi, L., & Forrester, J. (1992). *Freud's women.* Basic Books. p.29.
＊29 以下の文献内の1901年5月8日の書簡より。Masson, G. (Ed). (1986) *The complete letters to Wilhelm Fliess, 1887-1904.* Harvard University Press. p.440.
＊30 マルタ・ベルナイスへの1885年4月28日の書簡は以下の文献より。Freud E. L. (Ed). (1961). *Letters of Sigmund Freud 1873-1913.* (T. Stern & J. Stern, Trans.). The Hogarth Press. p.152.
＊31 Freud, S. (1915). 'On Transience'. *S.E.*, 14: 305–307.
＊32 前掲文献。
＊33 Meyer-Palmedo, I. (Ed). (2014). *Sigmund Freud & Anna Freud Correspondence 1904 –1938* (N. Somer, Trans.) Polity Press.
＊34 *Beyond the Pleasure Principle S.E., 18:* 7-64.
＊35 *Civilisation and its Discontents. S.E., 21:* 59-145.
＊36 以下を参照。Friedman, L. J. (2013). *The Lives of Erich Fromm.* Columbia Univ. Press. p.302.
＊37 Fromm, E. (1973). *The anatomy of human destructiveness.* Holt, Rinehart & Winston. p.365.
＊38 Fromm, E. (1995). *The art of loving.* Thorsons.
＊39 Wilson, E. O. (1984). *Biophilia.* Harvard University Press.
＊40 Fuchs, T. (2011). The brain – A mediating organ. *Journal of Consciousness Studies,* 18, pp.196–221.

◉第８章　ラディカルな食料栽培

リチャード・アッテンボローの著書より引用。Attenborough, R. (1982). *The Words of Gandhi.*
＊１ Cleveland-Peck, P. (2011). *Auriculas through the ages.* The Crowood Press.
＊２ 以下を参照。Willes, M. (2014). *The gardens of the British working class.* Yale University Press.
＊３ Willesの前掲書。18世紀の内科医ウィリアム・バカンはベストセラーとなった著書『家庭医学』でガーデニングの価値を激賞した。
＊４ Uings, J. M. (April 2013). *Gardens and gardening in a fast-changing urban environment: Manchester 1750-1850.* マンチェスターメトロポリタン大学に提出された哲学博士論文。
＊５ Gaskell, E. (1848/1996). *Mary Barton: A tale of Manchester life.* Penguin Classics.
＊６ 引用はすべて以下。Sabini, M. (2002). *The Earth has a soul: C.G. Jung's writings on nature, technology and modern life.* North Atlantic Books.
＊７ *Trapped in a bubble.* (December 2016). Report for The Co-Op and British Red Cross.
＊８ Holt-Lunstad, J., Smith, T. B., & Layton, J. B. (2010). Social relationships and mortality risk: A Meta-analytic Review. *PLoS Medicine, 7*(7), e1000316. doi:10.1371/journal.pmed.1000316
＊９ Joubert, L. (2016). *Oranjezicht City Farm.* NPC.
＊10 Reynolds, R. (2009). *On Guerrilla Gardening: A handbook for gardening without boundaries.* Bloomsbury.
＊11 Santo, R., Kim, B. F., & Palmer, A. M. (April 2016). *Vacant lots to vibrant plots: A review of the benefits and limitations of urban agriculture.* Report for The Johns Hopkins Center for a Livable Future.
＊12 Shepley, M., Sachs, N., Sadatsafavi, H., Fournier, C., & Peditto, K. (2019). The impact of

green space on violent crime in urban environments: An evidence synthesis. *International Journal of Environmental Research and Public Health, 16*(24), 5119. doi:10.3390/ijerph16245119

＊13 Branas, C. C., Cheney, R. A., MacDonald, J. M., Tam, V. W., Jackson, T. D., & Ten Have, T. R. (2011). A difference-in-differences analysis of health, safety, and greening vacant urban space. *American Journal of Epidemiology, 174*(11), 1296-1306. doi:10.1093/aje/kwr273

＊14 Branas, C.C., et al. (2018). Citywide cluster randomized trial to restore blighted vacant land and its effects on violence, crime, and fear. *Proceedings of the National Academy of Sciences, 115* (12), 2946–51.

＊15 Csibra, G., & Gergely, G. 'Natural pedagogy as evolutionary adaptation.' *Philosophical Transactions of the Royal Society B: Biological Sciences, 366* (1567), 1149–57.

＊16 以下を参照。Cozolino, Louis. (2013). *The social neuroscience of education: optimizing attachment and learning in the classroom.* Norton.

＊17 Sabini, M. (2002). *The Earth has a soul: C.G. Jung's writings on nature, technology and modern life.* North Atlantic Books.

＊18 Wandersee, J., & Schussler, E.'s paper 'Toward a Theory of Plant Blindness' can be accessed at https://www.botany.org/bsa/psb/2001/psb47-1.pdf

＊19 https://www.theoi.com/Georgikos/Priapos.html

＊20 おとぎ話の起源は数千年前にさかのぼる。Silva, S., & Tehrani, J. (2016). Comparative phylogenetic analyses uncover the ancient roots of Indo-European folktales. *Royal Society Open Science, 3*, 150645.

◉第９章　戦争とガーデニング

ヴィタ・サックヴィル＝ウェストの以下の文献より引用。Sackville-West, V. *The Garden,* (1946/2004). Frances Lincoln.

＊1 Hobhouse, P. (2009). *Gardens of Persia.* Norton. p.51.

＊2 Sassoon, S. (1945). *Siegfried's journey 1916-1920.* Faber & Faber.

＊3 以下を参照。Storr, A. (1990). *Churchill's black dog.* Fontana. And Buczacki, S. (2007). *Churchill & Chartwell.* Frances Lincoln.

＊4 以下を参照。Lewis-Stempel, J. (2017). *Where poppies blow: The British soldier, nature, the great war.* Weidenfeld & Nicolson. 以下も参照。Powell, *A. Gardens behind the Lines: 1914-1918 (2015).* Cecil Woolf.

＊5 引用は以下の文献の第３章より。'Slaughter on the Somme' in Moynihan, M. (Ed). (1973). *People at war 1914-18.* David & Charles. pp. 69-82.

＊6 Spencer, C. (1917). *War scenes I shall never forget.* Leopold Classic Library. pp.17-22.

＊7 引用はすべて以下より。Gillespie, A. D. (1916). *Letters from Flanders written by second lieutenant A D Gillespie.* Smith, Elder.

＊8 Seldon, A. and Walsh, D. (2013). *Public Schools and the Great War.* Pen & Sword Military. 以下も参照。https://www.thewesternfrontway.com/our-story/

＊9 Sackville-West, V. (2004). *The Garden,* Frances Lincoln.

＊10 Helphand, K. I. (2008). *Defiant gardens: Making gardens in wartime.* Trinity. p.9.

＊11 Tidball, K. G., & Krasny, M. E. (2014). *Greening in the Red Zone.* Springer. p.54.

＊12 Breen, J. (Ed.). (2014). *Wilfred Owen: selected poetry and prose.* Routledge.

＊13 前掲文献。

＊14 引用と記述は以下の文献を参照。Crossman, A. M. (2003). The Hydra, Captain A J Brock and the treatment of shell-shock in Edinburgh. *The Journal of the Royal College of*

Physicians of Edinburgh, Vol 33, pp.119–123. Webb, T. (2006). "Dottyville" —Craiglockhart War Hospital and shell-shock treatment in the First World War, *Journal of the Royal Society of Medicine,* Vol 99, pp. 342-346. Cantor D. (2005). Between Galen, Geddes, and the Gael: Arthur Brock, modernity, and medical humanism in early twentieth century Scotland. *Journal of the history of medicine, 60* (1).

＊15 Brock, A. J. (1923). *Health and conduct.* Williams & Norgate.

＊16 以下を参照。Meller, H. (1990). *Patrick Geddes: social evolutionist and city planner.* Routledge. 以下も参照。Boardman, P. (1944). *Patrick Geddes maker of the future.* University of North Carolina Press.

＊17 Hibberd, D. (2003). *Wilfred Owen: A new biography.* Weidenfeld & Nicolson.

＊18 Sassoon, S. (1945). *Siegfried's Journey 1916-1920.* Faber and Faber. p.61.

＊19 MacKay, R. (2003). *A precarious existence: British submariners in World War One.* Periscope Publishing Ltd.

＊20 Winton, J. (2001). *The submariners.* Constable.

＊21 Brodie, C. G. (1956). *Forlorn hope, 1915: The submarine passage to the Dardanelles.* Frederick Books.

＊22 以下の説明を参照。Boyle, D. (2015). *Unheard unseen.* Creatspace.

＊23 最近になって以下の文献が発表されたため、この状況はある程度変わった。Ariotti, K. (2018). *Captive Anzacs: Australian POWs of the Ottomans during the First World War.* Cambridge University Press.

＊24 『有能な水夫ジョン・ハリソン・ウィートの日記（The diary of Able Seaman John Harrison Wheat)』は以下のリンク先で閲覧可能。 http://blogs.slq.qld.gov.au/ww1/2016/05/22/diary-of-a-submariner/

＊25 『有能な水夫アルバート・エドワード・ナッグズの日記（The diary of Able Seaman Albert Edward Knaggs)』は以下のリンク先で転写されている。http://jefferyknaggs.com/diary.html. さらに以下も参照。Still, J. (1920). *A prisoner in Turkey.* John Lane: London. 以下も。White, M. W. D. Australian Submariner P.O.W.'s After the Gallipoli Landing, *Journal of the Royal Historical Society of Queensland.* Volume 14 1990 issue 4, pp. 136-144. University of Queensland website.

＊26 *Report on the treatment of British Prisoners of War in Turkey,* HMSO, 1918. https://www.bl.uk/collection-items/report-on-treatment-of-british-prisoners-of-war-in-turkey

＊27 Vischer, A. L. (1919). *Barbed wire disease - a psychological study of the prisoner of war,* John Bale & Danielson. 以下も参照。Yarnall, J. (2011). *Barbed wire disease.* Spellmount.

＊28 「ケント・アンド・サセックス・クーリエ」紙、1919年6月27日金曜日の記事で報告された。 https://www.britishnewspaperarchive.co.uk

＊29 Sally Miller, 'Sarisbury Court and its Role in the re-training of Disabled Ex-Servicemen after the First World War', *Hampshire Gardens Trust Newsletter,* Spring 2016. http://www.hgt.org.uk/wp-content/uploads/2016/04/2016-03-HGT-Newsletter.pdf

＊30 Fenton, N. (1926). *Shell shock and its aftermath.* C. V. Mosby Co., St. Louis.

◉第10章　人生の最後の季節

墓碑銘。Gothein, M. L. (1966). *A history of garden art* (L. Archer-Hind, Trans.).J. M. Dent. p.20.

＊1 Montaigne, M de. 'That to philosophize is to learn to die'. Book 1, chapter 20 in *Complete Essays* (D. Frame Trans. 2005). Everyman, p.74.

＊2 *The Interpretation of Dreams S.E., 4 &5*: 204.

＊3 Jones, E. (1957). *The life and work of Sigmund Freud* Vol. 3: *The last phase (1919-39.*

Hogarth Press. p. 300-1. フロイトの弟の死は「自分の中に罪の意識を病原菌のように」残した。以下を参照。 Schur, M. (1972). *Freud, living and dying.* Hogarth Press. p.199.
＊4 *Beyond the Pleasure Principle, S.E., 18*: 1920.
＊5 Dor-Ziderman, Y., Lutz, A., & Goldstein, A. (2019). Prediction-based neural mechanisms for shielding the self from existential threat. *NeuroImage, 202,* 116080. doi:10.1016/j.neuroimage.2019.116080
＊6 Taylor, T. (2003). *The buried soul: How humans invented death.* Fourth Estate.
＊7 Farrar, L. (2016). *Gardens and gardeners of the ancient world: History, myth and archaeology.* Oxbow.
＊8 前掲文献。
＊9 Kunitz, S. with Lentine, G. (2007). *The wild braid.* Norton.
＊10 Athill, D. (2009). *Somewhere towards the end.* Granta.
＊11 Athill, D. 'How gardening soothes the soul in later life'. https://www.theguardian.com/lifeandstyle/2008/nov/29/gardening-old-age-diana-athill
＊12 「私の祖父母の庭」は以下の文献に再録されたもの。*The Garden Museum Journal,* vol 28., Winter 2013, Memoir: garden writing from the 2013 literary festival, p.33.
＊13 数々の研究がこの効果を確認している。たとえば、Simons, L. A., Simons, J., McCallum, J., & Friedlander, Y. (2006). Lifestyle factors and risk of dementia: Dubbo Study of the elderly. *Medical Journal of Australia, 184*(2), 68-70. doi:10.5694/j.1326-5377.2006.tb00120.x によれば、庭仕事をする人は認知症のリスクが36%低いという。
＊14 Erikson, E. H. (1998). *The life cycle completed.* Norton.
＊15 以下に調査結果がまとめられている。Vaillant, G. E. (2003). *Aging well.* Little Brown.
＊16 Rodman, F. R. (2004). *Winnicott life and work.* Da Capo Press. p.384.
＊17 Winnicott, C. 'D.W.W. : A Reflection', in Grolnick S.A. & Barkin L. Eds.(1978). *Between reality and fantasy.* Jason Aronson. p.19.
＊18 Kahr, B. (1996). *D. W. Winnicott: A biographical portrait.* Karnac Books. p.125.
＊19 Jackson, S., Harris, J., & Sexton, S., (no date). Growing friendships: a report on the Garden Partners project, Age UK Wandsworth. London: Age UK Wandsworth. https://www.ageuk.org.uk/bp-assets/globalassets/wandsworth/auw_annual-report-2013_14.pdf
＊20 以下を参照。Scott, T. L., Masser, B. M., & Pachana, N. A. (2014). Exploring the health and wellbeing benefits of gardening for older adults. *Ageing and Society, 35*(10), 2176-2200. doi:10.1017/s0144686x14000865
＊21 Gawande, A. (2014). *Being Mortal.* Profile Books. p.123-5 and p.146-7.
＊22 Klein, M. (1975/1963). 'On the sense of loneliness', in *Envy and Gratitude.* Hogarth Press. p.300.
＊23 Scruton, R. (2011). *Beauty: A very short introduction.* Oxford University Press. p.26.
＊24 Doolittle, H. (2012). *Tribute to Freud.* New Directions Press. p. 195.
＊25 Freud, S. *Unser Herz zeigt nach dem Süden. Reisebriefe 1895-1923,* C Tögel, Ed. (Aufbau Taschenbuch, 2003). 引用された抜粋部分は本書のためにフランシス・ウォートンが翻訳したもの。
＊26 ルー・アンドレアス・ザロメ（LAS）宛ての書簡（1931年7月10日ごろ）。Pfeiffer, E. (Ed). (1985). *Sigmund Freud and Lou Andreas-Salomé, Letters.* Norton. p.194.
＊27 LASに宛てた1929年7月28日の書簡。前掲文献。
＊28 Jones, E. (1957). *The life and work of Sigmund Freud: Volume 3.* Hogarth Press. p.202. また、王女マリー・ボナパルトに宛てた書簡（1934年5月2日）にも、フロイトは「ここはおとぎ話のように美しい」と書いている。
＊29 Freud, M. (1957). *Glory reflected: Sigmund Freud–man and father.* Angus & Robertson.

＊30　LAS宛ての書簡（1934年5月16日）。前掲文献（＊26）、202頁。

＊31　G.S. Viereck–S. Freud, *An Interview with Freud.* http://www.psychanalyse.lu/articles/FreudInterview.pdf

＊32　Schur, M. (1972). *Freud, living and dying.* Hogarth Press. p.485.

＊33　前掲文献、491頁。

＊34　Sachs, H. (1945). *Freud: Master & friend.* Imago. p.171.

＊35　Montaigne, M de. 'Of Experience'. Book 3, chapter 13 in *Complete Essays* (D. Frame Trans. 2005). Everyman. p.1036.

＊36　以下を参照。Edmundson, M. (2007). *The Death of Sigmund Freud.* Bloomsbury. p.141.

＊37　以下のリンク先で視聴可能。https://youtu.be/SQOcf9Y-Uc8、http://www.freud-museum.at/online/freud/media/video-e.htm

＊38　1938年6月6日の書簡。Freud, E. L. (Ed). (1961). *Letters of Sigmund Freud 1873-1913.* (T. Stern & J. Stern Trans.). Hogarth Press, p.441.

＊39　Sachs, H. (1945). *Freud: Master & friend.* Imago. p.185.

＊40　ジーン・ランプル・デ・グルートに宛てた書簡（1938年10月8日）。Freud, L., Freud, E. & Grubrich-Simitis, I. (1978) *Sigmund Freud: His life in pictures and words.* Andre Deutsch, p. 210.

＊41　Lifton, R. J. (1968). *Death in life.* Weidenfeld & Nicolson.

＊42　以下を参照。Edmundson, M. (2007). *The Death of Sigmund Freud.* Bloomsbury. p.193-6.

＊43　Worpole, K. (2009). *Modern hospice design.* Routledge.

＊44　Sachs, H. (1945). *Freud: Master & friend.* Imago. p.187.

＊45　Schur, Max. (1972). *Freud, living and dying.* Hogarth Press. p.526.

＊46　Jones, Ernest. (1957). *The life and work of Sigmund Freud Vol. 3 The last phase (1919-39).* Hogarth Press. p. 262. またSchurの前掲書にも「彼は自分の愛した花々を庭で眺めることができた」とある（526頁）。

＊47　Meyer-Palmedo, I. (Ed). (2014). *Sigmund Freud & Anna Freud Correspondence 1904 –1938* (N. Somer, Trans.) Polity Press. p.407.

＊48　1915年に出版された以下の文献。*Thoughts for the times on war and death, S.E., 14:* 175-300.

＊49　*The Theme of the Three Caskets, S.E., 12.*

＊50　Dunmore, H. (2017). *Inside the wave.* Bloodaxe.

◉第11章　庭の時間

＊1　以下を参照。Wittmann, M. The Inner Experience of Time. (2009) *Philosophical Transactions of the Royal Society B: Biological Sciences,* 364 (1525), 1955–67.

＊2　Eagleman, D. M. (2005). Time and the Brain: How Subjective Time Relates to Neural Time. *Journal of Neuroscience, 25*(45), 10369-10371. doi:10.1523/jneurosci.3487-05.2005

＊3　Freudenberger, H. (1974) Staff Burnout *Journal of Social Issues, 30* (1), 159-165.

＊4　Stigsdotter, U. A., & Grahn, P. (2002). What Makes a Garden a Healing Garden? *Journal of Therapeutic Horticulture,* 13, 60-69.

＊5　Adevi, A. A., & Mårtensson, F. (2013). Stress rehabilitation through garden therapy: The garden as a place in the recovery from stress. *Urban Forestry & Urban Greening, 12*(2), 230-237. doi:10.1016/j.ufug.2013.01.007

＊6　Grahn, P., Pálsdóttir, A. M., Ottosson, J., & Jonsdottir, I. H. (2017). Longer nature-based rehabilitation may contribute to a faster return to work in patients with reactions to severe stress and/or depression. *International Journal of Environmental Research and*

Public Health, 14(11), 1310. doi:10.3390/ijerph14111310
＊7 Searles, H. (1972). Unconscious processes in relation to the environmental crisis. *Psychoanalytic Review, 59*(3), 368.
＊8 Ottosson, J., (2001) The importance of nature in coping with a crisis. *Landscape Research, 26,* 165-172.
＊9 Ottosson, J., & Grahn, P. (2008). The role of natural settings in crisis rehabilitation: how does the level of crisis influence the response to experiences of nature with regard to measures of rehabilitation? *Landscape Research, 33*(1), 51-70. doi:10.1080/01426390701773813
＊10 Csikszentmihalyi, M. (2002). *Flow: The classic work on how to achieve happiness.* Rider.
＊11 Grahn, P., Stigsdotter, U. K., Ivarsson, C. T., & Bengtsson, I-L. Using affordances as a health promoting tool in a therapeutic garden. Chapter in Ward Thompson, C., Bell, S. & Aspinall, A. Eds (2010). *Innovative Approaches to Researching Landscape and Health.* Routledge. pp 116-154.
＊12 Pálsdóttir, A. M., Grahn, P., & Persson, D. (2013). Changes in experienced value of everyday occupations after nature-based vocational rehabilitation. *Scandinavian Journal of Occupational Therapy,* 1-11. doi:10.3109/11038128.2013.832794
＊13 Pálsdóttir, A., Persson, D., Persson, B., & Grahn, P. (2014).The journey of recovery and empowerment embraced by nature—Clients' perspectives on nature-based rehabilitation in relation to the role of the natural environment. *International Journal of Environmental Research and Public Health, 11*(7), 7094-7115. doi:10.3390/ijerph11070709
＊14 Winnicott D.W. (1974) Fear of breakdown *International Review of Psycho-Analysis,* 1:103-107.
＊15 Sontag, S. (2008). *At the same time: Essays and speeches.* Penguin. p. 214.
＊16 Bair, D. (2004). *Jung: A biography.* Little Brown.
＊17 Sabini, M. (2002). *The Earth has a soul: C.G. Jung's writings on nature, technology and modern Life.* North Atlantic Books.
＊18 Gladwell, V. F., Brown, D. K., Barton, J. L., Tarvainen, M. P., Kuoppa, P., Pretty, J., … Sandercock, G. R. (2012). The effects of views of nature on autonomic control. *European Journal of Applied Physiology, 112*(9), 3379-3386. doi:10.1007/s00421-012-2318-8
＊19 Wood, C. J., Pretty, J., & Griffin, M. (2015). A case–control study of the health and well-being benefits of allotment gardening. *Journal of Public Health, 38*(3), e336-e344. doi:10.1093/pubmed/fdv146
＊20 Lambert, K. (2008). *Lifting depression.* Basic Books.
＊21 Lambert, K. (2018). *WellGrounded.* Yale University Press.
＊22 Sabini, M. (2002). *The Earth has a soul: C.G. Jung's writings on nature, technology and modern Life.* North Atlantic Books.
＊23 Sempik, J., Aldridge, J., & Becker, S. (2005). *Health, well-being and social inclusion: Therapeutic horticulture in the UK.* The Policy Press.

◉第12章　病院からの眺め

オリバー・サックスの以下の文献より引用。Sacks, O. (2019). 'Why We Need Gardens' essay in *Everything in Its Place: First Loves and Last Tales.* Alfred A. Knopf. p.245.
＊1 Haviland-Jones, J., Rosario, H. H., Wilson, P., & McGuire, T. R. (2005). An environmental approach to positive emotion: Flowers. *Evolutionary Psychology, 3*(1), 147470490500300. doi:10.1177/147470490500300109
＊2 Swain, F. (11 December 2013). Fresh air and sunshine: The forgotten antibiotics, *New*

Scientist.
＊3 Beauchemin, K. M., & Hays, P. (1996). Sunny hospital rooms expedite recovery from severe and refractory depressions. *Journal of Affective Disorders, 40*(1-2), 49-51. doi:10.1016/0165-0327(96)00040-7
＊4 Nightingale, F. *Notes on nursing: What it is, and what it is not.* (1859) Chapter V.
＊5 British Medical Association (2011). The psychological and social needs of patients, BMA Science & Education. また、以下も参照。The Planetree Model. Antonovsky, A. (2001) *Putting patients first: Designing and practicing patient centered care.* San Francisco: Jossey-Bass.
＊6 Huisman, E., Morales, E., Van Hoof, J., & Kort, H. (2012). Healing environment: A review of the impact of physical environmental factors on users. *Building and Environment, 58,* 70-80. doi:10.1016/j.buildenv.2012.06.016
＊7 Ulrich, R. S. (2001). Effects of healthcare environmental design on medical outcomes. In: *Design and health: Proceedings of the second international conference on health and design. Stockholm, Sweden* pp.49-59.
＊8 Ulrich, R. (1984). View through a window may influence recovery from surgery. *Science, 224*(4647), 420-421. doi:10.1126/science.6143402
＊9 Park, S., & Mattson, R. H. (2008). Effects of Flowering and Foliage Plants in Hospital Rooms on Patients Recovering from Abdominal Surgery. *HortTechnology, 18*(4), 563-568. doi:10.21273/horttech.18.4.563
＊10 Evans, D. (2003). *Placebo: The belief effect.* HarperColllins.
＊11 Jencks, C. (2006). The architectural placebo in Wagenaar, C. (Ed). *The architecture of hospitals.* NAi Publishers.
＊12 Ulrich R. S. (1991) Effects of health facility interior design on wellness: Theory and recent scientific research, *Journal of Health Care Design, (3),* 97-109.
＊13 Ulrich, R. et al. (1993). 'Effects of exposure to nature and abstract pictures on patients recovering from heart surgery'. *Thirty-third meeting of the Society for Psychophysiological Research.* Abstract published in *Psychophysiology,* Vol 30, p.7.
＊14 Ulrich, R. (2002). Health Benefits of Gardens in Hospitals. Paper for conference, *Plants for People,* Floriade, The Netherlands.
＊15 以下を参照。Lanzoni, S. (2018). *Empathy a history.* Yale University Press.
＊16 Ebisch, S. J., Perrucci, M. G., Ferretti, A., Del Gratta, C., Romani, G. L., & Gallese, V. (2008). The sense of touch: Embodied simulation in a visuotactile mirroring mechanism for observed animate or inanimate touch. *Journal of Cognitive Neuroscience, 20*(9), 1611-1623. doi:10.1162/jocn.2008.20111
＊17 Sacks, O. 'Why we need gardens' essay in Sacks, O. (2019). *Everything in its place: First loves and last tales.* Alfred A. Knopf. pp.245-24.
＊18 D'Andrea, S., Batavia, M., & Sasson, N. (2007). Effects of horticultural therapy on preventing the decline of mental abilities of patients with Alzheimer's type dementia. *Journal of Therapeutic Horticulture 2007-2008* XVIII.
＊19 Kuo, F. E., & Taylor, A. F. (2004). A potential natural treatment for attention-deficit/hyperactivity disorder: Evidence from a national study. *American Journal of Public Health, 94*(9), 1580-1586. doi:10.2105/ajph.94.9.1580
＊20 また、Taylor, A. F., & Kuo, F. (2009) Children with attention deficits concentrate better after walk in the park. *Journal of Attention Disorders, 12*(5), 402-409. doi:10.1177/1087054708323000
＊21 Nakamura, R., & Fujii, E. (1990). Studies of the characteristics of the electroencephalogram

when observing potted plants: Pelargonium hortorum 'Sprinter Red' and Begonia evansiana. *Technical Bulletin of the Faculty of Horticulture of Chiba University, 43*(1), 177–183. また、以下も参照。Nakamura, R., & Fujii, E. (1992). A comparative study on the characteristics of electroencephalogram inspecting a hedge and a concrete block fence. *Journal of the Japanese Institute of Landscape Architecture, 55*(5), 139–144.
＊22 Hägerhäll, C. M., Purcell, T., & Taylor, R. (2004). Fractal dimension of landscape silhouette outlines as a predictor of landscape preference. *Journal of Environmental Psychology, 24*(2), 247-255. doi:10.1016/j.jenvp.2003.12.004
＊23 Joye, Y., & van den Berg, A. *Nature is easy on the mind: An integrative model for restoration based on perceptual fluency* at 8th Biennial Conference on Environmental Psychology. Zürich, Switzerland, 2010.
＊24 ジョン・トゥルスラー牧師に宛てて、1799年にウィリアム・ブレイクが書いた書簡。Kazin, A. (Ed.) *The Portable Blake* (1979). Penguin Classics.
＊25 Ensler, E. (2014). *In the body of the world.* Picador.
＊26 Sacks, O. (1991). *A leg to stand on.* Picador. pp.133-5.
＊27 Souter-Brown, G. (2015). *Landscape and Urban Design for Health and Well-Being.* Routledge.
＊28 Cooper Marcus, C., & Sachs, N. A. (2013). *Therapeutic Landscapes.* John Wiley & Sons.

◉第13章　緑の力

ディラン・トマスの以下の文献より引用。Dylan Thomas, 'The force that through the green fuse drives the flower', published in 1934 in collection entitled *18 Poems.*
＊1 https://www.plantlife.org.uk/uk/about-us/news/real-action-needed-to-save-our-vanishing-meadows
＊2 Wohlleben, P. (2016). *The hidden life of trees: What they feel, how they communicate—discoveries from a secret world* (Billinghurst, J. Trans.). Greystone Books.
＊3 たとえば、Toyota, M., Spencer, D., Sawai-Toyota, S., Wang, J., Zhang, T., Koo, A., Howe, G. & Gilroy, S. (2018). Glutamate triggers long-distance, calcium-based plant defense signaling. *Science. 361.* 1112-1115. doi: 10.1126/science.aat7744
＊4 López Pereira, M., Sadras, V. O., Batista, W., Casal, J. J., & Hall, A. J. (2017). Light-mediated self-organization of sunflower stands increases oil yield in the field. *Proceedings of the National Academy of Sciences, 114*(30), 7975-7980. doi:10.1073/pnas.1618990114
＊5 生物多様性の危機の最大の原因は気候変動と農業政策だ。https://nbn.org.uk/wp-content/uploads/2019/09/State-of-Nature-2019-UK-full-report.pdf
＊6 Cameron, R. W., Blanuša, T., Taylor, J. E., Salisbury, A., Halstead, A. J., Henricot, B., & Thompson, K. (2012). The domestic garden – Its contribution to urban green infrastructure. *Urban Forestry & Urban Greening, 11*(2), 129-137. doi:10.1016/j.ufug.2012.01.002
＊7 Royal Horticultural Society. Greening Grey Britain. www.rhs.org.uk/science/ gardening-in-a-changing-world/ greening -grey-britain
＊8 Thompson, K., & Head, S. *Gardens as a resource for wildlife* [online].Available at: www.wlgf.org/linked/the_garden_resource.pdf
＊9 Edmondson, J. L., Davies, Z. G., Gaston, K. J., & Leake, J. R. (2014) Urban cultivation in allotments maintains soil qualities adversely affected by conventional agriculture. *Journal of Applied Ecology, 51* (4). pp. 880-889. ISSN 0021-8901
＊10 https://ec.europa.eu/jrc/en/publication/soil-erosion-europe-current-status-challenges-and-

future-developments

＊11 Montgomery, D. R. (2008). *Dirt: The erosion of civilisations.* University of California Press.

＊12 Klein, N. (2015). *This changes everything: Capitalism vs. the climate.* Penguin. pp. 419-20.

＊13 *Depression and Other Common Mental Health Disorders: Global Health Estimates.* (Geneva: WHO, 2017).

＊14 Voltaire (2006), *Candide, or Optimism,* (T. Cuffe, Trans.) Penguin Classics.

＊15 Davidson, I. (2004). *Voltaire in exile* Atlantic Books.

＊16 以下の文献に引用されている。Clarence S. Darrow, Voltaire, Lecture given in the Court Theater on February 3, 1918 p.17. University of Minnesota Darrow's Writings and Speeches. http://moses.law.umn.edu/darrow/documents/Voltaire_by_Clarence_Darrow.pdf

写真クレジット

Ted May with orchids（author's collection）
Sue and Tom with baby Rose（author's collection）
Stuart-Smith family preparing for the garden（author's collection）
Tulips in the Barn vegetable garden（Marianne Majerus）
The Barn meadow with scabious in flower（Andrew Lawson）
View over the Barn West garden（Andrew Lawson）
Sigmund Freud in his study（Freud Museum London）
Sigmund Freud in Maresfield gardens（Freud Museum London）
Sigmund Freud reclining in his garden bed（Freud Museum London）
Donald Winnicott on his roof garden（Arthur Coles）
Insight Garden Project participants creating the flower garden at San Quentin jail（courtesy of California Department of Corrections and Rehabilitation）
San Quentin flower garden（courtesy of California Department of Corrections and Rehabilitation）
Hilda Krus with participants of the GreenHouse Program at Rikers Island jail（Lindsay Morris, courtesy of the Horticultural Society of New York）
The vegetable garden on Rikers Island（Lucas Foglia, courtesy of the Horticultural Society of New York）
Microglia visualised in the hippocampus of a mouse brain（Rosa Chiara Paolicelli / EMBL）
Cerebellar Purkinje neurons（Thomas Deerinck, National Center for Microscopy and Imaging Research, California）
A trench garden developed by the Argyll and Sutherland Highlanders（Imperial War Museum）
Soldier of the Gordon Highlanders tending to a trench garden（Imperial War Museum）
Carol Sales, horticultural therapist for HighGround（Charlie Hopkinson）
Horticultural Therapy Garden at Headley Court（Charlie Hopkinson）
A horticultural trainee in the flower nursery of San Patrignano（San Patrignano Archive）
Vegetable harvest at San Patrignano（San Patrignano Archive）
Constructing the New Roots Community Farm in the Bronx（The New York Botanical Garden）
The finished New Roots project（Mitchell Harris-Dennis/Bronx Documentary Center）
Windy City Harvest Youth Farm participants selling produce（courtesy of the Chicago Botanic Garden）
Windy City Harvest Youth Farm in Washington Park（courtesy of the Chicago Botanic Garden）
Mary Clear, co-founder of Incredible Edible（Estelle Brown）
Oranjezicht City Farm, Cape Town（Claire Gunn）
Alnarp Rehabilitation Garden（author's collection）
Horatio's Garden for spinal injury patients at Salisbury hospital（Horatio's Garden）
Earth pan shamba garden in northern Turkana（William Carson courtesy of New Ways charity）
Furrows programme trainee growing seedlings in a shade shelter（Maque Falgás）

著者紹介

スー・スチュアート・スミス（Sue Stuart-Smith）

著名な精神科医、心理療法士。

ケンブリッジ大学で英文学の学位を取得し、その後医師となる。国民保健サービス（NHS）に長年勤務し、ハートフォードシャーで心理療法の分野を主導する存在となる。現在はロンドンのタビストック・クリニックで後進を指導しつつ、ドックヘルス・サービスで最高専門医を務める。

夫は有名なガーデン・デザイナー、トム・スチュアート・スミスで、二人は30年以上かけてハートフォードシャーに素晴らしいバーン・ガーデンをつくり上げてきた。

訳者紹介

和田佐規子（わだ・さきこ）

岡山県の県央、吉備中央町生まれ。

東京大学大学院総合文化研究科博士課程単位取得満期退学。

夫の海外勤務につき合ってドイツ、スイス、米国に、合わせて9年滞在。大学院には、19年のブランクを経て44歳で再入学。専門は比較文学文化（翻訳文学、翻訳論）。

現在は首都圏の3大学で、比較文学、翻訳演習、留学生の日本語教育などを担当。

翻訳書に『チーズと文明』『ナチスと自然保護――景観美・アウトバーン・森林と狩猟』『宝石――欲望と錯覚の世界史』『大豆と人間の歴史――満州帝国・マーガリン・熱帯雨林破壊から遺伝子組み換えまで』（以上、築地書館）がある。

趣味は内外の料理研究とウォーキング。

庭仕事の真髄

老い・病・トラウマ・孤独を癒す庭

2021年11月10日　初版発行
2024年 2 月 9 日　8刷発行

著者　スー・スチュアート・スミス
訳者　和田佐規子
発行者　土井二郎
発行所　築地書館株式会社
〒104-0045 東京都中央区築地7-4-4-201
TEL.03-3542-3731　FAX.03-3541-5799
http://www.tsukiji-shokan.co.jp/
振替 00110-5-19057
印刷・製本　中央精版印刷株式会社
装丁・装画　秋山香代子

　ISBN978-4-8067-1626-6

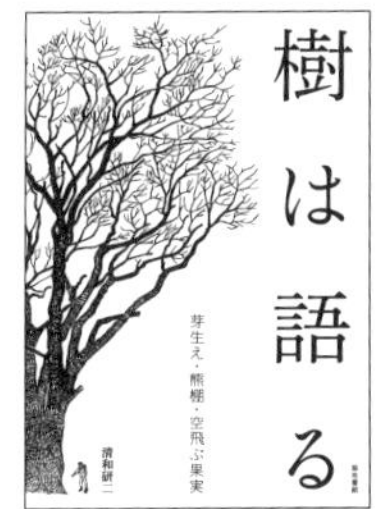

樹は語る

芽生え・熊棚・空飛ぶ果実

清和研二［著］
2400円+税

森をつくる樹木は、
さまざまな樹種の木々に囲まれて
どのように暮らし、次世代を育てているのか。
発芽から成長、他の樹や病気との攻防、
花を咲かせ花粉を運ばせ、
種子を蒔く戦略まで、12種の樹木を
80点を超える緻密なイラストで紹介する

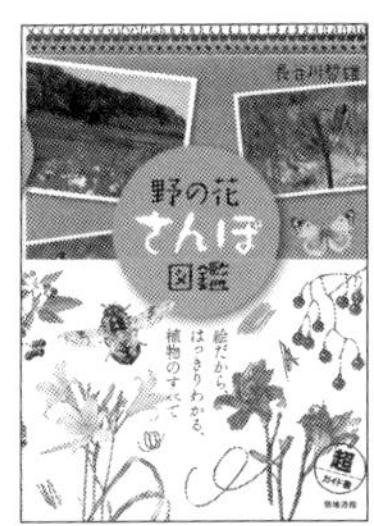

野の花さんぽ図鑑

長谷川哲雄［著］
2400円+税

植物画の第一人者が、花、葉、タネ、根、
季節ごとの姿、名前の由来から
花に訪れる昆虫の世界まで、
野の花370余種を、
花に訪れる昆虫88種とともに
二十四節気で解説。
巻末には、楽しく描ける植物画特別講座付き